ADN ET GLOBULE BLANC AU SECOURS DE L'ALIÉNÉ

Une filiation des thérapies de choc en psychiatrie

Psycho - logiques

Collection fondée par Philippe Brenot
et dirigée par Joël Bernat

Sans exclusives ni frontières, les logiques président au fonctionnement psychique comme à la vie relationnelle. Toutes les pratiques, toutes les écoles ont leur place dans Psycho - logiques.

Dernières parutions

Patrick TRAUBE, *Le psychothérapeute et son double. L'acoustique de l'âme*, 2024.
Germán HERRERO, *Écoutez-moi ! Approche contemporaine du cheval*, 2024.
Laurence BARRER, *Autisme = mc*^{2}*. Révolutionner la recherche sur le psychisme par la démarche scientifique*, 2024.
Jean-Curt KELLER, *Intersubjectivité. Une conception interactionnelle du psychisme*, 2024.
Fabrice BAK, *Le haut potentiel intellectuel réalisé. Vivre enfin et ne plus survivre*, 2024.
Michel MANAVELLA, *L'animal métaphysique, Petit manifeste de psychologie existentialiste*, 2023.
Alain DENIS, *L'enfance, et alors ! Chronique pédiatrique*, 2023.
Gérard NETTER, *La haine de l'autre, exutoire de la haine de soi. Approche clinique*, 2023.
Matthieu JULIAN, *L'insomnie chronique à l'adolescence. Genèse, fonctions et facteurs de chronicisation*, 2023.
Claude BERGHMANS, *Spiritualité et santé mentale. Approches thérapeutiques émergeantes*, 2023.
Nicolas SAJUS, *Souffrance sans influence. Pour une éthique de la relation d'aide*, 2023.
Marie Claude BARBIN, *Briser les silences, Témoignage d'une psychologue*, 2023.
Liviu POENARU, *Inconscient économique*, 2023.
Sonya ZADIG, *Traitement de la maladie psychique en terre d'Islam. Étude de la dépression chez des femmes tunisiennes post-Printemps arabe*, 2023.
Marie LORCHER, *La perversion narcissique dans son lien à l'autre*, 2023.
Patrick Ange RAOULT, *Le doctorat professionnel des psychologues. Une aporie face au pouvoir médical* ? 2023.
Gilles MARCELLOT, *Psychothérapie de l'invisible. Le sens et la preuve*, 2023.

Philippe Cialdella

ADN ET GLOBULE BLANC AU SECOURS DE L'ALIÉNÉ

Une filiation des thérapies de choc en psychiatrie

L'Harmattan

Du même auteur

Une galerie de portraits à l'asile du Rhône (1903-1914). Hippolyte Laurent, infirmier et photographe amateur. Une recherche, auto-édition, 2021.

Photographie de couverture : Groupe d'infirmiers et de patients de l'infirmerie (7e et 8e division) de l'asile départemental du Rhône (recadrage). 1905 ou 1906. Archives du département et de la métropole de Lyon, 36 FI 42, fonds Hippolyte Laurent.

5-7, rue de l'École-Polytechnique, 75005 Paris
http://www.editions-harmattan.fr
ISBN : 978-2-336-46840-2
EAN : 9782336468402

I. Introduction

Dans un précédent ouvrage, nous avons conduit une enquête sur un fonds photographique, retrouvé par hasard, totalisant 423 négatifs sur plaques de verre [1]. Le photographe était Hippolyte Laurent, infirmier à l'asile départemental du Rhône[a] de 1903 à 1907, puis garçon d'amphithéâtre[b]. Cette époque de l'histoire de la psychiatrie est assez mal connue. Des sources d'archives et documentaires nous avaient permis d'identifier des lieux, époques, personnages et le sens de certaines des actions représentées.

Un de ces documents était *Histoire de la psychiatrie à Lyon de l'Antiquité à nos jours*, un livre du docteur Henri Bonnet, ancien médecin-chef du CHS du Vinatier à Bron [2]. Hippolyte Laurent avait travaillé durant l'année 1907 au pensionnat des hommes (malades payants) sous l'autorité du docteur Jean Lépine (1876-1967), responsable des pensionnats et de la Clinique hommes et femmes. Ces derniers services étaient dédiés à l'enseignement psychiatrique des étudiants en médecine, dont le professeur Auguste-Antoine Pierret détenait la chaire. Plus tard Lépine lui succéda et devint doyen de la faculté de médecine de Lyon pendant l'entre-deux-guerres, fonction qu'il occupa pendant plus de 20 ans.

Dans son livre, Bonnet décrivait un essai thérapeutique publié par Lépine qui a éveillé notre curiosité : le *Lyon médical* du 10 novembre 1907 contient un *Essai de traitement de divers états mentaux par la réaction provoquée au moyen du nucléinate de soude*. Il s'agissait d'une étude sans groupe comparatif, en ouvert[c], sur quinze malades, réalisée à l'asile de Bron [3]. Bonnet rapporte, qu'avec cette étude, Jean Lépine se plaçait parmi les pionniers des thérapies de choc [4]. Si ce terme n'apparait qu'au milieu des années 1920, elles se résumaient avant 1914 à des pyrétothérapies, reposant sur le principe de la provocation d'une fièvre. Cependant en 1907, la fièvre n'était pas encore le mécanisme

---

[a] Actuellement centre hospitalier spécialisé (CHS) du Vinatier.

[b] Amphithéâtre d'anatomie, lieu où on pratiquait les autopsies.

[c] En ouvert signifie que le médecin sait quel traitement reçoit le malade.

d'action supposé du nucléinate. Lépine mettait en avant un processus de « réaction » intense de l'organisme obtenu au moyen d'une hyperleucocytose, augmentation du nombre des globules blancs (ou leucocytes) polynucléaires[a]. Ces leucocytes seront par la suite renommés polymorphonucléaires puis granulocytes. La substance utilisée n'est pas indifférente et résonne de façon étrangement moderne. Le nucléinate ne serait-il pas…de l'ADN[b] ?

Depuis une trentaine d'années, le grand public s'est familiarisé avec l'ADN au point d'en faire un usage immodéré. On rappelle que l'ARN[c] et l'ADN sont les deux versions des acides nucléiques, cet adjectif signifiant qu'on les trouve dans le noyau de la cellule. Ce n'est pas toujours le cas. L'ADN proprement nucléaire qui contient notre génome reste dans le noyau dont les limites ne disparaissent que lors de la division cellulaire (mitose). Il y a un peu d'ADN en dehors du noyau, dans la mitochondrie[d]. Les bactéries et virus, dépourvus de noyau, contiennent eux aussi des acides nucléiques. Il existe plusieurs types d'ARN, le plus connu du grand public étant l'ARN messager (ARNm). C'est une copie d'un segment d'ADN, réalisée à l'intérieur du noyau lors du processus nommé transcription. Celle-ci terminée, l'ARNm sort du noyau, migre dans le cytoplasme[e] de la cellule pour rejoindre les ribosomes[f] qui le traduisent en protéines. L'ARNm est donc brièvement intracellulaire mais en bien moindres quantités que l'ADN[g]. Les différences entre ADN-ARN sont multiples. Le sucre qui entre dans leur composition est du ribose pour l'ARN et du désoxyribose pour l'ADN. Ensuite, les briques de construction de l'ADN, les nucléotides, ne contiennent que les bases (au sens de pH[h]) suivantes : adénine, guanine, cytosine, thymine, alors que, dans l'ARN, la thymine est remplacée par l'uracile. Enfin l'ADN se trouve le plus souvent sous forme de double hélice, l'ARN étant généralement à simple brin.

---

[a] Leucocytes à noyau polylobé, donnant l'impression d'une pluralité de noyaux. Le terme polymorphonucléaires rend mieux compte de cette fausse apparence.
[b] Acide désoxyribonucléique.
[c] Acide ribonucléique.
[d] Organite (structure de petite taille) qui produit l'énergie de la cellule.
[e] Partie de la cellule comprise entre noyau et membrane cellulaire.
[f] Organites composés d'ARN, chargés de la transcription de l'ARNm en protéines.
[g] L'ARNm ne représente que 2 à 4 % du total de l'ARN d'une cellule et la très grande majorité de l'ARN (toutes catégories) se trouve dans le cytoplasme.
[h] Potentiel hydrogène. Plus le pH est élevé plus la substance est basique.

Il existe une différence entre l'acide nucléique et la nucléine. Ce dernier terme renvoie à la découverte du chimiste suisse Friedrich Miescher (1844-1895) qui réussit à isoler dès 1869 un extrait pur du noyau cellulaire à partir de leucocytes provenant du pus de malades. La substance obtenue, associée à des protéines[a], est très riche en phosphore, ce qui est inhabituel. Miescher nomme cet extrait « nucléine ». Quelques années plus tard, il parvient à débarrasser cette substance phosphorée de ses protéines associées. Le pH de la nucléine purifiée est acide, d'où le nom « d'acide nucléique ». Toutefois, le degré de purification est encore très variable à la fin du XIXe siècle. Le terme « nucléine » passe peu à peu au second plan, derrière ceux d'acide nucléique ou de nucléinate (sel d'acide nucléique avec un métal). La littérature scientifique ancienne tend à employer de façon indifférenciée nucléine et nucléinate mais, si un acide ou un sel métallique sont mentionnés et que le produit est bien extrait de noyaux cellulaires, il s'agit d'ADN. En allemand, les termes *natrium nucleinicum* et *nucleinsäure* sont les équivalents de nucléinate de sodium et acide nucléique.

On ignorera pendant très longtemps la fonction des acides nucléiques. Ils seront d'abord employés pour leur richesse en phosphore ou pour augmenter les apports d'un métal, sous leurs formes de sels organiques[b] métalliques, par exemple de fer [5].

Lors de la dernière décennie du XIX[e] siècle, en Europe centrale, on découvre que la nucléine (acide nucléique/nucléinate) augmente la quantité de leucocytes dans le sang et on imagine d'utiliser cette propriété en thérapeutique. Cette stimulation du nombre des leucocytes, l'effet « leucogène », donnera en France le nom de « leucothérapie ». Ce sera un courant à la mode en médecine, d'autres substances que la nucléine ayant cette propriété. Le biologiste russe Elie Metchnikoff (1845-1916)[c] a décrit la phagocytose[d] durant la décennie précédente, lorsqu'il était professeur à Odessa[e]. C'est un processus par lequel les bactéries parasites sont englobées, puis digérées par des cellules

---

[a] Qu'on identifiera plus tard comme des protamines et des histones.

[b] Au sens de chimie organique, c'est-à-dire contenant du carbone (symbole chimique C).

[c] Prix Nobel de médecine et de physiologie en 1908, conjointement avec l'allemand Paul Ehrlich.

[d] Mécanisme par lequel des cellules immunitaires de première ligne « ingèrent » des particules solides micrométriques, en général des bactéries ou des débris cellulaires.

[e] Alors dans l'empire russe, actuellement en Ukraine.

mobiles aux mouvements amœboïdes[a], les macrophages[b] et leucocytes polynucléaires. Ce dernier terme, jugé trompeur[c], a été remplacé par celui de polymorphonucléaires[d] puis par celui de granulocytes (leucocytes à granulations). La fonction d'une autre classe de globules blancs jouant un rôle majeur dans l'immunité acquise, les lymphocytes, restera obscure pendant longtemps. Toutefois, dans les années 1890-1900 on sait déjà que des molécules présentes dans le sang neutralisent des toxines ou des bactéries, une nouvelle forme d'immunité invisible au microscope. Au tournant du siècle, les équipes de Pasteur et de Koch se livrent à une lutte acharnée pour assurer la prééminence de leur modèle de l'immunité : cellulaire pour les français, humoral[e] pour les allemands.

Vu leur rôle majeur dans l'immunité, l'élévation du nombre des leucocytes laissait espérer un effet qu'on pourrait qualifier de nos jours d'immunothérapie[f] non spécifique. Il s'agit là d'un deuxième élément de modernité, même si les mécanismes d'action de l'immunothérapie contemporaine dans les cancers sont spécifiques et très différents de ceux qui étaient supposés à l'œuvre vers 1900.

En quoi un effet anti-infectieux potentiel des leucothérapies pouvait-il être utile en psychiatrie ? Des infections sont-elles en mesure de causer des maladies mentales ? Un courant de la psychiatrie biologique contemporaine, l'immunopsychiatrie, accorde une place importante aux théories inflammatoires et infectieuses des maladies mentales, une troisième marque de modernité de cette aventure thérapeutique du siècle dernier.

Lorsque Jean Lépine teste le nucléinate en 1907, il s'inspire d'un travail sur la prévention des septicémies obstétricales, un domaine *a priori* très éloigné de la psychiatrie. Son argumentaire fait référence au rôle des infections lentes, discrètes, torpides, dans la chronicisation des troubles psychiatriques. Infections et intoxications occupent une place importante dans les troubles mentaux et les grands traités de psychiatrie au début du XX[e] siècle. Toutefois, le rôle éventuellement causal de

---

[a] Ressemblant à ceux d'une amibe, un organisme unicellulaire à noyau (protozoaire).

[b] Cellules immunitaires de première ligne, présentes dans les tissus, capables de phagocytose. Proviennent des monocytes sanguins.

[c] Car ces cellules ne contiennent qu'un seul noyau, polylobé.

[d] Seuls les polymorphonucléaires neutrophiles jouent un rôle phagocytaire.

[e] Humoral a le sens de milieu liquide.

[f] Toute approche visant à renforcer le système immunitaire inné ou adaptatif.

l'infection dans l'apparition des troubles psychiatriques, évoqué dès l'antiquité, n'est précisé que progressivement au cours du XIX[e] siècle. La distinction entre l'effet propre de la fièvre et celui de l'infection est difficile à établir.

En 2021, les français Jacques Daaboul et coll. [6], s'intéressant aux éventuelles conséquences psychiatriques du COVID- 19, ont rappelé l'influence de la thèse de professorat du célèbre psychiatre allemand Emil Kraepelin (1856-1926) en 1882, soulignant que :

> … des séries de cas datant des 19e et 20e siècles, portant sur des précédentes pandémies de virus respiratoires, notamment de grippe, [faisaient] état d'une augmentation dans la population générale de symptômes neuropsychiatriques tels qu'insomnie, anxiété, dépression, voire idées suicidaires, et de symptômes psychotiques, lors de l'infection aiguë, et de la période post-infection.

Kraepelin cherche dès cette époque à distinguer « psychoses fébriles » et « psychoses asthéniques », survenant lorsque la fièvre diminue.

En 1887, le psychiatre viennois Julius Wagner von Jauregg (1857-1940)[a] effectue une grande revue de littérature [7] sur l'influence des maladies infectieuses dans les maladies mentales. En 2019, les allemands Norbert Müller et coll. relèvent que, dans sa synthèse d'études, les malades mentaux semblaient plus résistants aux maladies infectieuses que les infirmiers. C'était notamment le cas lors des épidémies de typhoïde[b] : 17 % des malades avaient été contaminés *versus* 39 % des infirmiers[c]. Wagner-Jauregg avait aussi noté que les malades mentaux guéris de la typhoïde étaient souvent améliorés au niveau psychiatrique : 32 % avaient connu une amélioration et 20 % une rémission, tandis que 48 % étaient restés sans changement. Le travail de Müller et coll. a été publié juste avant la pandémie de COVID-19. Ils citent une publication de Kraepelin parue en 1890, qui décrit onze cas de troubles psychiatriques consécutifs à l'épidémie de

---

[a] Wagner-Jauregg sera l'abréviation utilisée dans la suite de ce livre.

[b] Müller emploie le terme « typhus » pour désigner l'actuelle fièvre typhoïde. Typhus et typhoïde sont causées par des bactéries, la première par *Rickettsia prowazeki*, la seconde par *Salmonella typhi*. Wagner-Jauregg distingue *das typhus [abdominalis]* (la typhoïde), *das typhus exanthematicus* et *das intermittens*, la malaria. Ne pas confondre celle-ci avec *das febris recurrens*, la fièvre récurrente due à *Borrelia recurrentis*.

[c] Les malades avaient probablement été plus souvent exposés précédemment à la typhoïde que les infirmiers, du fait de leur longue durée de séjour.

« grippe russe »[a] de 1889-1890 [8]. L'auteur remarque que généralement les symptômes psychotiques surviennent après la disparition de la fièvre, parfois juste avant son apparition. La jeunesse des patients est surprenante, allant de 17 à 45 ans. La première patiente, une professeure de 40 ans sans antécédents psychiatriques, grippée en décembre 1889, a d'abord présenté une asthénie avec troubles du sommeil et hallucinations hypnagogiques avant d'évoluer en janvier vers une anxiété à tonalité paranoïaque et hypocondriaque qui la conduit à établir son testament. Mi-janvier, elle était guérie.

En 2021, Patrick Berche s'est fait le porte-voix de l'hypothèse selon laquelle cette fameuse grippe russe était peut-être due à un coronavirus [9] : il évoque notamment la grande contagiosité de cette « grippe », sa tendance à rechuter rapidement, les atteintes multiviscérales, notamment neurologiques.

Pour les psychiatres de notre temps, l'infection en tant que cause de troubles psychiatriques appartient à l'histoire et se résume essentiellement à la paralysie générale (PG). Nous savons qu'il s'agit d'une complication tardive de la syphilis, aboutissant à la démence et à la mort, aujourd'hui disparue de nos centres hospitaliers spécialisés. Cependant, nos prédécesseurs durent attendre 1913 pour être certains que l'origine de cette maladie était bien bactérienne. Au-delà de la PG, des confusions mentales, catatonies et crises de délire aigu peuvent être déclenchées par des maladies infectieuses aigues, plus rares avec les progrès de la médecine. Toutefois, l'infection comme cause de troubles psychiatriques n'a pas disparu. En sus des bactéries, il faut compter avec d'autres agents infectieux, les virus, champignons, protozoaires[b] et même avec les prions, des protéines infectantes. Des maladies émergentes, virales pour la plupart, apparaissent au cours du temps, qui peuvent concerner le système nerveux central (SNC). Daaboul et coll. ont présenté l'immunopsychiatrie à la lumière de la pandémie de COVID-19[c] [6]. Le SARS-CoV2 a été responsable, sans parler de sa létalité[d] très importante[e], d'effets psychologiques sérieux, surtout chez les jeunes. Les symptômes cognitifs de la phase aigüe du COVID-19,

---

[a] La grippe était encore dénommée *influenza*.
[b] Organisme unicellulaire à noyau, à la différence des bactéries qui n'en possèdent pas.
[c] COVID-19 est le nom de la maladie, SARS-CoV2 celui du virus.
[d] Nombre de morts attribuables à une maladie donnée.
[e] Plus de 167 000 personnes en France au 18 août 2023.

pour les premiers variants, étaient présents chez plus de la moitié des cas hospitalisés selon une revue de littérature effectuée en 2023 [10]. Chez les sujets âgés on a observé des formes démentielles[a]. Les aspects prolongés de la maladie, regroupés sous le nom de « COVID-Long »[b], laissent planer une ombre sur l'avenir car on soupçonne que le virus entre dans le SNC et peut y persister [11].

En marge de l'infection proprement dite, nous rappellerons la place, esquissée par Postel et Quétel [12], puis Michel Caire [13], de la théorie de l'auto-intoxication, supposant la production spontanée de toxines dans le corps. Proposée en 1887 par Charles Bouchard (1837-1915), professeur de pathologie à Paris, cette théorie attribue à des molécules, notamment celles produites par des bactéries du tube digestif, une toxicité favorisant des maladies physiques et mentales [14]. On voit le lien avec le concept contemporain et populaire de microbiote intestinal. Ces molécules, soupçonnées d'être toxiques, étaient-elles des produits métaboliques des bactéries, des substances intermédiaires de la digestion des protéines ou des toxines bactériennes ?

En France, l'auto-intoxication bactérienne est rapidement adoptée par les psychiatres, notamment le bordelais Emmanuel Régis (1855-1916). Une école lyonnaise appliquant ce modèle aux psychoses puerpérales se constitue vers 1890 autour du professeur Auguste-Antoine Pierret (1845-1920). Lui et Raphaël Lépine, le père de Jean, sont des anciens internes de Jean-Martin Charcot à la Salpêtrière, tout comme Charles Bouchard, lyonnais d'adoption[c]. Wagner-Jauregg adhère lui aussi à l'auto-intoxication intestinale en 1896 [15]. Cette théorie agrandit artificiellement le cadre de l'influence des bactéries en psychiatrie, même sans signe clinique d'infection (par exemple la fièvre), ni caractérisation d'un germe ni preuve indirecte (par exemple l'augmentation des leucocytes). Ce modèle connait un succès mondial dès la fin du XIXe et déclinera peu avant la première guerre mondiale (désignée dans le reste du texte par WW1 pour *World War* 1) pour disparaitre avant la seconde (WW2). Ce fut l'une des premières étapes

---

[a] Le terme se rapporte à la détérioration des capacités intellectuelles, comme dans « démence d'Alzheimer ».

[b] Dénomination utilisée à l'heure actuelle pour la persistance de symptômes au-delà de quatre semaines.

[c] Né en Haute-Marne, il a fait ses études de médecine à Lyon ; c'était le beau-frère de Pierret.

de la psychiatrie dite biologique, avant que le cerveau et les neurones ne concentrent toute l'attention.

Lorsque Jean Lépine a souhaité agir avec l'ADN sur le nombre des globules blancs pour secourir des « aliénés » souffrant selon lui d'infections sournoises plus ou moins caractérisées, était-il le premier ? Sans doute non. On trouve des traces antérieures. En 1903, l'aliéniste écossais Lewis Campbell Bruce signale l'avoir essayé, sans donner plus de détails qu'un effet thérapeutique inférieur selon lui aux abcès de fixation[a] [16]. En avril 1907, lors d'une séance locale de la *British medical association*, un autre écossais, J.R. Gilmour de l'asile de Scalebor Park, annonce brièvement avoir employé du nucléinate chez des patients agités et observé quelques bons résultats, là aussi sans précisions [17]. D'autres médecins ont eu la même idée, notamment des américains qui l'ont essayé dans la neurasthénie[b] comme le relate T.O. Summers en 1895 [18][c] mais la première publication officielle dans des pathologies psychiatriques sévères, qualifiées d'aliénations, est celle de Jean Lépine.

Nous illustrerons cette première utilisation documentée par trois patientes soignées à Bron dont l'observation détaillée a pu être retrouvée dans une thèse de médecine dirigée par Lépine. Ces malades présentent des états dépressifs graves associés à du délire, des symptômes catatoniques et de confusion mentale. Elles sont diagnostiquées comme porteuses d'une méningite tuberculeuse subaiguë. Leur évolution est favorable, voire spectaculaire pour deux d'entre elles. Les douze autres patients de Lépine ne sont pas tous améliorés, certains ne l'étant que superficiellement ou brièvement, d'autres pas du tout. Lépine est frappé par le fait que certains patients ont retrouvé leur lucidité ou sont sortis du mutisme ou de l'incontinence. En revanche, la réaction de l'organisme au nucléinate peut revêtir un caractère excessif, violent, ce que nous appelons des effets indésirables.

---

[a] Voir *infra*, p. 135.

[b] La neurasthénie, est un trouble psychiatrique regroupant des symptômes d'asthénie, de dépression et d'anxiété. En général le patient conserve la conscience du caractère morbide de ses troubles et la neurasthénie n'est pas à proprement parler une aliénation.

[c] Les articles originaux n'ont pas pu être retrouvés.

Des aliénistes et neurologues d'Europe centrale, Oskar Fischer (1876-1942) de Prague, et Gyula (Julius)[a] Donáth (1849-1944) de Budapest, suivent eux aussi la voie du nucléinate et publient en langue allemande peu de temps après. Ils se montrent plus optimistes que Lépine et n'observent pas les mêmes effets indésirables. Surtout, ils ciblent la PG et estiment que l'effet thérapeutique s'explique peut-être plus par la fièvre concomitante que par l'hyperleucocytose. Lépine et Donáth se croisent lors d'un congrès international à Budapest en 1909, ce qui incite le premier à publier une série de cas plus importante en 1910. Le résultat lui parait peu encourageant. Lors de ce même congrès, il a sans doute rencontré ou entendu parler de Wagner-Jauregg, venu présenter son récent protocole dans la PG, associant fièvre induite par la tuberculine et cure antisyphilitique au mercure (Hg) ou à l'iode. Dans sa revue de littérature de 1887, il avait préconisé de traiter les psychoses par l'emploi d'une maladie infectieuse à des fins thérapeutiques [7]. Il avait reculé devant les difficultés pratiques et s'était reporté pendant longtemps sur l'emploi de la tuberculine. Cet extrait du bacille de Koch (BK), une protéine, d'abord faussement considéré comme un traitement, une toxine ou un vaccin, entraine de la fièvre lorsqu'il est injecté par voie sous-cutanée (SC).

De leur côté, les Allemands sont à la manœuvre pour faire progresser les connaissances biologiques sur la syphilis. En 1905, Fritz Schaudinn et Erich Hoffmann découvrent son agent causal, le *Treponema pallidum*. En 1906, August von Wassermann met au point un test de détection sérologique. En 1909, Paul Ehrlich (1854-1915)[b] synthétise un composé organique à base d'arsenic, le Salvarsan, efficace sur la syphilis et moins toxique que le Hg. La PG restera le seul trouble mental causé par une infection précise.

On tente d'élargir les indications du nucléinate à la démence précoce (schizophrénie)[c]. Déjà testées avant 1900, d'autres thérapies de la PG renforcent l'arsenal des méthodes déclenchant la fièvre. Les protéines

---

[a] Julius est la germanisation de son prénom utilisée dans ses publications en langue allemande.

[b] Prix Nobel de physiologie ou médecine de 1908, conjointement avec Elie Metchnikoff.

[c] Démence précoce est le terme utilisé en 1893 par Kraepelin pour regrouper catatonie, hébéphrénie et délire paranoïde. Schizophrénie est proposé en 1911 par le suisse Eugen Bleuler pour rendre compte du processus supposé de fragmentation psychique à l'œuvre dans ce trouble.

et peptones[a] commencent à être à la mode un peu avant la WW1 et le phénomène se poursuit jusque dans les années 1920. Un jeune médecin roumain, Titus Konteschweller (1891- 1931)[b], propose le terme de « pyrétothérapie » en 1918 [19]. Il inclut le nucléinate parmi les agents déclencheurs de fièvre. En 1917, Wagner-Jauregg procède aux premières inoculations de la malaria, forme « bénigne » de paludisme, chez des patients souffrant de PG, et observe des améliorations surprenantes [20]. Cette nouvelle méthode ne sera connue en France que quelques années après. L'origine des pyrétothérapies est multiple : elles dérivent de l'observation empirique, de théories hippocratiques anciennes et ont bénéficié de la scientificité de l'effet leucogène du nucléinate. En 1926, la psychiatre d'origine roumaine Constance Pascal et son adjoint Jean Davesne incluent les pyrétothérapies, donc la nucléinothérapie, dans le supergroupe des « thérapeutiques de choc » [21]. Ce dernier terme a occupé une place croissante en psychiatrie après la WW1 en perdant un peu de son sens médical initial. Il doit beaucoup au rapprochement opéré avant-guerre entre les thérapies de « choc peptonique » et le choc anaphylactique[c]. L'électrochoc, le choc au cardiazol et le choc à l'insuline (cure de Sakel) ne seront proposés qu'une dizaine d'années plus tard.

L'usage du nucléinate en psychiatrie qui repose sur la voie SC, décline à la fin de l'entre-deux-guerres devant la concurrence d'autres méthodes. S'il résiste bien en médecine générale il perd progressivement de son intérêt comme anti-infectieux avec l'arrivée des antibiotiques en 1944. Cela ne l'empêche pas de rebondir au travers de nouvelles indications et, à l'occasion d'un changement de nom (acide désoxyribonucléique), de s'offrir une fin de carrière respectable à défaut d'avoir rendu de grands services à la santé publique. Les spécialités pharmaceutiques contenant de l'ADN ont disparu il n'y a pas si longtemps dans notre pays.

L'ADN par voie injectable est revenu dans l'actualité dans le cadre des thérapies géniques et de la vaccination, comme porteur d'informations précises pour coder des protéines et non plus en raison

---

[a] Chaines de moins de 50 acides aminés résultant de la fragmentation des protéines sous l'effet d'enzymes.

[b] Il fut aussi, étonnamment, un inventeur dans le domaine de la TSF.

[c] Réaction allergique exacerbée menaçant la vie. Le terme « anaphylaxie » était alors employée dans un sens plus général d'allergie.

d'un effet non-spécifique leucogène ou pyrétogène (pyrogène)[a]. En thérapie génique, on introduit un gène dans un vecteur viral qui est soit injecté directement soit communiqué *in vitro* à des cellules qu'on injecte au patient. La première autorisation de mise sur le marché (AMM) pour une thérapie génique a été obtenue en 2016[b]. Les chercheurs tentent de développer des vaccins à ADN. Pour l'heure, aucune thérapie génique n'existe en psychiatrie, mais il se pourrait que des maladies génétiques à expression psychiatrique en bénéficient à l'avenir.

Le mécanisme d'action théorique du nucléinate au début du siècle dernier résidait dans une stimulation immunitaire non spécifique. Des défenses immunitaires primaires, qui se déclenchent lors de la première rencontre avec un agent infectieux, on connaissait bien, à la fin du XIX[e] siècle, celles portées par les cellules phagocytaires : polymorphonucléaires ou granulocytes neutrophiles[c] (GraN) et macrophages. On avait aussi découvert que le sang, plus précisément le sérum, a un effet bactéricide inné, reposant sur des substances chimiques invisibles au microscope. On distingue maintenant le système d'immunité innée[d] et celui d'immunité adaptative qui évolue selon l'exposition aux antigènes et repose surtout sur un sous-groupe de leucocytes, les lymphocytes[e]. Les deux systèmes, inné et adaptatif, ainsi que les anticorps produits après exposition à un antigène ou injection vaccinale, sont parfaitement naturels.

Augmenter les défenses naturelles[f] de l'individu, fortifier le « terrain », sont devenus des lieux communs qui méconnaissent souvent la distinction entre immunité innée et adaptative. Si le système immunitaire semble puissant, il n'empêche pas toutes les infections. Les médecines prétendument naturelles tirent de confortables revenus de la fausse croyance en une immunité vue comme une barrière

---

[a] Le terme pyrétogène signifie « qui favorise une hyperthermie, une fièvre ». « Pyrogène » est plus général, moins lié au contexte médical.

[b] https://www.inserm.fr/dossier/therapie-genique/ (lien valide le 25/01/2024).

[c] De par leur affinité avec des colorants au pH neutre.

[d] L'immunité innée regroupe un ensemble de cellules, de récepteurs d'agressions biologiques et de molécules antimicrobiennes. Découvert dans les années 1990, il a valu un prix Nobel au français Jules Hoffmann.

[e] Les lymphocytes B sécrètent les anticorps, les lymphocytes T jouent des rôles variés. Les *Natural killers (NK)* sont une exception, impliqués dans l'immunité innée.

[f] Pour certains, l'immunité produite par la vaccination ne serait pas naturelle.

infranchissable, à défaut de soigner efficacement les maladies. Pire même, le recours à ces « thérapies » peut retarder l'accès aux soins et entrainer une perte de chance dommageable. Durant ces quatre dernières années, nous avons vu les récits complotistes et antivax converger vers ces fausses médecines et leurs récits simplistes. Les vaccins sont leurs cibles privilégiées[a].

Dans ce livre, des vaccins seront évoqués à plusieurs reprises, ce qui surprendra car notre sujet principal est psychiatrique. En l'absence de thérapeutiques anti-infectieuses curatives, la médecine misait sur l'effet préventif de sérums et de vaccins, réels ou supposés. Les vaccins sont généralement préventifs et spécifiques d'un agent infectieux ou d'une toxine. Les vaccins préventifs sont administrés avant le premier contact du sujet avec le germe pathogène ou la toxine. On pourrait presque qualifier le nucléinate de vaccin préventif (à court terme) - non spécifique - car la réponse leucogène n'aurait eu vraiment de sens qu'avant la multiplication incontrôlée du germe. La recherche médicale prépare actuellement des vaccins curatifs spécifiques afin de déverrouiller un système immunitaire endormi, notamment par un cancer. La psychiatrie a d'abord employé les vaccins dans un sens pseudospécifique[b], puis non spécifique : des vaccins antityphoïdiques, anticolibacillaires, antistreptococciques ou antistaphylococciques ont été tôt et longtemps utilisés à titre curatif non spécifique pour déclencher des fièvres supposées curatives (pyrétothérapie) en médecine et en psychiatrie.

Depuis notre point de départ local, lyonnais, nous avons élargi l'enquête dans le temps et l'espace pour suivre le cheminement des médecins et biologistes vers le nucléinate en thérapeutique[c]. Les documents sur lesquels nous nous sommes appuyés sont des textes de la littérature médicale et psychiatrique et des archives de l'asile de

---

[a] Le phénomène antivax n'est pas nouveau et a été fortement réactivé en 1998, après la parution d'un article frauduleux établissant un lien imaginaire entre vaccination contre la rougeole et autisme https://www.francetvinfo.fr/sante/maladie/vaccins-et-autisme-l-histoire-d-une-fraude-scientifique_2299629.html (lien valide le 25/01/2024).

[b] En croyant que le sang des malades transportait des toxines immunisantes.

[c] Thérapeutique (substantif), thérapie et traitement sont partiellement synonymes. La thérapeutique et la thérapie sont plus théoriques ; le traitement est plus de l'ordre de la pratique. La thérapeutique est générale et s'adresse à une maladie. La thérapie est plutôt une méthode et s'utilise beaucoup en suffixe pour désigner une technique précise : par exemple, la psychothérapie.

Bron. La lecture des premières pages de ce livre semblera peut-être complexe aux lectrices et lecteurs n'ayant pas de connaissances médicales, mais nous avons tenté d'expliquer le plus simplement possible les termes et considérations techniques. Cet ouvrage se veut ouvert à tous ceux qui s'intéressent à l'histoire de la santé mentale et des thérapeutiques. Nous avons pris le parti de rester au plus près des textes originaux et inséré de nombreuses citations dans notre récit afin de présenter les faits et arguments, en amont des interprétations. Durant la pandémie de COVID-19, de nombreuses personnes, non-professionnelles de santé, se sont exprimées sur des sujets médicaux sans en maitriser les tenants et aboutissants. Une lecture superficielle d'Internet et d'ouvrages de vulgarisation ont donné à certains de nos contemporains une illusion factice de compréhension. Notre parti-pris est ici de ne pas cacher la complexité de la recherche médicale, ni ses errements, approximations, doutes, postures et impostures. On appréciera également les marques de prudence, d'audace, de persévérance, les traits de génie, les synthèses audacieuses, les percées décisives dans la compréhension.

Notre propos semblera peut-être un peu éloigné des problématiques actuelles du soin psychiatrique qui, dans le champ biologique, restent globalement dans le champ du SNC. L'immunopsychiatrie contemporaine ne connait pas encore d'application thérapeutique mais n'est pas un phénomène mineur : le grand public s'est déjà emparé de l'axe microbiote-cerveau, des probiotiques et autres antioxydants. Le voyage que nous entreprendrons dans le fonctionnement du corps humain est plus vaste, diffus et global que dans le seul SNC. Le système nerveux végétatif ou autonome[a] (SNA), ce grand oublié, intervient dans la régulation de nombreux automatismes physiologiques, notamment la communication intestin-cerveau, ainsi que dans l'adaptation circulatoire à l'effort et au stress. Un de ses médiateurs chimiques, l'acétylcholine, a une parenté avec deux molécules longtemps considérées comme des poisons issus du tube digestif, la choline et la neurine. Deux autres neuromédiateurs[b] du SNC sont dans le même cas, l'histamine (aussi médiateur chimique de l'anaphylaxie) et la

[a] Cellules et voies nerveuses reliant le cerveau aux organes internes (vaisseaux sanguins, tube digestif, poumons, etc.).

[b] Molécules émises par un neurone pour faire passer l'influx nerveux à un autre neurone.

noradrénaline, issue de la tyramine. En dehors de la communication par voie nerveuse, des cellules, des molécules, baliseront notre cheminement. Le sang est le véhicule privilégié de nombreux messagers cellulaires et chimiques. Parmi les molécules que nous croiserons, il y a celles qui furent initialement considérées comme toxiques, produites dans le tube digestif ; nous rencontrerons aussi des toxines bactériennes ; puis les molécules impliquées dans l'immunité (le complément, les anticorps, les cytokines et chimiokines, des enzymes[a]) ; enfin, nous citerons des agents, naturels ou de synthèse, entrant dans la composition des médicaments. Le transporteur de toutes ces molécules et des globules blancs impliqués dans l'immunité est le sang, obscurément dangereux et fragile. Des substances seront tour à tour des toxines et des médiateurs chimiques, et la même inversion potentielle se verra pour les cellules immunitaires, parfois utiles, parfois néfastes.

Il ne faut toutefois pas réduire la psychiatrie de ce temps-là à cette orientation biologique. La théorie de la dégénérescence est encore dominante et les approches psychologiques font de plus en plus entendre leur voix, avec Pierre Janet et bientôt Sigmund Freud. La psychanalyse avant la WW1 est encore discrète, limitée à une zone de *Mitteleuropa.* Jean Lépine est l'un des premiers professeurs de psychiatrie français à introduire, dès 1913, un enseignement de psychanalyse dans ses cours à la faculté de Lyon. Du moins le revendique-t-il rétrospectivement en 1926, lors de la discussion du rapport d'Angelo Hesnard au *Congrès des aliénistes de langue française* de Besançon [22].

Nous nous sommes moins intéressés au personnage de Jean Lépine lui-même et à son histoire familiale qu'à sa place dans l'histoire des pratiques psychiatriques. L'influence de son père, Raphaël Lépine, est intéressante. Surtout connu pour ses travaux sur le diabète, c'était également un interniste précis, un esprit novateur, très intéressé par la physiologie[b] et par les méthodes d'analyses biologiques. Il rédigea l'un des rapports au *XIIIe Congrès international de médecine* à Paris, en août 1900, sur le thème : *Doit-on traiter la fièvre ?* [23]. Ayant travaillé sur les premiers antipyrétiques, il met en balance les arguments pour déterminer si la fièvre doit être respectée pour son effet curatif ou

---

[a] Nous expliciterons ces termes plus loin.

[b] L'un de ses adages était qu'il ne fallait plus penser anatomie, mais physiologie.

combattue en raison des risques qu'elle fait courir. La notion d'un rôle positif de la fièvre est ancienne en médecine. Raphaël Lépine estime que l'attitude consistant à laisser la fièvre suivre son cours, au prétexte qu'elle serait constamment curatrice (selon l'adage hippocratique *vis medicatrix naturae*[a]), n'est pas étayée par des données cliniques :

> Gardons-nous cependant d'un entraînement irréfléchi, car la clinique ne nous montre guère que l'hyperthermie soit souvent favorable au malade. À tout médecin observant sans parti pris, elle donne au contraire la preuve qu'il est presque toujours avantageux de modérer la fièvre.

Cette phrase favorable à l'antipyrexie[b] et plutôt opposée à l'attentisme expliquerait-elle que son fils ait plus tard négligé la fièvre induite par le nucléinate ? Après une prise de recul par rapport au nucléinate, Jean Lépine ne s'engagea pas dans l'essai d'autres substances pyrétogènes avant les années 1920. Il soutint le Dmelcos (un vaccin) puis la malariathérapie.

Cette dernière méthode est la plus connue des pyrétothérapies au point qu'elle en devint le paradigme. Nous nous intéresserons aux circonstances de son apparition et de son emploi à grande échelle, car elle apparait en contrepoint de la carrière du nucléinate. Wagner-Jauregg, son promoteur, pensait dès le milieu des années 1920 que cette méthode devait son efficacité à un mécanisme immunitaire et non à un simple effet de la fièvre, tout comme on l'avait pensé pour le nucléinate. Par ailleurs, l'efficacité de la malariathérapie, sur laquelle on s'était peut-être un peu trop vite accordé, avait été évaluée avant le développement des méthodes d'essai thérapeutique. Les auteurs germanophones commençaient à percevoir dès le début du XXe siècle l'intérêt d'études comparatives, avec une allocation du traitement (expérimental ou témoin) indépendante de l'investigateur. Une de ces études concerna le nucléinate. Wagner-Jauregg, à la différence de Lépine, était en pointe dans cette évolution de la méthodologie, mais il manqua l'occasion de comparer la malariathérapie aux thérapeutiques l'ayant précédée, notamment le nucléinate.

Des figures ayant marqué l'histoire de la chimie, de la médecine et de la psychiatrie, dont plusieurs prix Nobel, seront évoquées dans cet ouvrage. Nous ne nous limiterons pas aux noms célèbres et donnerons

---

[a] Qu'on traduit par « la force thérapeutique de la nature », l'autorégulation réparatrice qui caractérise le vivant.

[b] Néologisme signifiant : dans le sens de la baisse de la fièvre.

aussi la parole à des médecins plus obscurs : des internes, dans leurs thèses, nous feront percevoir en filigrane les opinions de leurs mentors. Nous apprécierons leur propre travail de fond, leurs intuitions, le soin avec lequel ils examinaient leurs malades. Par ailleurs, le hasard a voulu que plusieurs protagonistes de notre récit aient été originaires du territoire actuel de l'Ukraine et de l'ouest de la Russie, le plus célèbre étant Metchnikoff lui-même, dont nous parlerons à plusieurs reprises.

Nous n'avons pas tenté d'écrire une histoire complète des pyrétothérapies, nous plaçant plutôt dans le cadre d'un récit d'enquête centré sur la place du nucléinate au sein de ce vaste ensemble de thérapies. Nous a intéressé le fait qu'il s'agissait d'une étape précoce de la psychiatrie biologique immédiatement postérieure aux découvertes pasteuriennes, à un moment où le rôle du neurone est encore imprécis. On tendait à attribuer au nouveau monde microbien la cause de certaines maladies mentales, indépendamment de la fièvre et avant que l'agent de la syphilis ne soit formellement reconnu comme cause de la PG. Les tentatives de contrôler l'infection, réelle ou supposée, donnent lieu au développement d'une multitude de méthodes, parfois étranges et régulièrement adoptées par les psychiatres. Nous n'avons pas l'intention de toutes les détailler, le livre de Michel Caire, *Soigner les fous. Histoire des traitements médicaux en psychiatrie* atteignant très bien cet objectif [13]. L'originalité du nucléinate a été de proposer une approche immunothérapique non spécifique des troubles psychiatriques, différente de celle des sérums et vaccins, par l'accent mis sur les globules blancs et la phagocytose. Nous tentons dans le présent ouvrage de situer les méthodes de leucopyrétothérapies les unes par rapport aux autres et de voir comment elles ont été absorbées et relayées par les thérapies de choc, telles que nous les connaissons. De leur foisonnement nous avons surtout retenu ce qui servait à la dynamique d'un récit partant de Lyon et de Jean Lépine, en insistant sur le parallélisme avec Julius Wagner-Jauregg et la réussite de la malariathérapie. Nous serons amenés à contester ce succès apparent en raison de l'imperfection des méthodes d'essai thérapeutiques. Des allers-retours dans le temps nous ont semblé utiles pour nous permettre de préciser certains points, tout en respectant la chronologie d'ensemble. Enfin, nous essaierons de tirer quelques enseignements à la lumière des connaissances médicales et psychiatriques actuelles et des questions qui se sont posées depuis la pandémie de COVID-19.

II. Rosalie, Célestine et Marie

Rosalie Beretta-Jannard

Le 11 avril 1907, une jeune femme de trente ans entre à l'asile de Bron en placement d'office, dans le service de la Clinique dirigé par le docteur Jean Lépine, sous la responsabilité d'Antoine Auguste Pierret, professeur des maladies mentales à la faculté de médecine de Lyon. Il s'agit de Rosalie Beretta, femme Jannard. Née le 29 juillet 1876 à Lyon 2e, raccommodeuse de tulle, elle réside à Villeurbanne avec son mari[a]. Le certificat médical d'admission, rédigé par le docteur Grandclément[b] le 6 avril 1907, mentionne qu'elle est atteinte « d'aliénation mentale avec hallucinations » ce qui la rend dangereuse pour elle et pour la société et nécessite un « enfermement d'urgence en asile d'aliénés ». Dans le certificat de 24 h daté du 12 avril 1907, Jean Lépine précise qu'elle souffre d'un état de « mélancolie anxieuse avec confusion mentale » et doit être maintenue en placement d'office. Rosalie Beretta a épousé François Jannard en 1897 à la mairie du 6e arrondissement de Lyon[c]. Elle est mère d'Armand, né en 1903, de Frédéric-Emmanuel, né en 1905 et de Pierre-Marius, né six mois avant son internement.

L'observation complète de Rosalie Jannard, dont nous reproduisons de larges extraits, figure dans la thèse de médecine d'Henri Basse (1883-1950)[d], *Méningo-encéphalites liées à la tuberculose,* soutenue le 16 décembre 1908 [24]. Il mentionne, qu'à son arrivée :

> … [elle] est incapable de donner des renseignements utiles, mais on obtient de sa famille les renseignements suivants, […] : sa mère est morte en couches, son père inconnu. Elle-même vint au monde chétive, et eut une enfance troublée par la maladie. Elle était nerveuse et irritable, eut

---

[a] Archives Départementales du Rhône et de la Métropole de Lyon (ADRML), HDEPOT Vinatier, Registre de la loi Q320, 1907, p 419, n° 14995-1487.

[b] Jules Grandclément, maire de Villeurbanne de 1908 à 1922.

[c] Archives Municipales de Lyon, Lyon 6, 1897, registre des mariages, 2 E 1829, p.248.

[d] Basse n'était pas interne à l'asile de Bron, mais élève à l'école de santé militaire.

la rougeole, puis la coqueluche et en conserva une santé plus précaire encore.

Vers l'âge de 17 ans, après avoir maigri, toussé et souffert de points de côté, elle souffrit d'un état délirant de plusieurs jours qui fut qualifié de méningite. On lui mit alors de la glace sur la tête. Trois mois après, elle eut une hémoptysie[a], puis une bronchite persistante avec, tous les hivers, une aggravation qui l'obligeait à abandonner son travail et à entrer à l'hôpital. Elle fit ainsi une série de séjours à l'Hôtel-Dieu et à l'hôpital Saint-Pothin[b]. À vingt et un an elle se maria et eut une vie plus heureuse et plus large, son état général s'améliora rapidement. Dix-sept mois après son mariage, elle eut un enfant, qui vint à terme, et s'est élevé normalement…

Après un enfant mort très jeune, elle accouche de Pierre-Marius, dans un contexte difficile le 22 novembre 1906[c] :

La malade eut, au moment de ce dernier accouchement, une violente hémorragie qui la mit dans un état de faiblesse extrême au cours duquel, à la faveur de l'hiver, la tuberculose assoupie fit des progrès évidents. À plusieurs reprises elle dut s'aliter et ses proches remarquèrent en même temps que ses idées se troublaient, qu'elle devenait craintive, parfois même confuse au point d'être incapable de faire son ménage. Le 30 mars, tourmentée par des hallucinations - elle voyait ses enfants en enfer - elle sortit de chez elle et refusa de rentrer. On la conduisit à l'Hôtel-Dieu où elle fut reçue en chirurgie, sur la déclaration de son mari qui attribuait à des suites de couches son état général et psychique. Renvoyée en médecine […] elle n'y passa que quelques jours et fut dirigée sur l'asile.

À l'entrée, on se trouve en présence d'une femme de petite taille, l'air malingre et souffreteux, l'expression craintive et égarée. Elle n'accuse, au point de vue physique, qu'une céphalalgie tenace et une grande faiblesse, avec sueurs nocturnes. Elle ne se rend pas bien compte de l'endroit où elle est et ne se croit pas malade au point de vue mental. Elle parle volontiers, manifestant un délire mélancolique, décousu et mobile, varié de termes, […] reposant sur quelques idées de culpabilité, d'indignité, à caractère mystique, auxquelles se joignent des illusions et des hallucinations nombreuses de la vue. Ces hallucinations sont également de caractère mystique (la Vierge, les anges) mais avec une tendance terrifiante marquée (l'enfer, du feu, etc.). Par moments elle se calme et les idées d'indignité se manifestent, non plus par la crainte des châtiments éternels, mais par des actes d'un puérilisme extrême, déjà

[a] Crachat sanglant à la suite d'une toux.
[b] Nom porté par l'ancien hôpital de l'Antiquaille de 1906 à 1917.
[c] ADRML, Villeurbanne, 1906, registre des naissances 4 E 12275, p 143.

semi-automatiques. Elle ramasse tout ce qu'elle trouve, cailloux, cheveux, papiers, pour payer son séjour à l'asile…

Les symptômes psychiatriques à ce stade semblent marqués par la mélancolie et ses thèmes délirants classiques d'indignité et de culpabilité, les hallucinations étant en rapport avec la faute et la damnation. Son état de santé physique inquiète, car elle a de la fièvre :

> Les yeux sont excavés, les pupilles réagissent paresseusement. La motilité et la sensibilité générales sont intactes, les réflexes rotuliens brusques et exagérés, les réflexes cutanés, cornéen et pharyngien sont normaux. La langue est saburrale[a], l'estomac un peu atone ; il y a un peu de constipation. Aux poumons, submatité aux deux sommets en arrière, exagération des vibrations aux deux sommets, en avant et en arrière, mais avec prédominance marquée pour le sommet droit. Respiration extrêmement obscure, avec quelques râles très fins au sommet droit. Rien au cœur, matité hépatique normale. La malade n'urine, en vingt-quatre heures, que 600 cm^3 d'urine rougeâtre et trouble, contenant des urates abondantes[b], un léger disque d'albumine et des pigments biliaires. La température oscille entre 37,6 °C le matin et 38,7 °C le soir. Poids : 40,200 kg. Pendant tout le mois d'avril et celui de mai, la situation se maintient sans grandes modifications.

Le traitement initial vise à améliorer son état général : repos au lit, bains, calomel[c], régime lacté et liqueur de Fowler[d]. Un léger mieux s'ensuit. Les signes auscultatoires[e] restent fixes, tandis que la température, la plupart du temps proche de la normale, présente encore des oscillations avec des pics en soirée au-dessus de 38,5 °C. En revanche, son état mental s'aggrave :

> … dès les premiers jours de mai, refuse le séjour au lit, elle s'agite, se déchire, s'arrache les cheveux, se griffe le visage et la poitrine, se prosterne et se frappe la tête contre le sol. Les idées délirantes conservent le même caractère et la même orientation générale qu'à l'entrée mais les hallucinations s'accroissent, terrifiantes toujours. Le 26 mai, la malade essaie de se suicider en s'étranglant avec sa chemise.

---

[a] Langue chargée.

[b] Sels d'acide urique.

[c] Chlorure de mercure minéral. Employé pour traiter la constipation. Toxique.

[d] Arsenic minéral. Utilisé comme tonique du système nerveux. Toxique.

[e] L'examen radiologique n'était pas d'usage courant, même dans les hôpitaux généraux.

Cette aggravation après deux mois d'hospitalisation reste dans la tonalité mélancolique, puis l'évolution prend une autre tournure avec l'apparition d'une confusion, entrainant une dégradation de l'état général :

> Elle ne reconnait plus ceux qui l'entourent, ni son mari qui vient la voir. Elle maigrit rapidement malgré toutes les tentatives de suralimentation, poussées autant que l'état du tube digestif le permet. Le poids, qui était encore à 40 kg le mois dernier, descend à 35 kg le 20 juillet.

Trois prises de sang, effectuées entre 16 juillet et le 8 août ne donnent pas de résultat probant en faveur d'une hypothèse infectieuse. Elle s'affaiblit, souffre de céphalées. On traite le manque d'appétit avec de la Persodine[a]. Le 23 juillet, l'ophtalmoréaction à la tuberculine est négative[b]. On n'évoque pas avec certitude la tuberculose. Une petite amélioration dure à peine un mois :

> Dans les premiers jours d'août, [...] la malade cesse de s'arracher les cheveux et de se déchirer, le poids augmente un peu (36,900 kg le 10 août). [...] dès le 23, l'allure de la maladie avait de nouveau changé : la température s'élève à 39,2 °C puis à 39,5 °C. On est obligé de maintenir la malade au lit et, malgré les soins d'un personnel très attentif, elle devient gâteuse[c]. À partir du 28 août la température monte à 40 °C le soir, descendant le matin à 37, ou même 36,5 °C. L'agitation est relativement modérée mais la confusion est complète. Il n'y a même plus de délire, on n'obtient que quelques paroles incohérentes et entrecoupées. Intervalles de diarrhée et de constipation. La matité a augmenté aux deux sommets où la respiration est sifflante, mais sans râles. On prescrit tour à tour et sans aucun succès du calomel, de la quinine[d], du benzonaphtol[e], des lotions froides. Le 3 septembre et les jours suivants, l'aspect de la malade est celui d'une typhique[f], [sans] symptôme abdominal, et le sérodiagnostic de Widal[g] [...] est nettement

---

[a] Persulfate de soude. Libérait de l'acide sulfurique. Toxique.

[b] Test biologique de diagnostic de la tuberculose mis au point par Albert Calmette, ne permettant toutefois pas de distinguer entre maladie active et éteinte.

[c] Incontinente.

[d] Antipyrétique.

[e] Antiseptique intestinal.

[f] Symptômes semblables à ceux de la typhoïde.

[g] Test sérologique de la fièvre typhoïde.

> négatif. Le pouls est faible, rapide, irrégulier [...]. L'abattement général augmente de plus en plus.

La fièvre est donc nettement en faveur d'une maladie infectieuse, concomitante d'une confusion mentale aigüe, mais ce n'est pas une typhoïde. Des symptômes plus nets de méningite apparaissent avec des vomissements et une raideur de la nuque :

> Le 10 septembre, la malade se tient fléchie, en chien de fusil, pour la première fois ; le signe de Kernig[a], négatif jusque-là, est net, les pupilles sont inégales et paresseuses, les yeux en léger strabisme convergent. Les réflexes sont très exagérés [...], la malade, toujours gâteuse, vomit à plusieurs reprises.

Fièvre et confusion entrainent une déshydratation se signalant par de l'albumine dans les urines et des complications liées à la station allongée prolongée apparaissent : « L'état général devient de plus en plus alarmant, il y a une diarrhée jaune assez abondante, et on voit apparaître une escharre sacrée[b] qui s'élargit chaque jour, malgré les soins et les pansements au Protargol[c] ».

Les examens de sang donnent toujours peu d'indices et l'ophtalmoréaction de Calmette reste négative. La malade souffre de céphalées accentuées par la pression et, à la mi-septembre, devant une situation qui semble désespérée, on lui injecte 20 cm^3 d'Electrargol[d], en SC. Il s'ensuit une ascension thermique à 40,6 °C, suivie d'une sédation. L'escarre sacrée se stabilise et, dès le 16 septembre, les bords ont meilleure apparence. Les symptômes de méningite sont toujours présents : « Le 15, la malade se plaint de plus en plus de la tête, elle est constipée, grince des dents, le ventre est dur, le signe de Kernig, qui avait disparu, reparaît [mais] atténué ».

Le 20 septembre, on lui fait une ponction lombaire (PL), qui évacue 12 cm^3 de liquide céphalo-rachidien (LCR) clair, sous pression[e], ce qui soulage la céphalée. L'examen du LCR ne trouve que de rares lymphocytes, ce qui infirme une méningite bactérienne classique. La température reste élevée le soir. Du sang est prélevé tous les 2-3 jours :

---

[a] Signe indicatif d'une méningite.

[b] Plaie ou ulcère secondaire à une compression. Ici au niveau du *sacrum*. L'orthographe actuelle est escarre.

[c] Association d'argent et de protéines, à usage antiseptique.

[d] Argent colloïdal : nanoparticules en suspension.

[e] Signe en faveur d'une méningite.

le 24 septembre, le total des leucocytes est à 12 000 par mm^{3}[a], avec 51 % de lymphocytes[b], ce qui témoigne d'une lymphocytose. Ces résultats sont compatibles avec une méningite tuberculeuse[c] et cette fois-ci l'ophtalmoréaction est nettement positive. L'état de Rosalie Jannard s'améliore un peu avec un retour de la parole. En revanche des idées délirantes de punition et damnation, des hallucinations, réapparaissent :

> …l'état général est bien meilleur, l'albuminurie a diminué, l'escharre sacrée se cicatrise avec une rapidité surprenante. La malade commence à répondre aux questions mais avec peine. L'attention est difficile à éveiller et, dans la journée, l'abattement est très grand. La nuit, il y a, au contraire, de l'excitation avec chants, pleurs et cris. La température, pendant les trois jours suivants, oscille entre 37 °C le matin et 39 °C le soir, avec une légère tendance à la défervescence […]. La céphalée et l'hyperesthésie crânienne persistent. Petit à petit, [Rosalie Jannard] se réveille un peu de sa torpeur, et semble revenir à un état un peu plus voisin de celui qu'elle manifestait à l'entrée. Elle a des hallucinations visuelles croyant voir les siens autour d'elle et surtout des illusions et des interprétations délirantes, croyant également reconnaître ses proches parmi les personnes du service qui passent dans la salle. Persistance d'idées mystiques : le voile de gaze légère qui la recouvre pour la protéger des mouches est pris par elle pour un voile de communiante ; elle croit suivre les offices, se met à chanter un cantique. Par moments elle gémit, se plaint de sa tête, parfois même crie et pleure : "Ma tête ! ma tête ! ...". Elle parle de nouveau du feu : "Mes enfants sont dans le feu, il y a du feu dans mes aliments, c'est le Vésuve"...

Après le 24 septembre, les granulocytes augmentent dans le sang. La température et la pression artérielle baissent. L'état général s'améliore encore un peu bien que l'état mental reste préoccupant. Une deuxième injection d'Electrargol est effectuée.

> Le 2 octobre, elle s'assied seule sur son lit ; ni raideur de la nuque, ni Kernig. Les réflexes rotuliens sont très exagérés, surtout à gauche. Céphalalgie persistante, qui arrache des cris quand on touche la tête dans les régions pariétales […] ; réactions pupillaires un peu lentes, mais

---

[a] Actuellement on exprime les chiffres en giga/Litre. 12 000 leucocytes/mm^{3} = 12 giga/L.

[b] Taux normal compris entre 20 et 40 %.

[c] Une méningite virale aurait pu être envisagée, mais on ne connaissait pas encore les virus, dont l'existence était juste soupçonnée.

égales. Urine sans albumine [...]. Ponction lombaire : le liquide coule par gouttes fréquentes, mais ne formant à aucun moment de jet continu ; pression très inférieure à celle constatée lors de la ponction précédente. Clair et limpide, il ne contient que de très rares lymphocytes [et] une légère quantité d'albumine [...]. Injection sous-cutanée de 20 cm^3 d'Electrargol. Réaction thermique à 40 °C suivie [...] d'une chute à 35,8 °C. Jusqu'au 11, la température oscille entre 35,9 et 37,5 °C. Maximum régulièrement vespéral. La malade commence à s'alimenter et ne gâte plus[a] depuis le 3 octobre. L'escharre sacrée est guérie. L'état mental ne fait que des progrès insignifiants, tout au plus peut-on noter un peu plus de calme et un sommeil meilleur.

Devant un état mental toujours très altéré, on procède le 11 octobre 1907 à une injection SC de 50 cm^3 d'une solution à 1 % de nucléinate de soude[b] « de même provenance que celui ayant servi à M. Chantemesse pour ses travaux sur le traitement de la péritonite typhique ». L'effet est rapide :

Réaction thermique à 38,6 °C. Après un court stade de leucolyse, les globules blancs passent de 8 000 à 16 000 [par mm^3], au bénéfice surtout des polynucléaires[c], la pression [artérielle] s'élève à 18 [cm de mercure].

Une leucolyse est une destruction des globules blancs, ici estimée à partir d'une baisse de leur nombre, ce qui n'est pas suffisant, nous le verrons plus loin. Dans une publication parallèle rédigée avec V.-S. Popoff, Lépine rapporte que la leucolyse est quasi-immédiate et peut durer jusqu'à 4 heures, suivie d'une [hyper]leucocytose pendant plusieurs jours [25]. Cette hausse affecte essentiellement les GraN[d] tandis qu'on assiste, lors de la phase de normalisation, à une augmentation des monocytes[e]. Basse continue son récit clinique :

Dès le lendemain matin [de la première injection], l'état mental est nettement transformé[f]. La malade raconte elle-même toute son histoire pathologique,

---

[a] N'est plus incontinente.

[b] Le nucléinate est un sel obtenu par réaction de l'acide nucléique (ADN-ARN) avec du chlorure de sodium.

[c] Granulocytes (polymorphonucléaires).

[d] Polymorphonucléaires neutrophiles. Voir *supra*, p. 17.

[e] Cellules à un seul noyau apparent. Le terme de mononucléaire n'est plus employé. Les monocytes circulent dans le sang et se transforment en macrophages lorsqu'ils pénètrent dans les tissus. Monocytes, macrophages et GraN sont des phagocytes, cellules capables d'avaler bactéries, débris cellulaires ou cellules cancéreuses.

[f] En italiques dans le texte original.

donne sur sa famille et sur ses antécédents pathologiques tous les renseignements désirables. [...]. Elle n'a que peu de souvenirs sur ce qui s'est passé depuis qu'elle a été internée, mais se rend compte pourtant de certaines hallucinations qui la poursuivaient, dit-elle, comme un cauchemar, par exemple celle qui lui montrait ses enfants dans le feu. Elle se rappelle aussi s'être déchirée, avoir frappé le sol de son visage et s'être arraché les cheveux. "Je devais être folle" ajoute-t-elle. Quant à la période de maladie grave, correspondant aux cinq ou six dernières semaines, il ne lui en reste rien, que le souvenir de la douleur de tête dont elle conserve encore une sorte d'endolorissement et quelques sensations pénibles par instants. Elle est encore fragile au point de vue mental et s'en rend compte : un interrogatoire de quelques minutes la fatigue et elle accuse elle-même, alors, quelques préoccupations sur son avenir : "quand je sortirai, dit-elle, aurai-je bien mon moral comme avant ?". Les forces physiques sont très restreintes [...] ; la force est nettement diminuée du côté gauche ; les pupilles réagissent bien, mais elles sont inégales : la gauche est la plus dilatée. Au poumon, la respiration est rude un peu au-dessous des sommets, mais ceux-ci, qui sont submats[a], ne laissent entendre qu'une respiration très affaiblie, à timbre assez rude ; quelques râles fins et rares. Ophtalmoréaction [...] positive et intense. Les jours suivants, l'état mental se consolide. Aucun retour des idées délirantes. L'état physique s'améliore rapidement. La malade a un appétit remarquable, grâce auquel son poids s'élève, progressivement, au-dessus de 45 kg. Mais on remarque que le côté gauche demeure notablement plus faible, sans aucun trouble de la sensibilité. Le 16 octobre, la recherche de la [fonction] rénale (bleu de méthylène) donne une courbe d'élimination tout à fait normale [...]. La pression artérielle était alors [montée à] 17. L'examen du sang donne des chiffres normaux au point de vue du pourcentage des globules blancs [...]. On lui annonce la mort de son dernier-né, survenue pendant sa maladie et qu'on lui avait tenue cachée ; l'émotion que lui cause cette nouvelle est entièrement naturelle dans son expression.

Le 10 décembre 1907, après six mois d'hospitalisation, Rosalie Jannard sort avec un certificat de guérison. Basse la suit encore pendant quelques mois :

La malade a été suivie depuis, examinée à plusieurs reprises et, en dernier lieu, le 20 juillet 1908, sept mois après sa sortie. Au point de vue mental, elle n'a eu aucune rechute, et semble, à l'heure actuelle,

[a] La matité du son lors de la percussion avec les doigts témoigne que l'organe sous-jacent est plein et non creux. Une zone du poumon vide d'air est suspecte.

> entièrement normale. Mais elle a toujours de la parésie[a] du côté gauche, très légèrement spasmodique et s'accompagnant, par moments, de sortes de crampes un peu douloureuses. Ces douleurs se manifestent surtout à la suite d'un effort ou d'une fatigue. Elle se plaint aussi d'une sensation quasi-permanente de pesanteur dans la tête, coupée de paroxysmes céphalalgiques qui semblent provoqués surtout par la constipation. Le sommeil est capricieux, parfois difficile, le réveil est lent et pénible [...]. L'état général est bon en apparence, la malade a plutôt engraissé depuis sa sortie mais elle n'a guère cessé de tousser. Elle a eu une hémoptysie en janvier 1908, on perçoit actuellement [à l'auscultation] des craquements nombreux et nets aux deux sommets, qui sont mats à la percussion. Ces signes sont plus marqués à droite.

Le diagnostic de tuberculose active s'appuie sur plusieurs éléments : a) une poussée de tuberculose à 17 ans ; b) un examen clinique (auscultation, percussion) en faveur d'une atteinte pulmonaire ; c) l'absence de signes biologiques, au moins au début, en faveur d'une infection bactérienne autre ; d) la positivité, bien que tardive, du test à la tuberculine. Le diagnostic de méningite repose sur les symptômes cliniques (fièvre et céphalées, signe de Kernig) et la pression du LCR lors de la première PL. Celle-ci montre essentiellement l'absence d'infection bactérienne classique[b] où l'on aurait vu un LCR trouble et des leucocytes plus nombreux. Une extension cérébrale (encéphalite) associée à la méningite est quasi-certaine au vu des séquelles neurologiques (parésie unilatérale) et des symptômes psychiatriques prédominants.

L'attribution de la guérison au nucléinate de soude semble évidente, car c'est immédiatement après une seule injection de nucléinate de soude qu'une rémission quasi-complète des troubles mentaux est observée dès le lendemain[c]. Cependant l'argent colloïdal et la Persodine semblaient déjà avoir eu un effet positif sur l'état physique de Rosalie Beretta. Reste qu'un résultat spectaculaire après une seule injection d'un produit utilisé en dehors de son champ d'application initial (prévention des péritonites pour Chantemesse) doit inciter à la prudence : Il pourrait s'agir d'une rémission spontanée ou bien le diagnostic de départ n'était peut-être pas le bon.

---

[a] Diminution de la force motrice (paralysie partielle).

[b] Par exemple due à un méningocoque (*Neisseria meningitidis*).

[c] Toutefois, on connait le risque du raisonnement *Post hoc, ergo propter hoc* (à la suite de cela, donc à cause de cela). La succession de faits ne prouve pas une causalité.

Les symptômes psychiatriques en mars 1907 étaient ceux d'une mélancolie délirante, qui aurait pu être favorisée par la puerpéralité. Les troubles avaient débuté dans les semaines suivant un accouchement sans que l'on sache précisément quand. Une première phase de confusion et d'hallucination avait déclenché un passage en milieu hospitalier le 30 mars 1907, soit 4 mois après son accouchement. Quoi qu'il en soit, une dépression à caractéristiques mélancoliques peut être associée à une méningo-encéphalite tuberculeuse, sans lien causal automatique. Le jargon médical appelle cela une comorbidité. Les formes délirantes des mélancolies et leur évolution vers la confusion mentale sont bien connues des psychiatres. Des rémissions soudaines et inexpliquées peuvent apparaitre, parfois avec un virage de l'humeur vers l'excitation euphorique maniaque. La rémission après injection de nucléinate aurait pu rentrer dans ce cadre. Basse évoque quant à lui la possibilité que l'épisode de mélancolie confuse ait guéri du fait d'une infection intercurrente non tuberculeuse. Dans ce cas-là, l'infection « curative » serait apparue peu avant la guérison psychique et aurait été accompagnée de marqueurs d'infection bactérienne, une leucocytose avec hausse des GraN. Ceux-ci s'étaient bien élevés entre le 24 septembre et l'injection de colloïde argentique (début octobre), avant le début du traitement au nucléinate. Le seul foyer infectieux durant cette période était une escarre qui allait vers la guérison, dont Basse n'imagine pas qu'elle ait pu être une infection curatrice.

La difficile question de la comorbidité s'est posée lors de la pandémie de COVID-19, durant laquelle des médecins tenants d'une position « rassuriste », se sont installés dans de la minimisation voire du déni en affirmant que des malades positifs aux tests PCR[a] du COVID-19 étaient morts de maladies ou de facteurs de risque antérieurs. Les mêmes ont eu tendance à dire qu'il n'y avait pas besoin, en raison de l'urgence épidémique, de conduire un essai comparatif rigoureux pour prouver l'efficacité de l'hydroxychloroquine ou de l'ivermectine dans le COVID-19. Or, pour différencier les rémissions spontanées de celles attribuables au traitement expérimental, on recourt depuis les années cinquante aux essais thérapeutiques comparatifs avec tirage au sort du traitement (randomisation[b]), en double aveugle[c]. Au

---

[a] *Polymerase chain reaction.*

[b] Anglicisme provenant de *randomization.*

[c] Ou double insu.

début du XXe siècle, la médecine était encore loin de ces raffinements méthodologiques. L'effet thérapeutique était alors souvent apprécié sur de simples descriptions cliniques, la validité du résultat reposant simplement sur la notoriété de l'auteur. C'est ce qu'on nomme ironiquement *l'Eminence-based medicine*, à l'opposé de *l'Evidence-based medicine*, ou EBM, médecine appuyée sur des faits [scientifiques][a] [26].

Le miracle apparent du cas de Rosalie ne sera hélas pas durable car, malgré la naissance d'un dernier enfant, Lucie-Josepha, un an après sa sortie de l'asile, le 24 décembre 1908[b], elle mourra à son domicile de Villeurbanne[c] le 11 mai 1910. Cette observation est la plus remarquable des trois méningo-encéphalites tuberculeuses présentées comme telles par Basse et Lépine. Son cas figure sommairement résumé dans l'article de Lépine du *Lyon médical* de 1907 [3] :

> ...une malade, atteinte de confusion mentale hallucinatoire datant de dix mois, et qui, presque mourante, avait été sauvée, le mois précédent, par deux injections d'argent colloïdal stabilisé[d], est devenue entièrement lucide après une seule injection de nucléinate de soude ; son état, aussi bien mental que physique, semble actuellement parfait.

Cet article manquait de recul pour apprécier la rémission, recul dont disposera Henri Basse en 1908. Une guérison d'apparence aussi miraculeuse a dû fortement impressionner les médecins et infirmières de la Clinique des femmes de l'asile de Bron. Nous reviendrons plus loin sur l'argumentaire de cet essai thérapeutique. Des recherches approfondies dans la littérature nous montrent que c'était la première tentative d'utilisation du nucléinate en psychiatrie rapportée dans un article complet.

---

[a] Le terme anglais *evidence* se traduit par « fait », et *evidence-based-medicine* (EBM) par « médecine factuelle ».

[b] ADRML, Villeurbanne, 1908, registre des naissances 4 E 13758, n° 632.

[c] ADRML, Villeurbanne, 1910, registre des décès, n° 234, p 34.

[d] Rien ne permet d'être certain de la spécificité de l'effet de l'argent colloïdal.

Célestine Chapelin-Énard

La deuxième patiente dont nous avons pu retrouver le nom est Célestine Chapelin, femme Énard[a], née le 20 janvier 1875[b] à l'Hôtel-Dieu de Lyon, passementière. Elle entre à la Clinique de l'asile le 14 juin 1907, âgée de 32 ans, internée parce qu'elle divague depuis quelque temps et devient progressivement confuse et anxieuse. Le certificat médical d'admission du médecin traitant, le docteur Francisque Martel, pointe une « maladie mentale caractérisée par des troubles intellectuels, avec délires mélancoliques. Elle parle peu, est apathique et présente de la confusion mentale ». Ses parents attribuent son état mental à un chagrin récent. Elle vient de passer un mois dans une maison de santé privée où son état s'est hélas aggravé. L'observation de Basse relève :

> …elle pleure et gémit presque constamment, cherche à s'en aller, ne paraît pas comprendre ce qu'on lui dit, ne répond ni n'obéit. Mutisme persistant. Son attitude est celle de la dépression, ses mouvements sont lents, accusant une certaine tendance à l'automatisme. Par moments, elle a de courts accès de rire spasmodique, tout à fait semblables à ceux des déments précoces[c].

L'examen clinique retrouve un léger tremblement (paupières, langue, mains), des réflexes rotuliens exagérés, une auscultation cardiaque assourdie, avec peut-être une tachycardie[d], une respiration obscure[e] aux deux sommets, une constipation persistante, une température centrale oscillant entre 36,5 °C le matin et 38 °C le soir. Le mutisme, l'immobilité quasi-stuporeuse, les gémissements durent plusieurs semaines en dépit de brèves phases d'amélioration nocturnes obtenus, selon Basse, au moyen de bains et du calomel. Le certificat médical du 22 juillet parle d'excitation et d'hallucinations par moments. Le 24, son ophtalmoréaction est nettement positive. Le 23 septembre, son état parait s'être aggravé par rapport à son entrée. Elle a perdu 10 kg. Son teint est terreux, ses pommettes un peu rouges, et elle a un peu de cyanose des extrémités. Elle tousse un peu et sa

---

[a] Archives Municipales de Lyon, Lyon 6, 1893, table décennale 1893-1902, p 57/151. Mariage le 1er juillet. Généalogie non retrouvée. Apparemment sans enfant.

[b] ADRML, HDEPOT Vinatier, Registre de la loi Q320, 1907, p 443.

[c] Des rires immotivés.

[d] Accélération du pouls (rythme cardiaque).

[e] À l'auscultation, le son manque de clarté.

température monte parfois le soir à 39 °C. On ne constate toujours pas de signe méningé. Elle n'est plus anxieuse mais présente des signes de confusion mentale : elle s'égare, ne retrouve plus son lit et reste mutique. La liqueur de Fowler et la noix vomique[a] sont sans effet. Le 28 septembre on trouve des traces d'albumine dans ses urines, une légère hypertension artérielle (systolique à 15), un nombre de globules blancs un peu élevé à 10 000/mm^3 avec une proportion élevée de monocytes à 22 % (normalement inférieur à 10 %). La température augmente et Basse écrit le 11 octobre que l'aggravation est manifeste, la malade s'alimentant mal.

C'est à ce stade qu'il est décidé de la traiter au nucléinate. Elle reçoit dix injections SC de 50 cm^3 de nucléinate de soude entre le 11 octobre et le 6 décembre 1907. Certaines font grimper sa température à 41 °C, avec une baisse initiale des leucocytes de 12 000 à 6 000/mm^3 puis une hausse importante jusqu'à 22 000/mm^3. Le lendemain de la première injection, en dépit de la fièvre et d'une brève poussée d'hyperpression à 19, elle se réveille un peu, regarde autour d'elle, met son lit en ordre et se coiffe, ce qu'elle n'a plus fait depuis son entrée à l'asile. Après l'injection du 17 octobre, elle présente une syncope grave[b] avec pouls filant, face congestionnée, extrémités froides, albumine dans les urines[c], présence dans le sang de globules rouges nains (microcytose) et, à 21 h, une perte de connaissance brève avec secousses épileptiques. Le lendemain, au moment de la visite, la malade est assise sur son lit, avec « l'air heureux d'une convalescente » ; elle cause, répond aux questions avec une lucidité entière, racontant elle-même ce dont elle se souvient. Elle explique son mutisme par un sentiment de honte qu'elle juge, à ce moment, déraisonnable. La famille, les parents sont agréablement surpris après un mutisme total de plusieurs mois. Les jours suivants elle est un peu excitée, rit, chante, ne tient pas en place, puis une nouvelle dépression survient. Huit autres injections sont pratiquées jusqu'au 6 décembre 1907, sans nouvelle crise d'épilepsie, ni signe de collapsus cardiovasculaire[d], chaque injection amenant un progrès dans l'état mental. Dès le 10 décembre, la guérison est qualifiée

---

[a] Contenant de la strychnine, alcaloïde toxique stimulant du système nerveux.

[b] Perte brève de connaissance. Le chiffre de la pression artérielle n'est pas fourni.

[c] Signant une insuffisance rénale fonctionnelle aigüe.

[d] Chute brutale de la pression artérielle, exposant au risque de sous-oxygénation cérébrale par insuffisance de perfusion, potentiellement mortelle.

de quasi-complète et la fièvre n'est plus revenue depuis quinze jours. Le 17 décembre 1907, les règles réapparaissent pour la première fois depuis un an ; la malade s'alimente mieux et elle sort le 29 décembre, avec une auscultation pulmonaire presque normale. L'évolution est bonne pendant quelques mois, la malade écrivant elle-même au médecin pour signaler qu'elle va bien, en dépit de la persistance de la toux. La tuberculose semble faire planer une ombre sur son espérance de vie. Toutefois, Célestine Énard atteindra l'âge de 74 ans, sa mort survenant le 5 juin 1949[a]. Nous ne savons pas si elle a connu des rechutes de son trouble psychiatrique ou de la tuberculose. Dans cette observation il n'y a aucun signe net de méningite ni d'encéphalite mais un état fébrile évoquant la tuberculose (fièvre de longue durée, toux, ophtalmoréaction positive) et des symptômes neurologiques discrets (tremblements, réflexes ostéotendineux vifs). La crise convulsive qui peut faire évoquer une encéphalite n'est survenue qu'après un collapsus de brève durée et pourrait donc être attribuable à ce dernier événement. Il y a donc eu coexistence de tuberculose et de dépression mélancolique sévère avec stupeur et mutisme, mais rien n'indique nettement une méningite et peu d'arguments permettent d'être sûr d'une encéphalite.

Marie Pinchon

La troisième patiente, Marie Pinchon, née le 29 novembre 1880 (ou 1882 ?)[b] à Lyon, brodeuse, célibataire, a 27 ans lors de son entrée, le 16 juillet 1907, à la Clinique de l'asile de Bron. Elle est internée sur certificat médical du docteur Jean Michelet, médecin traitant, qui parle d'aliénation mentale avec agitation extrême, pouvant rendre la patiente dangereuse pour elle-même. Elle aussi vient d'une maison de santé privée où, soignée depuis six mois, son état n'a fait qu'empirer. L'affection actuelle a débuté, selon la famille, par des hallucinations terrifiantes au milieu de l'année 1906, en même temps qu'un état « d'anémie » et de faiblesse. Le certificat de 24 h de Jean Lépine parle de « mélancolie avec anxiété » et celui du docteur André Papillon de « confusion mentale avec demi-stupeur ». Selon Basse, dont nous reprenons les notes, sa santé a toujours été médiocre, la malade ayant

---

[a] ADRML, HDEPOT Vinatier, Registre de la loi Q320, 1907, p 457.

[b] Comme l'indique le recensement de 1896 où, âgée de 14 ans, elle réside avec ses parents 62 chemin du Pont d'Alaï, quartier de Vaise, alors dans le 5[e] arrondissement. ADRML, 1896, recensement, 6M424, p 10/12.

eu la variole, la scarlatine, la diphtérie et de nombreuses bronchites durables.

À son arrivée dans le service, l'examen relève un état de stupeur complète ; elle gémit par instants et, parfois, est prise de rire subit. Le négativisme, le mutisme, la catatonie[a] sont interrompus par des instants d'agitation. Sa face est continuellement penchée vers l'avant et ses extrémités sont très cyanosées. De la salive s'écoule en permanence de sa bouche, que la malade n'essuie pas. Lors de la station debout ou assise, son corps est penché à droite, la tête inclinée du même côté, le bras droit fléchi à angle droit, la main en supination, les doigts fermés. Par moments, ce bras droit est animé de mouvements convulsifs et rythmiques, et la tête agitée d'un mouvement de gauche à droite, avec un battement rapide des paupières. Elle est incontinente et présente des escarres débutantes. Les réflexes rotuliens sont exagérés. Son état général est très inquiétant, avec un amaigrissement extrême. Elle pèse 37 kg. L'examen pulmonaire montre une respiration difficile aux sommets et une submatité. La biologie relève une anémie avec monocytose. Son état psychiatrique évoque la démence précoce[b] et elle a des antécédents familiaux d'aliénation. Le 23 juillet 1907, l'ophtalmoréaction est positive, ce qui va dans le sens d'une tuberculose. Jusqu'au 8 novembre, son état mental n'évolue pas en dépit des traitements classiques (liqueur de Fowler, noix vomique, calomel), mais on réussit à mieux l'alimenter et son poids atteint 45 kg. Le 8 novembre 1907, la décision est prise de lui administrer du nucléinate de soude. Peu de réaction générale après la première injection et aucun changement immédiat de l'état mental. Un total de quatre injections est pratiqué jusqu'au 22 décembre et, à ce moment, on relève de discrets signes d'amélioration psychique. Bien que toujours mutique, elle lève la tête lorsqu'on l'appelle à plusieurs reprises, elle peut donner la main si l'on insiste un peu. Les mouvements convulsifs du bras droit cessent. Trois autres injections sont pratiquées en janvier 1908, puis deux en février et ces dernières semblent enfin produire un effet notable : l'incontinence cède, ainsi que l'hypersialorrhée[c]. Elle se lève et

[a] La catatonie est un syndrome psychomoteur associant signes comportementaux, moteurs et neurovégétatifs. Trois parmi douze symptômes sont nécessaires au diagnostic. Chez Marie Pinchon on retient la stupeur, le mutisme, le négativisme, la catalepsie (conservation des postures imposées par autrui).

[b] Qui regroupait catatonie, hébéphrénie et délires paranoïdes.

[c] Salivation excessive.

s'habille si on le lui demande avec insistance et son mutisme cède, avec des réponses monosyllabiques. Le 5 mars 1908, elle sort complètement de sa stupeur, parle, répond aux questions et donne même des détails sur le début de sa maladie, tout en n'ayant pas de souvenir de son séjour en maison de santé privée ni du début de son séjour à l'asile. L'état général est bon, elle pèse 55 kg. Basse ne donne pas de détails sur sa température ni sur ses examens biologiques. Bien que l'état mental soit amélioré, elle reste un peu déprimée. En juin 1908, son état psychique est enfin considéré comme satisfaisant, sans aucun délire. Marie Pinchon peut circuler librement dans l'asile, elle s'occupe et ne semble pas pressée de rentrer chez elle ; le docteur Basse indique qu'elle « n'y est conservée provisoirement que parce que son indigence l'obligera, dès sa sortie, à un travail pénible »[a]. Elle se plaint de temps à autre de céphalées.

Le 17 août, Jean Lépine évoque une guérison dans son certificat mensuel. Elle sort le 20 août 1908, après dix-huit mois d'hospitalisation dont plus d'une année à l'asile. Elle présente encore des céphalées et sa tuberculose n'est pas guérie. Nous n'avons trouvé aucune trace de son devenir ultérieur. Le diagnostic d'encéphalite est appuyé sur des symptômes cliniques (maux de tête), et l'association de troubles psychiatriques et neurologiques (clonies[b] d'une extrémité, hypersalivation, troubles de la conscience), sans signe méningé net. Aucun résultat de PL n'est rapporté pour cette patiente. Il est à noter que, contrairement aux deux cas précédents, elle ne présente aucune fièvre.

Parmi les publications de Jean Lépine sur les méningo-encéphalites tuberculeuses, trois concernent l'ophtalmoréaction de Calmette chez les aliénés, dont une coécrite avec son interne Raoul Charpenel [27][c] en 1907 et une sur l'encéphalite subaiguë curable des tuberculeux dans la *Revue de médecine* de 1908 [28]. Ce dernier article est inclus dans la thèse de Basse [29]. Les trois observations de patientes que nous avons exposées y sont reprises. Lépine reprendra ce thème en 1909 lors du *Congrès international de médecine* de Budapest [30] en pointant « des tuberculoses chroniques et latentes, où on peut observer des

---

[a] Les entrées et sorties d'un asile obéissaient aussi à des déterminants sociaux.

[b] Secousse musculaire brève et involontaire, avec déplacement brusque de la partie intéressée du corps (Wiktionnaire).

[c] Qui fut plus tard médecin de Camille Claudel à l'asile de Montdevergues dans le Vaucluse.

phénomènes de confusion mentale grave, accompagnés parfois de signes méningés transitoires », sans préciser le nombre de patients. Il fait part de son opinion sur le modèle physiopathologique :

> … nous pensons qu'il s'agit non pas de tuberculose méningo-encéphalique à forme classique, constituée par des lésions folliculaires typiques, mais plutôt d'une variété de tuberculose septicémique, non folliculaire.

Ces études sur les encéphalites subaiguës tuberculeuses prolongent les travaux de Pierret, spécialiste de la moelle épinière et du tabès[a], mais qui s'intéressait également aux rapports tuberculose-maladies mentales [31]. Il inspira plusieurs thèses sur ce sujet entre 1898 et 1905. Dans les *Rapports de l'aliénation mentale et de la tuberculose* (1898), Léon La Bonnardière défend l'idée que le délire et la manie[b] parfois observés chez les tuberculeux sont des symptômes cérébraux dus à l'intoxication spéciale de la bacillose. Qu'entendait-il par intoxication spéciale ?

Nous avons déjà commencé à décrire l'article initial de Lépine du *Lyon médical* [3]. Quinze patients de l'asile avaient été inclus dans son étude, dont les trois patientes décrites dans ce chapitre. Les types de trouble psychiatrique n'y sont pas détaillés mais seraient des « psychoses toxi-infectieuses ». Il déclare :

> …[qu'ayant] observé dans un cas de psychose toxi-infectieuse sans méningite les effets remarquables de l'argent colloïdal, il [lui] a semblé légitime d'étudier les effets du nucléinate de soude dans des états analogues.

Qu'entend-il par psychoses toxi-infectieuses ? Lépine rapporte qu'une malade était atteinte de confusion mentale hallucinatoire depuis dix mois ; une autre, présentait une confusion accompagnée de stupeur et de mutisme depuis des mois. Ces deux malades présentaient selon lui un état nettement infectieux avec fièvre variable, dû à une tuberculose torpide. Ces cas sont surement ceux de Rosalie et Célestine. Un autre patient, sans signe toxi-infectieux, nous dit-il, est atteint de psychose

---

[a] Atteinte syphilitique tardive de la moelle épinière.

[b] Dans le vocabulaire psychiatrique, la manie (état maniaque) est un état d'excitation pathologique.

périodique[a] en phase dépressive, confinant à la stupeur, mutique et « gâteux ». Ce sont les seules précisions diagnostiques données par Lépine, sur quinze patients. L'article compagnon, publié dans une revue de biologie le 26 octobre 1907, est coécrit avec V.-S. Popoff. Les *Notes hématologiques sur les effets du nucléinate de soude chez des aliénés* explorent la cytologie sanguine[b] de douze des quinze patients de l'article principal, sur lesquels les auteurs nous donnent des informations complémentaires [25]. Tous, selon Lépine, ont « réagi » d'un point de vue physiologique ou biologique : leucolyse suivie d'une leucocytose[c] portant essentiellement sur les GraN, associées à une hypertension artérielle systolique et à une fièvre à 39-40 °C, pendant moins de 24 heures.

Concernant l'état psychiatrique, l'auteur relève des modifications « instructives » chez onze malades : petite excitation dans la phase immédiate (lors de la poussée tensionnelle et thermique), avec meilleure conscience de l'état morbide, diminution de l'incontinence chez certains patients. Hélas, Lépine ne nous fournit pas de tableau synoptique décrivant pour chaque malade son âge, son sexe, sa condition pathologique, la durée de son séjour à l'asile, ses traitements antérieurs et le nombre d'injections de nucléinate. Il souligne les améliorations spectaculaires concernant deux malades souffrant de tuberculose torpide, certainement Rosalie Jannard et Célestine Enard. Le patient souffrant de psychose non infectieuse, en fait une psychose maniaco-dépressive (PMD), a été lui aussi amélioré.

Sans donner de chiffres précis sur les améliorations et sans le comparer aux traitements existants, Lépine énonce que le nucléinate leur est supérieur ainsi qu'aux injections de sérums artificiels[d]. Nous n'en savons toujours pas plus sur les diagnostics des autres malades.

En 1908, dans la revue *l'Encéphale*, le tandem Lépine-Popoff étudie la NFS de 52 malades distingués selon le type d'aliénation [32] : a)

---

[a] Synonyme de folie ou psychose maniaco-dépressive. Depuis 1899 Kraepelin employait le terme « folie maniaque-dépressive », transformé en 1907 par Deny et Camus en « psychose maniaque-dépressive » (PMD) dont l'équivalent actuel est « trouble bipolaire ».

[b] L'identification et le comptage des cellules sanguines. Le terme actuel est celui de numération formule sanguine (NFS).

[c] Le niveau des leucocytoses est rapporté dans cet article : de 14 000 à 34 000 éléments/mm^3 après la première injection.

[d] Nous verrons plus loin ce qu'étaient les sérums artificiels (*infra*, p. 123).

sept patients souffrant de PG, dont trois ont été traités par du nucléinate ; b) une femme de 55 ans atteinte de démence organique[a], qui en a également reçu ; c) neuf patients avec confusion mentale aigüe dont nous ne savons pas combien ont été soignés avec du nucléinate ; d) huit mélancoliques dont trois traités par nucléinate ; e) huit PMD dont deux ont reçu du nucléinate ; f) seize confus chroniques ou déments précoces dont huit soignés par nucléinate ; g) trois malades souffrant de pathologies variées, dont une déficiente mentale avec tuberculose qui a été traitée par nucléinate. En 1908, c'est donc au moins dix-huit malades qui ont reçu du nucléinate, dont trois souffrant de PG. Nous verrons au chapitre suivant à quoi correspondaient ces catégories diagnostiques, difficiles à superposer à celles qui ont cours aujourd'hui.

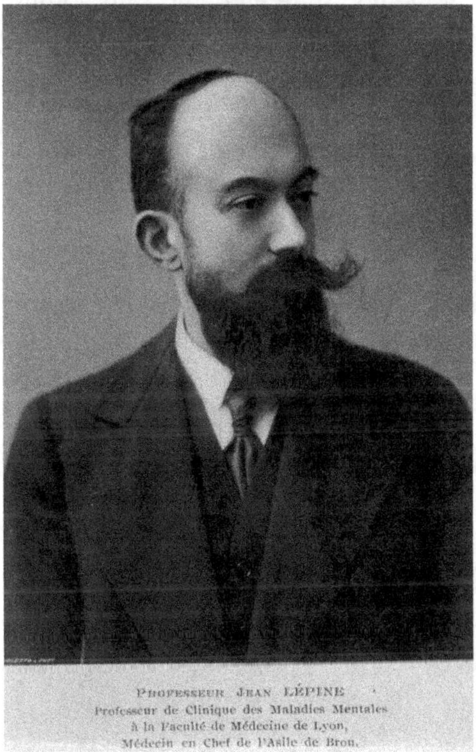
Professeur Jean Lépine
Professeur de Clinique des Maladies Mentales
à la Faculté de Médecine de Lyon,
Médecin en Chef de l'Asile de Bron.

Figure 1 : Jean Lépine en 1911
Image du domaine public
Source : National Library of Medicine
http://resource.nlm.nih.gov/101421059
Lien valide le 28/01/2024

Lépine (Figure 1) et Popoff constatent une tendance générale à une légère hausse du nombre des leucocytes chez les aliénés, notant chez les patients avec PG une hyperleucocytose modérée, autour de 15 000/mm^3 en moyenne, avant toute injection. Chez les trois patients avec PG ayant reçu du nucléinate, des fragments de leucocytes ont été aperçus à l'observation microscopique du sang après l'injection, laissant supposer une leucolyse.

Cet article permet de reconnaître *a posteriori*, parmi les quinze patients du *Lyon médical* de 1907 : les trois malades avec PG, la femme

[a] Organique a ici le sens de maladie physique ou somatique.

de 55 ans atteinte de démence organique, les trois femmes souffrant de méningo-encéphalite tuberculeuse (Rosalie, Célestine et Marie) ; l'homme avec une PMD. Des diagnostics nous ont donc été fournis pour huit patients sur les quinze.

Pourquoi cet essai thérapeutique n'a-t-il pas obtenu plus d'écho[a] ? Les deux publications de 1907 avaient peu de chances de toucher un large public, la première étant trop locale, la seconde trop spécialisée. Celle de *l'Encéphale* souffre de la même limite en dépit d'un nombre de patients plus important. L'article du *Lyon médical* est très court et ne donne pas de résultats détaillés ni chiffrés. Enfin, les réserves exprimées par Lépine ont pu décourager le lecteur : il craint la violence de la secousse[b] causée par le nucléinate, « l'importance du renouvellement de la masse de sang ». L'explication s'en trouve dans l'article compagnon de Lépine et Popoff en 1907 [25] :

> Au sujet des globules rouges, il semble que le premier effet des injections [de nucléinate] soit toujours de détruire un très grand nombre d'hématies, mais dans certains cas la régénération du sang s'est produite avec une extrême rapidité [...]. La leucolyse est attestée non seulement par la numération des globules blancs, mais aussi par l'examen du sang frais, où l'on voit les leucocytes, dans les heures qui suivent l'injection, prendre un aspect ratatiné et crénelé, en même temps que circulent dans le plasma de nombreux grumeaux protoplasmiques réfringents[c].

La destruction des hématies (globules rouges) ou hémolyse[d] expose à des risques parfois sévères (anémie, insuffisance rénale aigüe), mais les auteurs ne fournissent pas de chiffres précis. Lépine semble surtout avoir été alarmé par la réaction de Célestine Énard, caractérisée par une « légère tendance au collapsus » et « des secousses épileptiformes ». Il préconise donc d'éviter le nucléinate chez des malades « sujets à des épisodes de congestion[e] ou à l'état général précaire ».

Deux autres inconvénients sont signalés dans l'article du *Lyon médical*. Le premier est que le nucléinate en solution s'altère assez

---

[a] Nous verrons qu'il sera quand même cité dans des publications ultérieures.
[b] C'est le terme employé, qui n'est pas encore un choc.
[c] Critère plus précis que la simple baisse du nombre des globules blancs.
[d] Le terme technique en 1900 était « hémoclase » ou « hémoclasie ».
[e] Afflux de sang dans une partie du corps. « Congestion cérébrale » est synonyme d'accident vasculaire cérébral (AVC). Lors d'un exercice physique intense, le visage est souvent rouge, congestionné. On peut supposer que les malades sujets aux congestions brusques étaient ceux qui présentaient ces rougeurs du visage.

facilement par la stérilisation à haute température. Dans le cas de Marie Pinchon, Basse a précisé qu'un produit « altéré » avait été utilisé jusqu'en février 1908, ce qui pourrait expliquer partiellement l'inefficacité relative du traitement chez cette patiente. Le second est que la répétition des injections semble entrainer la production de « substances antagonistes » donc une sorte d'immunisation [29].

III. La généalogie de l'emploi du nucléinate en thérapeutique médicale

D'où provient l'idée de traiter des troubles psychiatriques par des acides nucléiques ? Il nous faut remonter à l'état de la question en 1907, en commençant par examiner la situation des malades de l'asile de Bron où exerce Lépine. Quelle est à cette époque la typologie des troubles psychiatriques ? Quelles théories causales des troubles mentaux avance-t-on ? Quels sont les traitements disponibles et à quel stade en est-on des recherches biologiques, physiopathologiques[a] et thérapeutiques de l'époque ? Nous allons détailler ces éléments de contexte.

Infections et troubles psychiatriques

En 1907 à l'asile de Bron

Dans un ouvrage précédent [1], nous avions examiné les rapports médicaux annuels de la période 1903-1914 à l'asile de Bron[b]. Ils nous avaient permis de relever la fréquence de pathologies actuellement rares, voire totalement disparues de nos hôpitaux psychiatriques modernes, comme la PG. Nous avions mesuré le poids important des facteurs organiques comme causes de pathologies mentales ou maladies intercurrentes (comorbidités) qui aboutissaient bien souvent au décès des patients. La mortalité annuelle dépassait les 10 %.

Les diagnostics figurant dans les statistiques annuelles étaient très schématiques, avec des catégories assez larges, profondément différentes de celles de nos classifications actuelles. D'autre part les liens entre ces catégories et d'éventuelles maladies physiques n'étaient pas évidents à saisir. Les regards sur les troubles changeaient au fil du

---

[a] La physiopathologie est l'étude du dérèglement du fonctionnement d'un organe.
[b] Deuxième plus grand asile de France par le nombre de patients accueillis.

temps[a] et différaient selon les médecins. Comment les diagnostics à l'admission se répartissaient-ils dans les catégories nosographiques[b] de l'époque, bien plus nombreuses que celles, grossières, des statistiques annuelles ? Où trouver les méningo-encéphalites tuberculeuses dont souffrirent les patientes vues au deuxième chapitre de cet ouvrage ? La fréquence de cette pathologie était-elle si importante qu'on ait pu recruter trois malades durant la seule année 1907 ?

Typologie des troubles mentaux et causes organiques

Des statistiques nationales des causes d'internement dressées par les médecins-chefs des asiles existent depuis 1835 [33]. Les cinq catégories utilisées jusqu'en 1924 sont de larges fourre-tout et les causes de maladies mentales rapportées varient selon les asiles départementaux. Ceci reflète sans doute des inégalités régionales de répartition de facteurs de risque, par exemple l'alcoolisme et l'exposition aux maladies vénériennes comme la syphilis, cause de la PG. Les troubles mentaux varient aussi selon le sexe et l'âge : les démences séniles touchent par définition les personnes âgées tandis que les déficiences intellectuelles concernent plutôt les enfants et adolescents. Les troubles liés à l'alcool et les PG sont plus fréquents chez les hommes que chez les femmes, ceux liés à l'âge (notamment la démence sénile) plus fréquents chez les femmes. Une tendance à la chronicité est plus marquée chez les femmes à la cinquantaine.

Concernant les causes d'entrées à l'asile que nous pourrions qualifier *a priori* d'organiques, le tableau des statistiques françaises des aliénés en traitement[c] en 1901 donne les chiffres suivants [33] : en cumulant folies alcooliques, PG, démences séniles, idioties et crétinismes (déficiences intellectuelles de l'enfance[d]), nous obtenons 44 % de pathologies organiques chez les hommes et 27,4 % chez les femmes, 35 % en regroupant les deux sexes. Ces chiffres ne comprennent pas les épilepsies, considérées comme psychiatriques à l'époque et neurologiques

---

[a] La démence précoce de Kraepelin (schizophrénie), fait sa première apparition dans un rapport médical annuel de l'asile de Bron, en 1905.

[b] Description et classification des maladies d'après leurs caractères distinctifs (CNRTL).

[c] Aliénés en traitement = aliénés présents au 1er janvier et admissions de l'année.

[d] Parmi les causes fréquentes citons : trisomie 21, syndrome de l'X fragile, syndrome de Prader-Willi, troubles endocriniens, métaboliques, traumatiques, infectieux (rubéole, toxoplasmose), alcoolisme maternel, etc.

de nos jours, qu'il faudrait rajouter. La répartition des pathologies lors de l'entrée à l'asile était différente de celle de l'ensemble des résidents (présents au 1er janvier de l'année + entrées de l'année). Cela tient au caractère aigu ou chronique du trouble, la différence s'accentuant lorsque l'évolution se faisait rapidement vers la mort, ce qui était le cas avec la PG. Nous avions rapporté précédemment [1] que le docteur Paul Max-Simon mentionnait 49 hommes avec PG sur les 519 hommes présents au 1er janvier 1879, une prévalence instantanée de 9,4 %. Or, cette même année, la section des hommes avait reçu 45 PG sur 189 entrées, une prévalence cumulée sur les entrées de 23,8 %[a]. Lorsque le nombre des PG était rapporté à toute la population asilaire (présents + entrants), la prévalence était plus basse du fait de la létalité rapide de la maladie.

Des auteurs contemporains fournissent des données similaires sur la part des pathologies de cause organique au début du XXe siècle : Joseph Rehling et Joanna Moncrieff ont analysé 200 dossiers consécutifs d'hommes et femmes admis à l'asile d'Essex County en 1904. Ils ont relevé qu'environ 44 % de ces patients présentaient des signes de nature organique [34].

Pour l'année concernant l'essai du nucléinate (1907), Auguste Charles Rousset, médecin-chef de la section des hommes à Bron, note que, sur 200 primo-admissions[b], la moitié concerne les « folies simples »[c] (99 malades), 41 la PG, 30 les « folies alcooliques », quatorze les démences séniles et organiques, trois « l'idiotie, imbécillité », neuf les « folies épileptiques ». Au total, les causes clairement organiques regroupant PG, conséquences de l'alcool, démences, et épilepsies représentent 94 cas sur 200 (47 %)[d]. Toutes les folies alcooliques n'étaient peut-être pas de cause essentiellement organique, mais c'était probablement le cas de la plupart des déficiences intellectuelles (idiotie, imbécillité). André Viallon, médecin-chef des femmes, note pour 1907, sur les 236 entrées[e], 142 « folies simples »,

---

[a] Rapport et Délibération du Conseil Général du Rhône (RDCGR), 2e session de 1880. Rapport médical du Dr Max-Simon, p 748. Source Gallica/Bnf.

[b] Le total des admissions était de 271.

[c] Folies sans causes organiques (syn. : somatiques), regroupant démences précoces (schizophrénies), psychoses maniaco-dépressives (actuellement appelées troubles bipolaires), troubles de la personnalité.

[d] RDCGR, 2e session 1908, rapports médicaux 1907, p 682-746. Source Gallica/Bnf.

[e] Incluant ici nouvelles admissions et réadmissions.

36 PG, 39 démences séniles, huit « folies alcooliques », huit épileptiques et trois déficiences intellectuelles. Les causes d'apparence organique représentent près de 40 % des patientes. La même année, le docteur Viallon analyse les causes des maladies mentales chez les 170 nouvelles entrantes de l'année[a]. Laissons de côté les causes prédisposantes qui relèvent encore de la théorie de la dégénérescence pour examiner les causes déterminantes, à l'exception de celles qui appartiennent au registre psychologique :

> … nous ne pouvons qu'indiquer les causes déterminantes les plus ordinairement notées chez nos entrées. La syphilis est à signaler chez 29 malades (4 de folie simple et 25 paralytiques générales), l'alcoolisme chez 8 malades à délire éthylique et chez 17 paralytiques générales. Les états infectieux sont fréquents (23 malades) ; c'est le plus souvent l'infection grippale ou gastro-intestinale. Ils se traduisent au point de vue mental par la confusion des idées avec agitation plus ou moins vive, parfois hallucinations variées et refus plus ou moins complet des aliments ; au point de vue physique par de la fièvre, des troubles gastrointestinaux (langue sale, haleine fétide, diarrhée ou constipation opiniâtre). Chez nos séniles (39 cas), l'artériosclérose cérébrale avec ses foyers de ramollissement, ses ictus apoplectiformes, détermine la déchéance progressive des facultés intellectuelles. […] chez quelques-unes, il s'ajoute un autre élément déterminant, la misère, se traduisant par la cachexie rapide de la malade, l'apparition d'hallucinations avec agitation surtout nocturne. La tuberculose pulmonaire (7 cas), les affections organiques chroniques (16 cas) sont aussi à signaler. Chez nos aliénées, les modifications physiologiques ou pathologiques […] de l'appareil génital ont une influence de premier ordre sur l'apparition de la folie. C'est au moment de la puberté que 3 de nos entrées ont eu un premier accès délirant, que 5 épileptiques ont eu leur première crise. C'est au moment de la ménopause que 27 malades ont commencé à organiser leur délire. Chez 3 malades, la grossesse est, en cause ; pour 4 c'est l'accouchement et pour 2 la lactation qui ont déterminé les troubles mentaux. Chez quelques autres, les fibromes utérins, les métrites, la salpingite, etc., peuvent être incriminés. Les époques menstruelles, même normales, jouent encore un rôle assez appréciable chez certaines prédisposées présentant à leur occasion de petits accès maniaques ou mélancoliques. À cette influence génitale s'ajoutent le plus

---

[a] RDCGR, 2e session de 1908. Rapport médical Dr Viallon, p 720-721. Source Gallica/Bnf.

> habituellement d'autres facteurs et, [...] pour mes malades à la ménopause, le facteur alcoolisme.

Parmi les causes d'admission nous ne retrouvons pas, dans les rapports médicaux annuels de l'asile de Bron, les méningo-encéphalites tuberculeuses. Il s'agit d'une pathologie rare, probablement incluse dans une catégorie plus large comme celle des confusions mentales, des délires aigus, ou des démences organiques. La tuberculose apparait plutôt parmi les infections intercurrentes ou les causes de décès que dans les causes de folie.

La « confusion mentale » est incluse dans la catégorie des « folies simples ». Rosalie Jannard, Célestine Énard et Marie Pinchon ont sans doute été comptées dans ce cadre, car leurs certificats médicaux d'admission ou de 24 h mentionnaient mélancolie et confusion. De la confusion mentale est parfois observée dans la mélancolie, l'association des deux entrainant deux orientations diagnostiques possibles : l'une consiste à privilégier les symptômes apparus en premier, l'autre à placer en catégorie principale les symptômes les plus spécifiques, ceux de la mélancolie. En l'espèce, les deux approches aboutissent la même conclusion : la confusion est considérée comme une forme particulière de la mélancolie. C'est ce qui s'est passé dans le cas de Rosalie Jannard : initialement son trouble psychiatrique était d'allure mélancolique et la confusion s'est installée dans un deuxième temps. On peut alors parler de mélancolie confuse.

Pour la catatonie, la situation est similaire : elle complique parfois une mélancolie, une démence précoce, une confusion mentale, un délire aigu. Marie Pinchon a connu une phase de catatonie caractérisée et Célestine Chapelin en a présenté des symptômes isolés (stupeur, mutisme). Longtemps considérée comme une pathologie à part entière, la catatonie a été incluse en 1889 par Kraepelin comme une forme clinique de la démence précoce, future schizophrénie. Dans les rapports médicaux de Bron entre 1903 et 1913, les médecins se réfèrent à cette conception unitaire. Or, la psychiatrie moderne, à l'exemple du DSM-5 [35], détache à nouveau la catatonie de la schizophrénie, la ramenant au rang de syndrome non spécifique, de caractéristique particulière d'un trouble psychiatrique ou médical.

Où figurent les confusions mentales dans les rapports annuels de l'asile de Bron ? dans son rapport sur 1910, le docteur Rousset mentionne que « la manie, la mélancolie, la folie maniaco-dépressive[a], les états confusionnels constituent le plus gros appoint des cas de folie simple ». Parmi les confusions mentales, il distingue celles où les troubles psychiatriques « à évolution lente, n'ayant pas été traités de bonne heure [...] arrivent avec des signes de démence précoce »[b]. Ces confusions de longue durée étaient donc parfois considérées comme des schizophrénies, ce qui nous éloigne des méningo-encéphalites tuberculeuses. Si, de nos jours, on considère que la confusion mentale[c] est d'évolution courte, ce n'était pas le cas alors, faute de moyens thérapeutiques efficaces.

C'est le docteur Papillon, nouveau médecin-chef de la section des hommes, qui, donne en 1913 un aperçu de la fréquence des confusions mentales parmi les « folies simples » : sur les 111 entrées diagnostiquées comme des folies simples, il distingue quinze états confusionnels (7,1 % des entrées), dix-neuf états maniaques (9 % des entrées), dix-sept états mélancoliques (8 % des entrées), douze démences précoces (5,7 %). Le gros des admissions de « folies simples » est représenté par 48 cas de « folies dégénératives avec délires plus ou moins systématisés ».

Quelle était la part des causes infectieuses des confusions mentales ? celles-ci ne sont pas indiquées dans les rapports annuels. En 1903, le docteur Viallon insiste toutefois sur la grippe et la typhoïde :

> On est fondé à croire que bon nombre de cas de confusion mentale relèvent de la grippe ou de l'infection typhique[d]. Le délire est incohérent avec hallucinations sensorielles, la fièvre dépasse souvent 39 °[C], l'agitation peut être extrême, l'alimentation est presque nulle. Cet état grave peut durer de 10 à 20 jours...

Dans son rapport de 1901, il décrit un syndrome confusionnel dépressif et hallucinatoire survenu à l'occasion d'une typhoïde :

> Femme âgée de vingt-six ans, célibataire. Pas d'antécédents héréditaires : rien de particulier dans les antécédents personnels ; bien réglée. Les parents racontent que le mardi 13 août [1901] la malade a eu une indigestion ; puis, les jours suivants, elle s'est affaiblie progressivement ; elle a pris de la fièvre et du délire. C'est alors qu'elle a

[a] Le docteur Rousset a visiblement adopté les conceptions de Kraepelin.
[b] p. 709 du RDCGR
[c] Le terme *delirium* tend actuellement à remplacer celui de confusion mentale.
[d] Ici, « typhique » se rapporte à la fièvre typhoïde.

> cherché à se jeter par la fenêtre, a bu de l'eau sédative et peut-être un peu d'ammoniaque. On se décide à l'interner. État psychique caractérisé par de la confusion mentale, avec illusions et hallucinations sensorielles, ne sait pas où elle est, ni depuis quand elle est venue ; répond difficilement, cherche des allumettes pour mettre le feu à ses vêtements, entend la voix de son père, etc. état physique mauvais. La malade se tient difficilement sur les jambes, refuse les aliments, ne dort pas ; le soir, la température est de 38,7 °C. Langue saburrale, rouge sur les bords ; salivation abondante, gargouillement dans la fosse iliaque droite, diarrhée ocre peu abondante ; rate nettement hypertrophiée, cœur normal ; pouls 120 pulsations à la minute. Albumine dans les urines en quantité assez notable. Pupilles égales réagissant bien. Tremblements très marqués des mains et doigts ; tremblements fibrillaires de la langue. Légère hyperesthésie généralisée ; réflexes un peu exagérés.

La malade s'améliore et sort guérie de sa confusion mentale post-typhoïde le 17 septembre.

La confusion mentale est plus souvent évoquée à la sortie de l'asile qu'à l'entrée car, du fait de causes infectieuses fréquentes, sa tendance à la guérison spontanée est non négligeable. Elle représente donc une part importante des sorties pour guérison. Dans son tableau des causes de guérison en 1904, le docteur Viallon note dix-huit confusions mentales parmi les 55 guérisons de l'année (32,7 %). Toutefois, ce pronostic apparemment positif ne doit pas faire illusion. En 1903, parmi les femmes, la confusion mentale cause quinze décès sur un total de 113 (13,2 %). La saisonnalité des confusions mentales de cause infectieuse est très marquée. En 1911, le docteur Viallon signale :

> …[qu'] en dehors du mois de décembre, où il y a le plus grand nombre d'entrées, ce sont toujours les mois printaniers (mars et avril), où l'on voit éclore beaucoup d'états confusionnels, hallucinatoires, consécutifs à la grippe.

Rappelons le travail de Kraepelin sur les psychoses post-grippales évoqué au début de cet ouvrage.

Nous butons encore sur l'absence de statistiques décrivant les causes des confusions mentales et délires aigus, tout en sachant que la grippe et la typhoïde étaient les deux causes infectieuses principales. Les rapports médicaux de l'asile du début du XXe siècle ne mentionnent pas de confusions mentales liées à des méningo-encéphalites tuberculeuses.

Ces pathologies sont bien moins fréquentes que les grippes, typhoïdes, érysipèles[a], pneumonies.

De plus, il ne faut pas tout ramener à l'infection. En 1903, le docteur Viallon cite intoxications et auto-intoxications parmi les causes non infectieuses. Les intoxications externes sont réparties entre de nombreuses substances, chacune représentant un faible nombre de cas. Celles liées à l'alcool sont classées dans les « folies alcooliques ». Les confusions de la neurosyphilis[b] figurent dans le chapitre PG. Les auto-intoxications regroupent deux catégories différentes : d'une part, les dysfonctionnements d'organes vitaux (rein, foie, cœur, poumon), notamment l'insuffisance rénale (mal de Bright), les hypo ou hyperthyroïdies, le diabète ; d'autre part les intoxications attribuées à des bactéries, sur lesquelles nous reviendrons. Un aperçu de cette distinction nous est donné par le docteur Viallon, dans son rapport de 1907 :

> ...un total de 101 malades [est décédé en cours d'année]. Ce total est une preuve [...] de l'importance des troubles physiques graves dans la genèse des troubles mentaux. Certaines malades ont été admises avec des lésions très avancées du poumon, du cœur, des reins, des organes de la digestion ; d'autres présentaient un état infectieux avec fièvre, refus des aliments, confusion mentale, hallucinations diverses.

Les infections intercurrentes ou comorbides sont fréquentes à l'asile. Favorisées par la promiscuité, elles comprennent essentiellement les érysipèles, fièvres typhoïdes, pneumonies, grippes et diarrhées infectieuses. La tuberculose, maladie d'évolution lente, a un statut particulier. Des malades en sont atteints avant l'entrée à l'asile, d'autres la contractent après plusieurs années de présence, par contagion au sein des divisions. Des mesures d'isolement ont été régulièrement préconisées par Pierret dans ses rapports annuels avant le tournant du siècle. En 1899, il écrivait : « Arrivé à un tel degré [d'encombrement], il [l'asile] propage, perpétue les épidémies, si bien que ne pas les combattre par des moyens décisifs, c'est, de propos délibéré, sacrifier la vie de nombreux malades ». Des pavillons pour l'accueil des malades psychiatriques contagieux seront finalement ouverts en 1909. La tuberculose, transmise par voie aérienne, touche principalement le

[a] Infection bactérienne de la peau par un streptocoque ou un staphylocoque.

[b] Au début du siècle, on n'est pas encore certain du lien entre la syphilis et troubles neuropsychiatriques tels PG et tabès.

poumon mais peut se diffuser à de nombreux organes. Les localisations cérébro-méningées sont rares, estimées de nos jours à moins de 5 % des cas de tuberculose et à 14 % des méningites. La létalité de cette affection est évaluée à 40 %, selon la revue de littérature d'Alba Navarro-Flores et coll [36]. Entre 1903 et 1914, les rapports médicaux annuels de Bron ne signalent qu'un homme mort de méningite tuberculeuse en 1911, et une femme en 1913[a].

Décès de causes infectieuses

Avant la découverte des antibiotiques, les maladies infectieuses et surtout la tuberculose, principale tueuse, représentent la première cause de mortalité dans la population générale. Dans les asiles d'aliénés en revanche, les causes de décès se répartissent différemment.

Celles de l'asile de Bron en 1906 sont ainsi détaillées : sur les 107 décès survenus chez les hommes, le docteur Rousset[b] indique 34 méningo-encéphalites de la syphilis (ou PG), sept pneumonies, cinq tuberculoses[c], une endocardite infectieuse, une grippe, une septicémie, une pyohémie[d], un abcès costal. Le total de ces causes infectieuses, 51 cas, représente près de la moitié des décès des hommes. Sur les 125 décès de femmes, le docteur Viallon relève 29 complications de PG, quinze tuberculoses, dix pneumonies, bronchopneumonies ou pleurésies, quatre entérites, un érysipèle, un abcès pulmonaire. Le total des causes infectieuses, 60 cas, est là aussi proche de la moitié des causes de décès chez les femmes. À l'asile, la PG tuait plus que la tuberculose. La cause la plus fréquente des méningo-encéphalites était la syphilis.

Mourir à l'asile de maladie infectieuse affectait certes la famille du défunt mais stigmatisait aussi les générations suivantes, comme le remarquait le professeur Pierret dans son rapport sur l'année 1898[e] :

> C'est encore là une de ces questions qui méritent, au plus haut point, d'attirer l'attention des pouvoirs publics. Une malade délire, elle a de la fièvre, ce peut être une fièvre typhoïde, une grippe, un état infectieux quelconque ; n'importe, elle délire et c'est assez. Un certificat sur papier timbré, deux ou trois diagnostics et la malade est envoyée parmi les folles, alors qu'elle n'est pas autre chose qu'une malade délirant, au

---

[a] Il manque néanmoins les rapports de 1908 et de 1912. Source Gallica/Bnf.
[b] RDCGR, 2e session de 1907. Rapport annuel 1906 du Dr Rousset.
[c] Il s'agissait de tuberculoses pulmonaires. Source Gallica/Bnf.
[d] Abcès généralisé métastatique, consécutif à une septicémie.
[e] RDCGR, 2e session de 1899. Rapport annuel 1898 du Dr Pierret. Source Gallica/Bnf.

même titre que délire l'enfant atteint de fièvre typhoïde. Guérit-elle, son avenir est compromis. Meurt-elle, sa famille et ses descendants sont désormais des héréditaires, des dégénérés. Et l'on base sur des données de ce genre les prodigieuses statistiques à l'aide desquelles on démontre que, si l'un des petits-enfants de cette malade morte indûment dans un asile est un jour atteint de strabisme, c'est parce que sa grand-mère était aliénée !

Ceci donne une idée des réticences du neuropsychiatre lyonnais devant la théorie de la dégénérescence.

Mourir de la paralysie générale, un cas particulier ?

En 1906, à Bron, 63 hommes et femmes sont morts de la PG dans la force de l'âge, le plus grand nombre de décès survenant entre 30 et 50 ans[a]. Les médecins signalent régulièrement dans leurs rapports annuels que la plupart de ces malades sont arrivés trop tard à l'asile. En 1905, le docteur Rousset décrit leur état clinique à l'entrée :

> … la plupart de ces malades nous arrive dans un état avancé de démence avec déchéance complète des forces physiques. Avec les déments organiques et séniles, ils encombrent nos infirmeries et nécessitent un personnel exercé et vigilant, en raison des soins continus d'hygiène et de propreté et des complications qui surgissent à chaque instant dans l'évolution de la méningoencéphalite.
>
> Citons, en passant, parmi les plus fréquentes :
>
> A. Troubles trophiques (escarres, gangrène des orteils, fractures spontanées, zona). — Cette année, nous avons eu, chez un paralysé général, à la suite d'un zona ophtalmique, une ulcération de la marge de la cornée qui a été l'objet d'une intervention toute spéciale.
>
> B. Paralysie des sphincters vésical et anal, déterminant soit l'incontinence d'urine et le gâtisme, soit de la rétention. Paralysie de l'œsophage et du pharynx, avec troubles de la déglutition qui nécessitent une surveillance minutieuse des repas de ces malades, à cause de l'asphyxie rapide par pénétration des aliments dans les voies aériennes.
>
> C. Ictus cérébraux (vertiges, attaques apoplectiformes[b] ou épileptiformes) qui surgissent constamment à l'improviste et qui

---

[a] RDCGR, 2e session de 1901. Rapport médical annuel Dr Rousset 1900. Source Gallica/Bnf.

[b] Ressemblant à l'apoplexie, nom ancien de l'accident vasculaire cérébral (AVC).

> doivent toujours tenir en éveil le gardien[a] chargé d'une infirmerie de déments paralytiques ou organiques et le médecin qui, en l'espèce, est obligé d'appliquer un traitement purement symptomatique ...

La charge de travail de nursing (soins d'hygiène et confort) était donc très importante, un élément un peu négligé dans l'appréciation du travail infirmier de l'époque [37]. Les malades souffraient terriblement et leur état s'aggravait rapidement. En 1906, le docteur Rousset fournit des données chiffrées sur ces admissions jugées tardives :

> Sur nos 49 malades admis pour la première fois avec le diagnostic de paralysie générale, 22 présentaient un état démentiel des plus nets et une déchéance très marquée des forces physiques (démence paralytique) et sont décédés dans un délai de 10 jours à 6 mois de séjour dans le service.

C'est près de la moitié des PG qui meurt dans les six mois suivant l'admission à l'asile. Le docteur Viallon indique, dans son rapport de 1906, que la PG, souvent rencontrée chez les prostituées ou « filles soumises », est volontiers associés à de l'alcoolisme. Il a remarqué que le sevrage d'alcool lors de l'internement peut améliorer l'état de santé de ces femmes[b], autorisant parfois une sortie pour « amélioration » ou « rémission ». Cependant il n'utilise pas le terme de guérison.

À l'époque, on est persuadé de l'incurabilité de la PG. Certes, des auteurs signalent des rémissions, parfois prolongées. Le neurologue lyonnais Louis Bériel revisite les schémas évolutifs de la PG dans un numéro du *Lyon médical* en 1914 [38]. On décrivait des PG galopantes, d'autres de durée moyenne et des cas d'évolution lente, pour lesquelles des rémissions allant jusqu'à 23 ans avaient été constatées. Des observations de guérison sont même rapportées, avec de légères séquelles intellectuelles. En 1911, Lépine estime l'espérance de vie moyenne après un diagnostic de PG à cinq ans et plus. Les PG d'évolution rapide concernent selon lui un patient sur trois à dix, la mort survenant parfois moins d'un an après le début de la maladie [39]. Paradoxalement, il lui semble que les patients des pensionnats, d'une classe sociale plus élevée, notamment les travailleurs intellectuels, présentent plus fréquemment ce type d'évolution. Il incrimine également les traumatismes crâniens, le surmenage, l'alcoolisme surajouté et les

---

[a] Il est rare à Bron qu'un médecin-chef, s'exprimant sur ses infirmiers, emploie le terme de gardien.

[b] Rapport médical 1906 p 757-758. Source Gallica/Bnf.

traitements antisyphilitiques à base de mercure, un métal toxique (Hg, symbole chimique, sera utilisé dans la suite du texte pour le désigner), comme le biiodure et l'onguent napolitain[a].

De nos jours, la part des pathologies organiques chez les patients psychiatriques, sans être du niveau de celle du début du XXe siècle, est toujours deux à trois fois plus élevée que dans la population générale, selon les données de 2018 de l'IRDES [40]. Pour les maladies infectieuses, le risque est multiplié par 2,8 par rapport à la population générale.

Place des troubles psychiatriques secondaires à des infections dans les traités de psychiatrie

Au-delà des catégories fourre-tout des statistiques nationales et des rapports annuels, la psychiatrie de l'époque repose sur un système de classification - la nosographie - sophistiqué et un peu embrouillé. Les tendances spontanées au regroupement de symptômes permettent de distinguer des syndromes, qui constituent les grandes entités pathologiques. C'est encore le cas actuellement avec la classification des troubles mentaux de l'Association psychiatrique américaine (APA), le *Diagnostic and Statistical Manual* (DSM), dont la dernière version est le DSM-5 [35].

La nosographie du début du XX[e] siècle est exposée dans le *Traité de pathologie mentale*[b], volumineux ouvrage collectif dirigé par Gilbert Ballet, publié en 1903 [41]. Une place importante y est accordée aux troubles mentaux associés à des infections. Il en est question dans plusieurs chapitres : d'abord dans le chapitre II, rédigé par Dominique Anglade, dans la section sur les causes physiques des maladies mentales en général. Des infections aigües entrainent parfois des troubles mentaux (délires, confusions, états de stupeur) soit en phase aigüe, soit au moment de la retombée fébrile : pneumonie, érysipèle, septicémie streptococcique, *influenza* (grippe), fièvres éruptives, typhoïde, etc.[c] Des infections plus chroniques agiraient par la fièvre, la fatigue, les troubles nutritifs, l'auto-intoxication et les effets psychologiques de la maladie, par exemple la tuberculose et la syphilis. Pour cette dernière,

---

[a] La syphilis fut un temps appelée le mal napolitain. L'onguent napolitain était un mélange de mercure et d'axonge, une graisse à base de saindoux.

[b] Que nous résumerons souvent par le « *Traité* ».

[c] Distinction effectuée par le jeune Kraepelin en 1882, vue en introduction.

un chapitre est dédié au stade tertiaire de la maladie. On reparle des infections et intoxications dans la 2e partie du *Traité* consacrée aux *Troubles mentaux dans les infections* :

- Les trois premiers chapitres, rédigés par Jacques Roubinovitch : *Délires fébriles*, *Délires des septicémies* et *Délires du collapsus* se différencient surtout par leurs causes. Les manifestations délirantes sont en général quasi-hallucinatoires et passagères.
- Le quatrième chapitre, rédigé par Anglade, concerne le *Délire aigu*, « association d'un délire précoce et violent, aux symptômes généraux de toute maladie infectieuse ». Cet état, marqué par une grande agitation, une fièvre et fréquemment une impossibilité de boire ou s'alimenter, est considéré comme une entité clinique. Il ressemble à l'état maniaque. Des symptômes catatoniques (agitation, refus de nourriture, automatismes, etc.) s'y rencontrent. L'agitation du délire aigu entretient la fièvre, du fait de la dépense d'énergie des malades et de la déshydratation. Les conséquences physiques d'une agitation de longue durée, parfois dramatiques, sont parfois difficiles à distinguer de ses causes. L'évolution peut être mortelle si rien n'est fait pour y remédier. Le délire aigu est une complication possible d'autres pathologies psychiatriques (manie, mélancolie, paralysie générale).
- Le cinquième chapitre, toujours d'Anglade, est consacré à la *Confusion mentale*, abordée un peu plus haut[a] lorsque nous cherchions la place des méningo-encéphalites tuberculeuses. D'après l'auteur, ce qui caractérise cet état est :

> … une confusion des idées qui peut aller jusqu'à l'état de stupidité, par l'impossibilité de coordonner ces dernières et aussi d'associer les sensations de façon à réaliser une perception correcte et nette du monde extérieur ; accessoirement sur ce fond constant d'impuissance cérébrale et de dissociation des idées, se développent d'autres troubles (réactions physiques, manifestations délirantes et hallucinatoires) dont la physionomie variable concourt à imprimer à la symptomatologie de la confusion mentale des aspects, très différents les uns des autres.

---

[a] Voir *supra*, p. 46.

Le délire n'est pas au premier plan. L'onirisme[a] est souvent présent mais c'est la désorientation temporo-spatiale qui domine la scène, l'impossibilité de donner un sens à l'expérience vécue. Les causes sont variées, l'infection aigüe en étant une parmi d'autres. De début volontiers rapide, l'évolution est plus ou moins longue, vers la guérison, la mort ou des séquelles. Chez les sujets jeunes, le passage à la chronicité peut signifier une évolution vers la démence précoce[b] et, chez les sujets âgés, vers la démence sénile. Cette dernière maladie, chronique, évolue vers l'aggravation progressive car elle est généralement due à une atteinte cérébrale irréversible.

Le binôme confusion mentale/délire aigu existe toujours dans le DSM-5 [35], à ceci près que la confusion mentale est aujourd'hui nommée *delirium* et le délire aigu « trouble psychotique dû à une autre affection médicale »[c]. Une catégorie « catatonie due à une autre affection médicale » existe aussi dans le DSM-5, qui aurait pu être invoquée devant des symptômes (stupeur, mutisme, négativisme ou agitation) observés dans les cas du début de cet ouvrage.

Les causes physiques non infectieuses du *delirium* (confusion mentale aigüe), du délire aigu ou de la catatonie sont actuellement représentées principalement par la déshydratation[d] et les médicaments psychotropes. Les autres causes sont cérébrales (traumatismes, tumeurs, AVC, états de mal épileptique, etc.), endocriniennes (maladies thyroïdiennes, surrénales, hypophysaires, comas diabétiques, etc.), hématologiques, cancéreuses, etc. Il reste 10 à 20 % de cas où l'on n'identifie aucune cause. Presque tous les troubles psychiatriques peuvent être dues « à une affection médicale générale », incluant des causes infectieuses. On peut aussi distinguer les infections causales d'un trouble psychiatrique selon qu'elles sont générales ou locales, c'est-à-dire cérébro-méningées (méningite, encéphalite, abcès du cerveau).

L'infection peut aussi entretenir un lien indirect avec des troubles neuropsychiatriques. Dans le *Traité* de Ballet, Adolphe Dutil aborde les

---

[a] Activité mentale automatique faite de visions et de scènes animées, telle que dans le rêve (Centre national de ressources textuelles et lexicales ou CNRTL).

[b] Voir aussi *supra*, p. 50.

[c] Autre que, par exemple, une substance ou un médicament.

[d] La déshydratation est une complication possible de la fièvre, donc d'une infection.

troubles psychiques dans les chorées[a] et, parmi celles-ci, la chorée de Sydenham[b]. On sait maintenant qu'il s'agit d'une encéphalite auto-immune, en général consécutive à une angine. Toujours dans le *Traité*, le chapitre I des *Psychopathies organiques*[c], rédigé par Ernest Dupré, est consacré à la PG, phase tertiaire, neurologique de la syphilis, que nous retrouverons au paragraphe suivant. Le chapitre II, *Troubles psychiques dans les encéphalopathies organiques*, compte une section dans laquelle figurent les méningites aigües et chroniques et, parmi elles, les méningites tuberculeuses. Nous avons vu que les trois cas du présent ouvrage avaient été ainsi diagnostiqués par Lépine, sans preuve absolue toutefois[d]. Des paragraphes du *Traité* sont également consacrés aux conséquences psychologiques de la tuberculose ou de la syphilis, *Psychopathies tuberculeuses* et *Psychopathies syphilitiques*. C'est dire la pluralité des mécanismes par lesquels une infection peut causer des troubles mentaux.

La neurosyphilis

Ce terme, réduit en NS dans la suite du texte, désigne actuellement les complications méningo-encéphalitiques de la syphilis, la plus connue des évolutions neuropsychiatriques chroniques d'une maladie infectieuse. Elle mérite un chapitre à part, en raison de sa place majeure dans l'histoire des relations infections-psychiatrie et de son importance quantitative au siècle dernier. Au début du XXe siècle, elle concerne plus de 20 % des malades admis dans les hôpitaux psychiatriques. Elle pointe à la seconde place des causes d'admission à l'asile de Bron chez les hommes à cette époque [1]. En 1937, le chirurgien général américain Thomas Parran estime que 10 % des américains seront infectés par la syphilis au cours de leur vie [42]. Cette maladie infectieuse transmise par contact sexuel, connue en Europe depuis plusieurs siècles, est

---

[a] La chorée est caractérisée par des mouvements involontaires, incontrôlables, non stéréotypés, anarchiques, aléatoires, brusques et irréguliers, de courte durée, de tout ou partie du corps et présents au repos et à l'action (Wikipédia).

[b] Les névroses incluaient l'épilepsie, maintenant du domaine de la neurologie.

[c] Dont le sens est : répercussions psychologiques de pathologies organiques.

[d] Du fait de l'absence de matériel radiologique et de la difficulté à identifier le germe dans les crachats. Les tests biologiques à la tuberculine ne peuvent différencier tuberculose active et traces d'une tuberculose passée.

causée par une bactérie spirochète[a], le *Treponema pallidum*. Le retard de la mise en évidence de ce germe au niveau du cerveau a permis la persistance d'idées fausses sur la nature de la NS pendant des décennies.

De la syphilis aux complications neuropsychiatriques

On distingue trois étapes dans l'évolution de la syphilis, la troisième n'étant pas automatique chez tous les patients :

- La phase primaire locale et dermatologique, parfois inapparente, le chancre syphilitique.
- La phase secondaire générale (fièvre) et dermatologique, la roséole syphilitique.
- La troisième phase, celle des localisations métastatiques, parfois sur la peau sous la forme de « gommes » ou dans différents organes profonds, dont le cerveau et/ou la moelle épinière (NS). L'atteinte de celle-ci cause le tabès, maladie se manifestant par des atteintes motrices et/ou sensitives, souvent très douloureuses. La localisation au cerveau et aux méninges entraîne des symptômes neurologiques (dont des paralysies des nerfs crâniens et périphériques) et psychiatriques. En 1822, Antoine Laurent Jessé Bayle décrivit plusieurs cas d'*arachnitis* (inflammation d'une des méninges, l'arachnoïde) chronique, regroupant ces atteintes et ces symptômes sous le vocable de paralysie générale (PG). Les lésions de la NS ne se réduisent pas aux seules méninges et le cerveau lui-même peut être endommagé.

La NS tardive, tertiaire, survient dans un délai de 2 à 50 ans après la phase primaire et ne touche qu'une fraction des sujets ayant contracté la syphilis : 2 à 5 % des sujets infectés par la syphilis seront victimes d'une PG et 2 à 9 % d'un tabès [42]. La PG débute souvent par des symptômes psychiatriques, notamment des troubles de l'humeur (manie ou dépression). Des symptômes psychotiques mimant la schizophrénie s'y observent fréquemment. Les changements de personnalité possibles incluent labilité émotionnelle, comportements antisociaux, anhédonie[b],

---

[a] Bactérie de morphologie hélicoïdale ou spiralée. Font partie de cette classe les *Borrelia*, les *Leptospira* et les *Treponema*. Ne pas confondre les tréponèmes avec les trypanosomes qui sont des protozoaires.

[b] Perte de la capacité à ressentir du plaisir. Un symptôme majeur de la dépression, retrouvé aussi dans d'autres troubles.

retrait social, crises de colère, vertiges, hypersexualité, manque de soin personnel. Au cours de la progression de la NS, le fonctionnement intellectuel (concentration, mémorisation, orientation, jugement) se détériore pour évoluer vers la démence[a], aboutissant à la dépendance et finalement à la mort.

Le lien entre PG et syphilis a été lent à établir. Les travaux de l'allemand Friedrich von Esmarch et du danois PW Jessen datant de 1857, publiés en allemand mais largement connus en France, ont montré un lien étroit entre syphilis et PG. Toutefois, le manque de maîtrise des statistiques a conduit nombre d'aliénistes français à mettre en doute ce lien, comme le rappelle avec humour Émile Leredde en 1914 [43] :

> La discussion s'engagea ; parmi les aliénistes et les neurologistes, certains découvrirent la syphilis 10 fois, 20 fois, d'autres 30 ou 40, d'autres enfin, 80 ou 90 fois sur 100 malades. Il est évident que tous ne recherchaient pas la syphilis avec le même soin et par les mêmes méthodes, puisque, dans un même milieu, deux auteurs arrivaient à des résultats discordants. Pour déterminer la fréquence réelle de la syphilis chez les paralytiques généraux, l'aliéniste auquel j'ai fait allusion, après avoir énuméré les chiffres donnés de part et d'autre, prenait une moyenne et concluait que 40 % des paralytiques généraux [étaient] syphilitiques. En somme, il additionnait des chiffres, les uns faux, les autres plus près de la vérité, d'autres exacts, et admettait qu'un chiffre qui représente une moyenne entre un chiffre exact et un chiffre erroné est un chiffre exact[b].

Les historiens Jacques et Jacqueline Postel rapportent l'exemple de Valentin Magnan : celui-ci trouve un peu moins de 10 % de syphilis dans les antécédents personnels de ses patients dans son échantillon de l'hôpital Sainte-Anne[c] ; à Bordeaux, le psychiatre Emmanuel Régis arrive quant à lui, après une enquête minutieuse, à plus de 70 % [44].

---

[a] Terme remplacé dans le DSM-5 par trouble neurocognitif majeur.

[b] Erreur encore fréquemment commise de nos jours et pas seulement en médecine.

[c] Taux absurdement faible, reflétant le manque d'intérêt de Magnan pour les théories causales des maladies mentales impliquant un agent extérieur. Il avait rénové la théorie de la dégénérescence de Morel, qui s'appuyait sur l'hérédité lamarckienne.

Des erreurs persistantes : parasyphilis, hérédosyphilis, pseudoparalysie générale

Le concept de parasyphilis est proposé en 1894 par le dermatologue Alfred Fournier (1832-1914) pour décrire le lien étroit syphilis-paralysie générale, ce qui est un grand progrès. Cependant, il pratique un distinguo subtil entre *cause* et *nature* syphilitique du tabès ou de la PG [45]. Il accepte l'idée que la *cause* du tabès et de la PG soit syphilitique, sans admettre que la *nature* de ces pathologies le soit. Schématiquement, la *cause* se rapporte à l'origine (étiologie), et la *nature* au processus biologique (physiopathologie[a]) menant aux lésions anatomiques. Au début du XXe siècle cette théorie connait une grande faveur, notamment en raison de la croyance en une toxine sécrétée par l'agent, encore inconnu, de la syphilis. On sait depuis la fin des années 1880 que des bactéries exercent leur effet pathogène *via* une toxine. Dans les années 1900, la question du lien syphilis-PG est fortement débattue. La position ambiguë de Fournier est critiquée, comme en témoigne un passage de la thèse du polonais Ménarche Orlinski, soutenue à Lyon en 1921[b] [46] : lors d'une séance de la *Société de dermatologie et syphiligraphie* le 6 mars 1902, un débat sur la parasyphilis est lancé par Emile Leredde, qui communique sur la *Guérison d'un cas de tabès par les injections de Calomel*[c] [47]. Il affirme que le tabès doit être considéré comme étant de nature syphilitique. Il est critiqué par le professeur F. H. Hallopeau qui soutient le concept de parasyphilis de Fournier, lequel est d'ailleurs présent dans la salle. Le docteur A. Vérité vient au soutien de son collègue Leredde et déclare qu'il ne comprend pas ce que peut être une affection parasyphilitique :

> J'ai souvent entendu affirmer qu'il est facile de comprendre qu'une maladie peut être d'origine syphilitique sans être de nature syphilitique. Pour ma part, je n'ai jamais compris cette distinction. Elle est artificielle, inexacte et repose sur une erreur nosologique.

---

[a] Voir *supra*, p. 43.

[b] *Étude critique de l'hypothèse d'une syphilis neurotrope.*

[c] Le calomel, contenant du Hg, est en effet utilisé pour soigner la syphilis depuis les années 1890.

Marcel Chaumier rapportera en 1917[a] que Kraepelin adhérait lui aussi à l'hypothèse parasyphilitique de la neurosyphilis en 1904 [48]. Lépine, comme bien d'autres, utilise ce terme. En 1911, il s'y réfère de façon indirecte, en lui donnant une signification nutritionnelle [29] :

> La PG se présente à nous de plus en plus, non comme une variété particulière de lésion syphilitique du cerveau, mais comme un processus de neurolyse, lié à des troubles de la nutrition cellulaire générale, à prédominance encéphalique. Ces troubles [...] ont pour condition première la syphilis, ou plus exactement, un état humoral engendré par une syphilis antérieure.

La même année, dans *Paralysies générales rapides*, il reprend son idée de neurolyse par atteinte nutritionnelle et propose des causes alternatives, sans présenter d'argument physiopathologique précis. Il attribue un rôle prééminent au « terrain » par rapport à l'effet d'un germe causal [39] :

> La paralysie générale n'est pas de la syphilis. Ce n'est pas de la syphilis plus quelque chose. C'est le résultat d'un ensemble toujours complexe de facteurs, dont la syphilis est primordiale, dont les autres sont contingents et d'inégale valeur. Mais les plus graves sont ceux qui, sans syphilis, eussent été les plus pernicieux pour le cerveau, et surtout pour la nutrition du cerveau. La paralysie générale n'est pas une maladie infectieuse, ou du moins ne l'est qu'indirectement, c'est une maladie de la nutrition cellulaire à prédominance cérébrale. C'est une neurolyse. Or les facteurs de cette neurolyse préparée par la syphilis, c'est la fatigue professionnelle, ce sont les ébranlements traumatiques et les atteintes polytoxiques.

Le *Treponema pallidum* n'est pas encore identifié dans le cerveau des malades PG. La croyance en une toxine syphilitique[b] ou en des atteintes polytoxiques d'autres provenance n'empêche pas de nombreux médecins d'inclure parmi les causes de la PG, partiellement ou en totalité, la théorie de la dégénérescence de Morel et Magnan. Dominante en France au début du XX[e] siècle et datant des années 1850, elle postule un rôle de l'hérédité acquise[c] dans la plupart des maladies mentales. On retrouve parfois chez des patients atteints de PG des

---

[a] Dans sa thèse *Étude clinique et critique sur les causes et la nature de la paralysie générale.*

[b] En fait, il n'existe pas de toxine syphilitique.

[c] Hérédité lamarckienne, par opposition à la darwinienne.

antécédents familiaux de cette même pathologie ainsi que d'autres maladies mentales, de l'alcoolisme, de la tuberculose ou de la déviance sociale. Selon cette théorie, ces troubles, apparaissant de génération en génération, témoigneraient d'une dégénérescence de la « race » de l'individu (sa lignée) aboutissant *in fine* à sa stérilité et à sa disparition[a]. L'entité « hérédosyphilis » illustre bien l'effet infiltrant de cette fausse théorie. S'il existe bien une possibilité de contamination directe de la syphilis par la mère à son bébé lors de l'accouchement, donc une syphilis congénitale, elle n'est pas de cause génétique, mais due à une contamination bactérienne par contact.

La découverte du *Treponema pallidum* (tréponème pâle) en 1905 fait progresser les connaissances sur les causes de la syphilis mais ce micro-organisme s'avèrera rapidement impossible à cultiver en laboratoire. De plus, l'infection primaire est souvent inapparente, oubliée ou déniée. Un moyen de diagnostic biologique est donc hautement souhaitable. Un premier test sérologique de la syphilis est mis en point en 1906 par Wassermann, Neisser et Bruck. Le nom du belge Jules Bordet (1870-1961)[b] lui sera accolé plus tard, donnant le test de Bordet-Wassermann (BW). Il permet de détecter des anticorps dirigés contre le tréponème dans le sang et dans le liquide céphalo-rachidien (LCR). La sensibilité et la spécificité de ce test sont faibles. Il donne beaucoup de faux positifs et négatifs et sera détrôné par le VDRL (*Venereal Disease Research Laboratory*) puis par le TPHA (*Treponema pallidum Haemagglutination Assay* [49]) plus spécifique.

On parle alors de « pseudoparalysie générale » si des lésions anatomopathologiques de la PG sont visibles à l'autopsie et que les tests immunologiques étaient négatifs du vivant du malade. Il peut s'agir d'un faux négatif du test ou de lésions cérébrales dues à une autre cause.

Le lien syphilis-PG est prouvé bactériologiquement en 1913 par le japonais Hideyo Noguchi et l'américain J.W. Moore qui repèrent le tréponème pâle dans le cerveau des patients avec PG grâce à une nouvelle méthode de coloration. La responsabilité exclusive de ce microbe dans la PG est enfin établie. Par la suite, la « pseudoparalysie générale » s'appliquera plutôt aux cas où l'on ne retrouve pas le

---

[a] *Le docteur Pascal* d'Émile Zola illustre très bien cette théorie.

[b] Découvreur du système du complément, un élément essentiel de l'immunité. Prix Nobel de médecine et de physiologie en 1919.

tréponème dans le cerveau à l'autopsie en dépit d'une maladie et de lésions anatomopathologiques typiques.

Même après 1913, des médecins continuent d'accorder foi à d'anciennes théories. Celle qui suppose l'effet d'une toxine dans la PG se perpétue. L'hypothèse toxinique est très liée à la notion de « parasyphilis ». Ce terme sera employé au-delà de 1913, des médecins continuant de concevoir la syphilis comme une cause nécessaire mais pas suffisante de la PG.

Dans le chapitre *Médications symptomatiques des troubles intellectuels* de l'ouvrage dirigé par Maurice de Fleury en 1914, Jean Lépine affirme : « Pratiquement, tous les paralytiques généraux sont d'anciens syphilitiques » [50]. Cependant, un peu plus loin, il déclare que « [la PG] est une inflammation cérébrale liée à un état d'intoxication de l'organisme tout entier »[a]. Lépine croyait aussi, comme bien d'autres, à l'existence de syphilis cérébrales distinctes de la PG. Une ambiguïté supplémentaire est introduite dans un autre passage, obscurcissant la compréhension de la PG :

> La part de la syphilis dans la prédisposition nerveuse grandit chaque jour. Elle n'est pas seulement l'élément nécessaire dans la paralysie générale, elle est par essence une sensibilisatrice[b], préparant l'action éventuelle de l'alcoolisme, du traumatisme, l'éclosion d'une série variée de troubles mentaux.

La notion de syphilis sensibilisatrice s'intègre ici à la théorie de la dégénérescence.

En 1916, dans sa thèse, Marcel Chaumier doute encore du lien exclusif entre la syphilis et la PG[c] [48] et continue d'évoquer une toxine sécrétée par le tréponème plutôt qu'un rôle destructeur du microbe lui-même, sans preuve à l'appui. Le jeune médecin conclut que la syphilis est un facteur causal nécessaire mais pas suffisant de la PG. La même année, pour Papastratigakis[d], la toxine syphilitique serait la cause des lésions méningées, alors que seule la bactérie serait impliquée dans l'atteinte cérébrale [51]. En 1921, Orlinski[e] reconnait bien le lien syphilis-PG mais sans quitter le chemin glissant de la parasyphilis, dont

---

[a] Ce qui suppose la diffusion d'une toxine par la circulation générale.
[b] L'idée de sensibilisation par une maladie antérieure avait déjà été défendue par Pierret.
[c] Voir *supra*, p. 63.
[d] Dans sa thèse *Spirochète pâle et paralysie générale.*
[e] Voir *supra*, p. 62.

il reconnait néanmoins qu'elle est contestée [50]. Il existait aussi une controverse sur l'existence ou non de deux « virus syphilitiques », dont un seul serait neurotrope ; Orlinski considère cette hypothèse comme enfin réfutée. Notons que le terme « virus » avait une signification plus large que maintenant, proche de « microbes ».

Le rôle du terrain dans la PG est surestimé par Lépine. En 1925, dans le *Nouveau traité de médecine* de G.H. Roger, Fernand Widal et P.-J. Teissier, Lépine est chargé de la rédaction d'un chapitre centré sur la PG[a]. Il considère toujours cette affection comme :

> ...une toxi-infection [...] consécutive dans la règle à la syphilis, mais [qui] diffère essentiellement des localisations cérébrales de cette infection. Elle se manifeste par [différentes caractéristiques] attestant la part fondamentale du terrain[b] à son origine... [52]

L'idée d'une neurosyphilis purement infectieuse a donc mis du temps à s'imposer, en raison d'au moins trois facteurs : le poids de la théorie de la dégénérescence ; la philosophie d'une prééminence du terrain sur le germe extérieur ; une théorie « toxinique » difficile à réfuter.

La relation tuberculose-troubles mentaux

Nous nous rapprochons des méningo-encéphalites tuberculeuses vues au chapitre II. Au tournant du XXe siècle les rapports de la tuberculose avec les troubles mentaux préoccupent les aliénistes et neurologues. On attribue à cette maladie infectieuse un rôle causal dans des troubles de l'humeur et de l'affectivité (dépression, euphorie) ainsi que dans la démence précoce. Cette maladie était fréquente chez les malades dans les asiles et, en 1820, Etienne-Jean Georget avait relevé qu'au moins trois quarts des aliénés avaient des lésions tuberculeuses.

Les rapports médicaux de l'asile de Bron soulignent à plusieurs reprises les antécédents tuberculeux des malades avant leur entrée à l'asile. À Lyon, le professeur Pierret avait inspiré plusieurs thèses sur les liens tuberculose-maladies mentales[c]. Il avait noté que la promiscuité et la durée des séjours facilitaient la diffusion de la

---

[a] Un chapitre sur la syphilis cérébrale a été rédigé par H. Goujerot, qui traite plutôt de l'anatomopathologie.

[b] De nos jours, la notion de terrain est généralement évoquée à propos des facteurs génétiques ou des conditions immunitaires.

[c] Voir *supra*, p. 39.

tuberculose parmi les aliénés[a], ce qui est reflété par la thèse de Paul Maussire, *De la nécessité d'isoler les tuberculeux dans les asiles d'aliénés*, en 1902. Le lien précis tuberculose-troubles mentaux est toutefois obscur. Des auteurs conjecturent que le BK sécréterait une toxine responsable de troubles neuropsychiatriques, lorsque le bacille est introuvable à l'autopsie. En 1902, la thèse de Pierre Thomas, elle aussi dirigée par Pierret, signale la ressemblance anatomopathologique des méningo-encéphalites de la tuberculose et de la NS [53]. Ceci a pu conduire certains à attribuer par erreur des symptômes d'une vraie PG à la tuberculose. La théorie d'une « PG tuberculeuse », promue par le parisien Maurice Klippel, est assez répandue au tournant du siècle.

Les diagnostics de tuberculose et de PG sont essentiellement cliniques, donc sujets à l'erreur. Pour la PG, on manque souvent de données sur les syphilis antérieures, volontiers oubliées ou niées par les patients. L'observation n° 3 de la thèse de Charpenel peut faire évoquer la syphilis plutôt que la tuberculose [54]. Le jeune médecin s'égare dans l'hypothèse gratuite et compliquée selon laquelle « la syphilis a commencé des lésions que la tuberculose a continué ». Malgré l'absence de signes auscultatoires de tuberculose pulmonaire, il suppose que l'excitation maniaque de son patient est due à des toxines tuberculeuses. L'observation n° 5 est encore plus incertaine, le patient présentant une symptomatologie maniaque, puis confuse, attribuée à une PG tuberculeuse, sans qu'une autopsie n'ait été pratiquée et sur la foi des seuls symptômes pulmonaires, qui auraient pu être dus à une autre infection que la tuberculose[b].

Ce petit détour nous donne un aperçu des théories en faveur à l'asile de Bron en 1907, au moment où les trois patientes considérées comme souffrant de méningo-encéphalites tuberculeuses par Jean Lépine reçoivent le premier traitement de nucléinate en psychiatrie. Les diagnostics de tuberculose posés sur les antécédents, les signes cliniques et les tests à la tuberculine sont rétrospectivement incertains, à défaut d'examen anatomopathologique.

---

[a] Voir *supra*, p. 52.

[b] L'asile de Bron ne disposait pas de matériel radiologique. Le diagnostic de la tuberculose était surtout appuyé sur les antécédents (dont les souvenirs sont parfois déformés), des signes cliniques prétendument spécifiques et les tests à la tuberculine.

Les épisodes infectieux curatifs de maladies psychiatriques

Les constatations de guérisons ou de rémissions de maladies physiques et mentales à la suite de maladies infectieuses sont aussi vieilles que la médecine. Avant même qu'en 1887 Wagner-Jauregg n'ait publié sa revue de littérature des effets des maladies fébriles sur les psychoses, d'autres psychiatres avaient remarqué des améliorations voire des guérisons de pathologies mentales graves. Dans sa thèse de philosophie sur la *Biologisation des troubles mentaux* (2022), Smail Bouaziz le résume bien [55] :

> Comme l'indique J.-N. Missa [..], Jauregg eut bien des prédécesseurs et l'idée de guérir au moyen des fièvres ne saurait être portée à son crédit. L'idée de traiter les paralytiques généraux à l'aide d'une fièvre artificielle, et même d'une fièvre d'origine infectieuse, était en effet dans l'air du temps, et on trouve, partout en Europe, des tenants de la thérapie par la fièvre.

On ne s'était pas simplement contenté d'évoquer le traitement de troubles psychiatriques au moyen de fièvres artificielles ou de maladies infectieuses volontairement inoculées. À la fin des années 1870, des psychiatres russes, Alexander Rosenblum[a], directeur de l'asile d'Odessa et Ossip Motschutkoffsky[b], étaient passés à l'expérimentation clinique. L'article du premier, en russe, est inaccessible mais un de ses collègues, Boris Oks, l'a republié en allemand en 1880. On y détaille 32 cas [56]. Quatre avaient subi une attaque spontanée de malaria (*febris intermittens*), deux souffrant d'une mélancolie et un d'un état maniaque. Une malade aux antécédents de paludisme, Alexandrine Wladimirswa, était entrée à l'asile pour délire aigu en septembre 1870 et en sortit améliorée deux mois plus tard, après trois attaques spontanées de paludisme. Oks/Rosenblum décrivaient aussi six cas atteints de typhus exanthématique et 22 cas victimes de fièvres

---

[a] Le vrai nom est Alexander Samoilovich Rosenblium.

[b] L'un des premiers, dès 1876, à identifier le spirochète *Borrrelia* dans le sang des malades atteints de fièvre récurrente, à le mettre en culture et à vérifier que son injection causait bien cette maladie. L'orthographe Mochutkovsky figure sur la page Wikipédia russe https://ru.wikipedia.org/wiki/ Мочутковский,Осип_Осипович (valide le 28/01/2024). Né en Ukraine, il a d'abord été chef de service d'infectiologie à l'hôpital municipal d'Odessa, avant de diriger le service de neurologie en 1877.

récurrentes (*febris recurrens*) à *Borrelia*. Oks/Rosenblum signalaient des guérisons chez 21 des 32 cas.

En 1887, Wagner-Jauregg, se fiant à Oks, relève le caractère volontaire et non pas accidentel des contaminations par la fièvre récurrente à Odessa [20] :

> ... Oks, rapportant les expériences de Rosenblum, remarque dans une note que sur les 22 cas de fièvre récurrente rapportés par Rosenblum, 12 ont été, selon la communication privée de ce dernier, produits par lui par inoculation. Étant donné que je n'ai trouvé les cas de Rosenblum nulle part ailleurs dans la littérature sur les fièvres récurrentes, à part chez Motschutkoffsky [...] d'Odessa, d'où proviennent également les communications de Rosenblum, qui rapporte des inoculations réussies chez l'homme, la conclusion est [...] que les cas de Motschutkoffsky et de Rosenblum sont identiques [et que] le premier aurait pu faire ses expériences sur les malades du second. Puisqu'un certain nombre de résultats favorables [...] ont été obtenus dans ces cas, il s'agit ici des premières tentatives réussies de production artificielle de maladies infectieuses à des fins thérapeutiques en psychiatrie.

Rosenblum aurait dissimulé le caractère volontaire de ces contaminations pour tromper la rigoureuse censure tsariste. Il est possible que la judéité de Rosenblum ait aussi joué un rôle dans sa stratégie de prudence à l'égard des pouvoirs publics. En 1882, une revue allemande publie deux articles écrits, l'un par Motschutkoffsky, le second par Oks. Les observations cliniques de ce dernier provenaient du *Odessaer israelitischen Krankenhause* et la fièvre récurrente était endémique à Odessa depuis 1863 [57]. Bien qu'aucun des 32 cas d'Oks/Rosenblum n'ait été clairement diagnostiqué comme PG, Zakon estime que dix de ces patients pourraient avoir souffert de PG [58]. Un autre article de Rosenblum[a], traduit par le même Zakon, rappelle l'ambiguïté du rapport des maladies fébriles aux psychoses, parfois causales, parfois curatives. L'auteur mentionne la rareté de la malaria à Odessa et la fréquence élevée de la fièvre récurrente dans les années 1870 et de ses complications psychiatriques, plutôt mélancoliques auxquelles il s'intéressait. Rosenblum cite un cas de PG de Maximilian Leidersdorf, à Vienne en 1865, amélioré temporairement après une variole. Deux autres psychiatres germanophones, Griesinger et Sander, avaient publié sur l'effet curatif

---

[a] Non retrouvé. Références : *Trudi vrach. Odessk. g. boln.*, 1876-1877, vol. 2, pt. B.

de maladies infectieuses, le premier à propos de malaria spontanée. Wagner-Jauregg connaissait évidemment ces articles.

La théorie de l'auto-intoxication bactérienne

Esquissée dans notre introduction, elle étendit de façon très importante le spectre des maladies psychiatriques de causes supposées infectieuses en incluant le rôle de substances toxiques produites dans le corps du patient par les bactéries, parfois même en dehors d'une infection décelable.

Cette question nous est suggérée par la remarque de Jean Lépine dans l'introduction de son article de 1907, juste avant qu'il n'évoque le rôle étiologique des infections « torpides et lentes » : « Sans cesse de nouveaux faits viennent augmenter la part de l'infection et de l'intoxication dans l'étiologie des maladies mentales ». Le rapprochement entre infection et intoxication signe l'auto-intoxication d'origine bactérienne, à différencier des intoxications par défaillance d'organes.

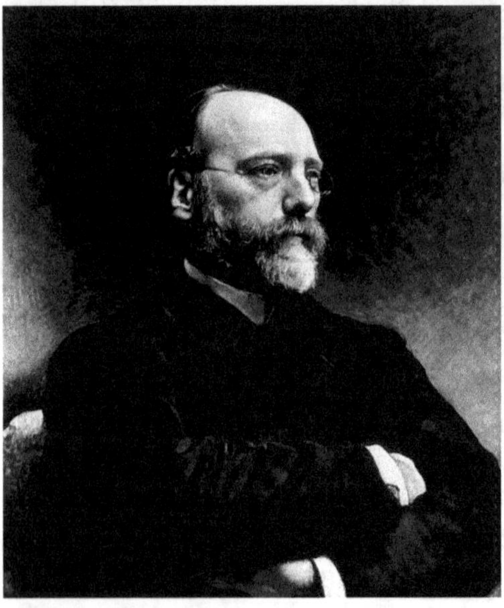

Figure 2 : Charles Jacques Bouchard
Image du domaine public
Source : Wellcome Library, London
https://wellcomecollection.org/works/ea7efu2w
Lien valide le 28/01/2024

C'est le lyonnais Charles Bouchard (Figure 2), professeur de pathologie générale à Paris, qui avait produit vingt ans plus tôt la synthèse la plus large et la plus retentissante de cette théorie. Plus précisément il avait insisté sur les effets pathogènes potentiels de substances chimiques produites par des bactéries digestives.

Dans ses *Leçons sur les auto-intoxications dans les maladies*, parues en 1887, avant la découverte de la première toxine microbienne[a],

[a] L'identification de la toxine diphtérique par les pasteuriens Roux et Yersin date de 1888.

Bouchard inventorie toutes les substances produites dans l'organisme et toxiques à fortes doses [14]. Cette toxicité est évaluée par des injections à des animaux de laboratoire. Les médecins de l'époque la dramatisent et tendent à parler de « poisons ». Pendant leur fonctionnement normal et lors de leur mort, toutes les cellules libèrent des molécules. Le foie, le rein, l'intestin permettent de les éliminer, et l'insuffisance du fonctionnement de ces organes peut entrainer des troubles voire la mort. C'est ce qu'on pourrait appeler la toxicité métabolique ou endocrinienne. Ainsi, la première source d'intoxication, pour Bouchard, est la bile, qui contient des substances toxiques d'origine métabolique et parvient dans l'intestin au niveau du duodénum. La deuxième est l'ensemble des matières toxiques contenues dans les aliments, notamment les sels minéraux et surtout le potassium. Le taux sanguin de potassium (kaliémie) est régulé de façon précise, les hypo et hyperkaliémies pouvant être mortelles.

Le troisième facteur d'accumulation de toxines est, pour l'auteur, secondaire à la consommation de viande chez les sujets à digestion lente : des toxines seraient produites à la suite d'un processus de putréfaction dès le niveau de l'estomac :

> Il est une troisième source d'intoxication pour le sang, c'est la putréfaction, non pas seulement celle qui résulte de la métamorphose imparfaite des matières digérées, mais celle qu'entretient sans cesse dans le tube digestif la présence de micro-organismes.

Si la putréfaction cadavérique est bien liée à la dégradation des protéines par des bactéries, on sait maintenant que, dans le cours normal de la digestion, ce processus ne se produit pas. Les protéines ingérées sont scindées en acides aminés par des enzymes[a] de la paroi intestinale et du pancréas avant d'arriver au côlon, où se trouve l'essentiel des bactéries intestinales[b]. Cette flore microbienne est renouvelée en permanence. Les bactéries intestinales complètent l'action du tube digestif et peuvent dégrader des glucides par fermentation et des protéines ou peptides par des processus de putréfaction. La crainte de l'empoisonnement par des toxines de putréfaction était cependant injustifiée.

---

[a] Protéines catalysant (accélérant) une réaction chimique particulière sur une molécule précise nommée substrat.

[b] Une prolifération bactérienne dans l'intestin grêle est pathologique (*Small intestinal bacterial overgrowth,* SIBO).

Du modèle initial à l'auto-intoxication bactérienne : des ptomaïnes aux toxines

Nous effleurerons ici les auto-intoxications par défaillance des organes d'élimination des déchets métaboliques, le foie ou le rein[a], ce qui entraîne l'accumulation de ces déchets. De même, les dysfonctionnements endocriniens majeurs (thyroïde, surrénales, pancréas, hypophyse) entraînent une insuffisance ou un excès d'hormones, dont les effets nocifs peuvent se manifester jusqu'au niveau du cerveau. Ces causes d'intoxication, métaboliques et endocriniennes, les plus importantes quantitativement, sont toujours d'actualité et susceptibles d'entraîner des confusions mentales voire des comas (exemple : le coma diabétique).

Ce qui nous intéressera plutôt c'est l'intoxication par des substances produites par les bactéries, soit par un excès (supposé) de celles naturellement présentes chez l'individu, par exemple dans le côlon, soit du fait d'une infection larvée ou chronique. On imaginait qu'un excès de bactéries intestinales était une conséquence du ralentissement de la digestion lors de dilatations de l'estomac hypothétiques ou de constipations. Précisons que, dans la théorie de Bouchard, toutes les auto-intoxications digestives ne sont pas dues à des toxines bactériennes : les processus de fermentation et putréfaction y sont centraux et antérieurs à la découverte des toxines bactériennes.

Les ptomaïnes

Le médecin danois Ludwig Panum découvre en 1856 que les matières putrides des cadavres contiennent un « poison » d'une extrême activité mais sans en identifier la nature. En 1872 le chimiste Armand Gautier souligne la ressemblance de ces substances toxiques issues de la putréfaction de « matières albuminoïdes » (protéines), avec des alcaloïdes végétaux. Le terme « alcaloïde » emprunte sa racine à alcali, les substances alcalines, ou bases, ayant un pH élevé. Les alcaloïdes[b] sont des molécules organiques, basiques, de structure hétérocyclique

---

[a] Les critères biologiques pour évoquer l'auto-intoxication étaient peu exigeants : de l'albumine dans les urines pour l'insuffisance rénale et de l'urobiline dans les urines pour l'insuffisance hépatique.

[b] Voir Wikipédia : https://fr.wikipedia.org/wiki/Alcalo%C3%AFde (lien valide le 28/01/2024).

azotée[a], dérivées d'acides aminés. Ils proviennent généralement de végétaux ou de champignons et sont dotés d'effets physiologiques remarquables, toxiques et parfois thérapeutiques. Les médecins en employaient quotidiennement, par exemple la morphine, la cocaïne, la strychnine, qui ont des effets notables sur le SNC (propriétés psychoactives ou psychotropes).

L'italien Francesco Selmi introduit le terme de ptomaïnes en 1878 à partir du grec *πτωμα*, signifiant « cadavre », pour désigner les substances apparaissant lors des putréfactions cadavériques. Le débat sur la nature de ces molécules, souvent basiques, est alors de savoir si elles réagissent ou non de la même façon que les alcaloïdes végétaux. C'était une question majeure en médecine légale pour distinguer un empoisonnement, volontaire (suicide ou homicide) ou accidentel, de la présence de produits naturels provenant de la putréfaction du cadavre. Les chimistes Brouardel et Boutmy notent en 1881 des différences de réactivité chimique entre alcaloïdes végétaux et ptomaïnes.

Le berlinois Ludwig Brieger popularise les ptomaïnes en 1885, son livre étant traduit en français en 1887 [59] : ces bases azotées proviennent de l'étape finale de dégradation des protéines animales par les bactéries lors de la putréfaction, celle qui affecte les acides aminés. Les longues chaines protéiniques (plus de 50 acides aminés) sont d'abord clivées en fragments plus courts, les peptides (ou peptones) de 2 à 50 acides aminés. Ceux-ci sont ensuite dissociés en acides aminés, puis subissent d'autres modifications inconnues à l'époque dont la décarboxylation qui donne des amines basiques. À la fin, on obtient des molécules très simples, les ptomaïnes. Brieger en mentionne une longue liste[b] dont certaines, par exemple la muscarine[c] et la choline[d], se retrouvent aussi dans la nature en dehors des putréfactions. La choline, par exemple, est présente dans l'alimentation, sous forme de phosphatidylcholine (lécithine). L'organisme l'utilise pour produire l'acétylcholine, un neuromédiateur omniprésent du SNC et du SNA.

---

[a] Le ou les cycles comportent un ou plusieurs atomes d'azote (symbole chimique N).

[b] Notamment la neuridine, ou spermine, une polyamine (10 atomes de C) ; la névrine ou neurine (5 atomes de C), ni amine ni alcaloïde, provenant de la destruction de la choline ; la putrescine (4 atomes de C) et la cadavérine (5 atomes de C), des diamines ; la diméthylamine et la triméthylamine, des amines (3 et 2 atomes de C).

[c] Alcaloïde toxique produit par des champignons. Active certains récepteurs à l'acétylcholine.

[d] Neurine et choline ont les mêmes propriétés que la muscarine.

Des gaz, comme le sulfure d'hydrogène[a], et des composés aromatiques[b] volatils, comme l'indole[c] ou le phénol, se forment aussi pendant les putréfactions, mais ne sont ni des alcaloïdes ni des ptomaïnes. Brieger étudie en laboratoire la production chimique de bactéries pathogènes mises en culture dans des milieux riches en protéines : bacilles de la typhoïde, du choléra, etc. Il trouve des ptomaïnes, mais c'est parce qu'il ne cherche que des amines, basiques, ressemblant à des alcaloïdes, dont les réactifs chimiques sont, le croit-on, bien établis et spécifiques, ce qui est erroné. Les toxines bactériennes sont d'une toute autre nature.

Les leucomaïnes

En 1881 Armand Gautier entame des recherches pour savoir si les tissus animaux vivants, pas seulement les bactéries ou les tissus morts, produisent aussi des alcaloïdes, travaux qu'il synthétise en 1886 [60]. Il vérifie que des alcaloïdes végétaux (l'apomorphine[d], la muscarine) dont on connaît maintenant les effets psychotropes, se conduisent chimiquement comme des ptomaïnes et rapporte que des auteurs ont observé les mêmes propriétés avec d'autres alcaloïdes[e] et la morphine. Il nomme leucomaïnes, d'après le grec *λεύχομα* signifiant blanc d'œuf, les « alcaloïdes » se formant dans les tissus animaux pendant leur vie normale, notamment à l'occasion de la destruction des protéines (nommées alors albumines) du muscle. Les leucomaïnes sont séparées en deux groupes : celui de l'acide urique avec l'adénine, la guanine, la xanthine et l'hypoxanthine, qui sont des bases nucléiques puriques, mais pas des alcaloïdes ; le deuxième groupe est celui de la créatinine[f]. Gautier signale des leucomaïnes dans les urines, le sang ou d'autres organes. Concernant celles d'origine intestinale, Louis Hugounenq[g] évoque leur double origine « pendant les phénomènes physiologiques

---

[a] Résultant de la dégradation des acides aminés soufrés.

[b] Molécules à structure cyclique plane à propriétés et odeurs particulières.

[c] Molécule à double cycle, issue de la dégradation de l'acide aminé tryptophane, présente également dans la nature. Précurseur de la tryptamine, elle-même précurseur, de dopamine et de sérotonine, des neuromédiateurs. Indol est le terme allemand.

[d] Alcaloïde à effet émétique et antiparkinsonien.

[e] L'aconitine, à effet analgésique et sédatif ; l'ergotinine (groupe indole) ; l'ésérine, à effet cholinergique ; l'hyoscyamine, à effet anticholinergique.

[f] Produit de dégradation de la phosphocréatine musculaire. Le taux sanguin de créatinine (créatininémie) permet d'évaluer la fonction rénale.

[g] Deuxième doyen de la faculté de Lyon. Jean Lépine lui succèdera en 1920.

de la digestion et pendant la destruction des albuminoïdes opérée par les bactéries intestinales » [61].

Des molécules sont à la fois leucomaïnes et ptomaïnes, c'est-à-dire produites à l'état vivant pour les premières et lors de la putréfaction post-mortem pour les secondes : la choline et la xanthine en sont des exemples. La ressemblance de certaines ptomaïnes ou leucomaïnes avec les alcaloïdes végétaux va durablement induire en erreur sur la nature des toxines bactériennes, chimiquement plus complexes. De son côté, Bouchard ne parle ni de ptomaïnes ni de leucomaïnes dans son livre, mais d'alcaloïdes et surtout de poisons. Sa théorie est résumée dans la phrase suivante, qui permet de comprendre le potentiel d'élargissement considérable des causes bactériennes d'intoxication :

> Ce n'est pas seulement dans les maladies infectieuses que nous avons à compter avec l'intoxication produite par eux [les microbes], c'est même à l'état normal. En effet, l'homme, dans les conditions de la vie physiologique, est habité, dans une étendue considérable de son tube digestif, par des végétaux inférieurs. Je vous ai fait voir autrefois la toxicité des matières intestinales. Elle est due, pour une part, aux produits vénéneux élaborés par ces microbes. Une partie de ces produits est absorbée ; la maladie peut s'opposer à leur élimination, et il en résulte un empoisonnement. La fermentation intestinale augmentant anormalement la masse des matières toxiques peut devenir telle que son absorption produise l'intoxication, malgré l'intégrité de l'émonctoire rénal. [...] Ainsi, à l'état normal comme à l'état pathologique, l'organisme est un réceptacle et un laboratoire de poisons.

Les biologistes et biochimistes étudient les propriétés toxiques de chaque ptomaïne et leucomaïne avec des résultats contradictoires. En fait de nombreuses bases azotées se révèlent peu voire non toxiques. On explore surtout la toxicité des fluides corporels notamment de l'urine. Celle-ci est facile d'accès et semble être le support naturel d'élimination des « poisons » produits dans l'intestin, qui les absorberait et les véhiculerait par le sang jusqu'au rein. Les connaissances de l'époque ne permettaient pas de bien distinguer les auto-intoxications métaboliques, par exemple dans l'insuffisance rénale, de celles causées par des toxines bactériennes.

C'est Brieger qui introduit le terme « toxine » en 1888. La même année, les pasteuriens Emile Roux et Alexandre Yersin mettent en évidence la toxine diphtérique, ouvrant la voie à la première sérothérapie spécifique[a]. Il s'ensuivit un déclin progressif de l'intérêt pour les ptomaïnes et leucomaïnes, qui n'étaient pas spécifiques d'une bactérie précise.

Parmi les toxines bactériennes on différencie de nos jours : a) celles qui sont de nature protéinique, les exotoxines, synthétisées par les bactéries et sécrétées en dehors ; b) les lipopolysaccharides ou LPS, dites endotoxines car provenant de la paroi d'un type particulier de bactéries. Elles sont produites lors d'une infection ou résultent de la contamination bactérienne d'un produit alimentaire ou d'un liquide injectable (LPS). Toutes les bactéries ne produisent pas de toxines. L'intérêt pour les toxines spécifiques croitra de façon progressive à partir de la dernière décennie du XIXe siècle. La recherche mettra du temps avant de les identifier, ce qui laissera le champ libre aux théories d'auto-intoxication. Nous verrons comment cela a affecté la psychiatrie dans ses hypothèses causales et le choix des moyens thérapeutiques.

L'auto-intoxication, une théorie prisée par la psychiatrie

Une de ses premières applications à la psychiatrie remonte à 1884 lorsque Hermann Senator anticipe que le délire aigu du coma diabétique serait causé par une *Selbstinfektion*[b] [62]. L'auto-intoxication bouchardienne connait un grand succès en psychiatrie dans notre pays d'après Manon Mathias [63]. Toutefois, le terme auto-intoxication n'apparaît pas dans les manuels de psychiatrie avant 1900. Le premier texte francophone mentionnant un lien entre un trouble mental, la mélancolie, et l'auto-intoxication digestive est dû à un psychiatre portugais travaillant à Paris, Antónoio Mario de Bettencourt Rodrigues. Il s'est appuyé sur les travaux de Bouchard et du neuropsychiatre Emmanuel Régis. Ce dernier inspire la thèse de François-André Chevalier-Lavaure, *Des auto-intoxications dans les maladies mentales - contribution à l'étude de la pathogénie de la folie* en 1890 [64]. L'auto-intoxication infectieuse intéresse aussi en dehors de la France. En 1887, l'écossais Campbell Clark décortique 40 cas de psychoses puerpérales : en dehors des éléments psychologiques et de l'hérédité, il croit détecter assez souvent une cause toxémique (alcoolisme, états infectieux, amoindrissement des sécrétions, etc.)

---

[a] La production routinière de ce sérum date de 1894.

[b] Dans ce cas, il s'agit d'auto-intoxication métabolique, les troubles étant dus à l'accumulation d'acétone et à une hausse de l'acidité du sang.

[65]. Il relève huit cas de septicémie associée, dix d'infections de la région utérine, deux de tuberculose, un de typhoïde, un de scarlatine. Dans les quatre cinquièmes des cas, le trouble psychiatrique a été précédé d'une constipation opiniâtre ou de diarrhées abondantes :

> ... les selles étaient en général dures [...], plus rarement argileuses, sèches, irritantes ou putrescentes, et d'une odeur extrêmement forte. [...] Les produits gazeux de la putréfaction eux-mêmes ne sont pas sans importance à cet égard.

Les lyonnais se penchent eux aussi sur l'auto-intoxication infectieuse ou digestive. En 1888, la thèse de François Belous sur les *Phénomènes morbides liés à l'action exercée par les maladies infectieuses sur les centres nerveux* ne concerne pas un trouble psychiatrique particulier, bien que la PG soit souvent mentionnée [66]. Son propos est encore très marqué par l'anatomopathologie. S'il n'a pas lu les leçons de Bouchard, il cite les ptomaïnes de Brieger.

Marius Feyat, ancien interne de l'asile de Bron, élève de Pierret, soutient en 1890 une thèse sur *La constipation chez les aliénés et des phénomènes toxiques qu'elle provoque* [67]. Elle connait un retentissement notable, citée quatre fois dans le *Traité de pathologie mentale* de Ballet et coll.. [41] et deux fois dans le *Précis de Psychiatrie* de Régis [68]. Feyat incrimine la constipation favorisant l'accumulation de poisons digestifs, quand « en amont de ce bouchon [stercoral, de selles dures] s'accumulent des matières diarrhéiques d'une haute virulence et constituant par suite le rôle principal dans l'empoisonnement ». Un de ses collègues, Francis Devay, reste dans le mythe de la dilatation de l'estomac. Sa thèse, en 1892, porte sur *Contribution à l'étude de la dilatation de l'estomac et des troubles psychiques qu'elle provoque, étude de pathologie nerveuse et mentale*. La spécificité lyonnaise de la décennie 1890-1900 concerne surtout le lien entre les fièvres et les psychoses puerpérales. En 1890, dans sa *Contribution à l'étude de la folie chez les nouvelles accouchées*, Edmond Faure postule un lien causal entre fièvre puerpérale et folie du même nom[a] [69]. Sur treize observations de l'asile de Bron, il relève de l'infection à six reprises et l'observation microscopique au laboratoire décèle chez une femme des staphylocoques et des streptocoques

[a] Il ne semble pas avoir eu connaissance des travaux de Campbell Clark.

pyogènes[a]. L'infection ne suffit pas et Faure suppose l'action d'une toxine bactérienne : « La présence dans le sang qui baigne les éléments nerveux de streptocoques ou de leurs produits solubles, ne peut que modifier la nature physico-chimique d'un certain nombre de cellules nerveuses ». Un second passage mentionne : « Chez nos malades, la perte d'appétit n'a existé que pendant la période d'intoxication ». Les streptocoques sont certes capables de sécréter des toxines mais la première d'entre elles, la streptolysine, ne sera étudiée qu'au début du XX[e] siècle par Marmorek[b].

En 1894, un autre interne de l'asile, Jean-Baptiste Évrot, au départ sceptique sur l'auto-intoxication, affirme dans sa thèse *Classification pathogénique des délires liés à la puerpéralité (grossesse, accouchement, lactation)* [70] que : « les microbes puerpéraux, quels qu'ils soient, agissent sur les centres nerveux par les toxines qu'ils sécrètent ». Il est le premier des internes lyonnais à parler des « poisons » gastro-intestinaux de Bouchard dans le cadre des psychoses puerpérales quand ses prédécesseurs supposaient des toxines streptococciques. Il emploie le terme « poisons » pour les produits des bactéries intestinales et « toxines » pour ceux de bactéries spécifiques. Il élargit les critères diagnostiques d'infection :

> Pas n'est besoin pour affirmer le diagnostic d'état puerpéral infectieux, d'une invasion bruyante avec cortège de symptômes fébriles. C'est là, sans doute, une forme clinique, mais […] pas la plus fréquente.

Évoquant des infections sans fièvre qu'il qualifie de latentes[c], il conjecture de la toxi-infection dans l'éclampsie[d], l'épilepsie, l'hystéro-épilepsie et l'hystérie. Ces infections latentes ressemblent à celles que Lépine qualifiera en 1907 de « vagues, torpides et lentes ».

Plusieurs thèses lyonnaises s'intéresseront à l'auto-intoxication dans d'autres troubles psychiatriques : Louis Guérin en 1895 avec *L'auto-intoxication dans la genèse des attaques apoplectiforme et épileptiformes de la paralysie générale*, reste dans une veine bouchardienne pour tenter d'expliquer la cause des AVC dans la PG. Il préconise surtout de lutter contre la constipation [71] ; Henri Feuillade,

---

[a] Pyogène : à l'origine d'une infection purulente.

[b] Toxine entrainant une destruction des globules rouges, une hémolyse. Les streptocoques du groupe A en produisent.

[c] Qui existent bel et bien.

[d] Crises convulsives pendant une grossesse compliquant une hypertension artérielle.

interne de l'asile de Bron, traite de *L'étude des manifestations délirantes qui marquent le déclin des maladies infectieuses.* Il pointe que Pierret voyait dans l'auto-intoxication une contradiction de la théorie de la dégénérescence [72] :

> Depuis longtemps, M. le professeur Pierret [...], combattant les idées de Magnan, qui fait jouer dans ces délires un rôle important à l'hérédité et aux causes morales, insiste sur les infections et les auto-intoxications comme causes de ces délires se développant à la suite d'une maladie infectieuse.

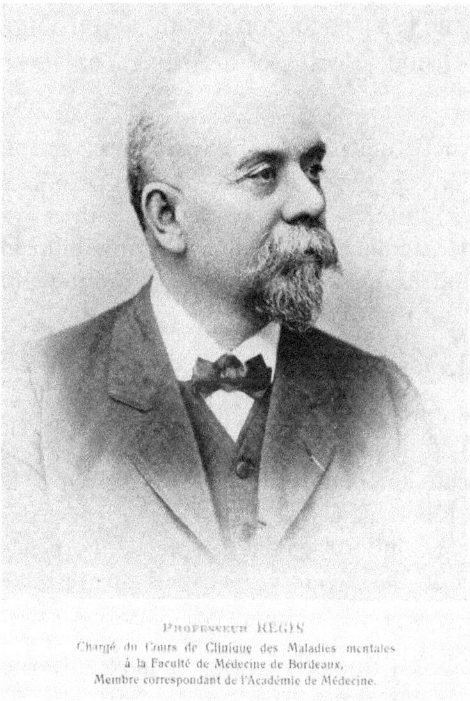
Professeur Régis
Chargé du Cours de Clinique des Maladies mentales
à la Faculté de Médecine de Bordeaux,
Membre correspondant de l'Académie de Médecine.

Figure 3 : Emmanuel Régis
Image sous licence ouverte
Source : BIU Santé Médecine Paris.
https://www.biusante.parisdescartes.fr/histmed/image?CIPH0300
(Lien valide le 28/01/2024).

Six ans plus tôt, en 1893, l'auto-intoxication a été le thème central du *Congrès annuel de médecine mentale*[a] de la Rochelle. L'infection et ses toxines rendent assez bien compte des hallucinations fébriles ou des confusions mentales aigües. Toutefois, le modèle trouve ses limites dans les pathologies psychiatriques chroniques.

Dans leur rapport, *Des auto-intoxications dans les maladies mentales,* Régis (Figure 3) et Chevalier-Lavaure consacrent plus de place aux symptômes psychiatriques observées lors des maladies fébriles aigües qu'aux autres folies [73]. Ils rapportent bien le flou régnant sur la nature des toxines bactériennes : Les éléments de l'empoisonnement de l'organisme par lui-même sont multiples. À côté des alcaloïdes normaux et anormaux, des toxines microbiennes sur la nature chimique desquelles on n'est pas encore

---

[a] Prédécesseur du congrès des médecins aliénistes et neurologistes de France et des pays de langue française.

absolument fixé, il y a les ptomaïnes, les diastases[a] et les toxalbumines ou protéines toxiques.

Malgré son flou, la notion d'auto-intoxication bactérienne connait une extension mondiale entre fin du XIXe et début du XXe et inclut progressivement les effets psychiatriques des infections lentes (tuberculose, syphilis). En 1895, deux synthèses sur l'auto-intoxication en psychiatrie sont publiées, l'une par le danois Daniel Jacobson [74], l'autre par l'américain Albert Sterne [75]. Jacobson distingue plusieurs types d'auto-intoxication, dont l'une d'origine digestive, et il se questionne :

> Mais quel est ici le facteur actif qui produit une psychose par son action sur les cellules cérébrales ? Quoi d'autre que les produits métaboliques des bactéries, les ptomaïnes ou en d'autres termes les toxines, qui, à proprement parler, se développent dans le corps humain lui-même et, lorsqu'elles provoquent des troubles mentaux, provoquent en fait une sorte de psychose d'auto-intoxication.

Albert E. Sterne, quant à lui, déclare :

> … je crois, non pas que de nombreux états pathologiques du système nerveux sont soit syphilitiques, soit tuberculeux, soit alcooliques, […] mais que les ptomaïnes, respectivement les toxines, produites par la syphilis constitutionnelle, la tuberculose ou l'alcoolisme sont des facteurs qui contribuent même plus largement qu'on ne le pense généralement au développement de diverses maladies du système nerveux.

Un peu plus loin, à propos du tabès, l'une des formes de la NS, Sterne ajoute : « Il s'agit dans la grande majorité des cas d'une affection post-syphilitique, conséquence directe non de la syphilis mais des ptomaïnes ou toxines produites par les agents de la maladie spécifique ». En 1896, Wagner-Jauregg spécule lui aussi sur l'effet psychoactif des toxines intestinales, sur le rôle supposé de l'acétone dans les confusions mentales ainsi que de composés organiques acides (acide diacétoacétique, acide oxybutyrique) [15].

L'intérêt pour les toxines change en parallèle des progrès des analyses biologiques, chimiques et cytobactériologiques dans les urines, les selles et le sang. Au tournant du XXe siècle, des asiles suivent

---

[a] Nom ancien pour enzymes.

le mouvement des hôpitaux généraux et s'équipent de laboratoires de biologie.

En 1898, Daniel R. Brower, du *Rush medical college* à Chicago, publie *Auto-intoxication in its relations to the diseases of the nervous system* [76]. Il postule qu'un déficit d'acidité gastrique[a] favorise la croissance des bactéries dans les intestins, induisant une plus grande production de « poisons » ou toxines. En sus de l'indole, du scatole[b] et d'autres alcaloïdes, il s'interroge sur l'acide lactique produit dans l'intestin et pose l'hypothèse que l'accroissement de la fréquence de la mélancolie dans les nations occidentales serait consécutif au changement des habitudes alimentaires. Il mentionne, sans préciser l'origine de cette notion, que la nucléine semble augmenter le pouvoir bactéricide du sang et compenser l'anémie secondaire aux maladies infectieuses. Brower ne déclare pas avoir traité de patients avec la nucléine et ne peut donc être cité comme un pionnier de cette thérapie.

Il résume l'auto-intoxication en psychiatrie en neuf points, faisant le lien entre les théories antérieures, anatomopathologiques, impliquant la circulation sanguine et lymphatique du cerveau et les modèles biochimiques d'intoxication par des molécules provenant du tube digestif. Son inspiration est manifestement bouchardienne :

> 1. Certaines maladies nerveuses sont l'effet d'une auto-intoxication.
> 2. [celle-ci] produit une dégénération parenchymateuse du système nerveux, aigüe ou chronique, qui peut entrainer une destruction structurale ou fonctionnelle des cellules nerveuses […].
> 3. La disposition particulière des réseaux lymphatiques dans le système nerveux facilite l'auto-intoxication du cerveau par le blocage de ces canaux.
> 4. Le facteur principal de cette autotoxicité est un trouble du tractus gastro-intestinal.
> 5. La dilatation gastrique, la dyspepsie intestinale et la coprostase sont les conditions ordinaires produisant l'intoxication gastro-intestinale.
> 6. Le diagnostic doit être fait : a) par un examen régional ; b) par l'examen du contenu gastrique et c) par l'examen de l'urine.

---

[a] Bouchard le pensait également. D'autres auteurs retrouvaient un excès d'acidité !

[b] Ou scatol (méthyl-indole), dérivé de l'indole (voir *supra*, p. 74). Produit lors de la dégradation des protéines.

7. Les urines montreraient une augmentation de l'indican[a], une baisse des sulfates totaux [...].

8. On trouvera aussi, habituellement comme conséquence de cette autotoxicité, une diminution du niveau d'hémoglobine et [...] du nombre de globules rouges.

9. Le traitement devrait consister en un lavage, un nettoyage de l'intestin, des antiseptiques gastriques et intestinaux, des laxatifs et des produits favorisant la production de globules rouges.

Les recherches se dirigent progressivement plus vers les toxines bactériennes. En 1901, L'écossais Lewis Campbell Bruce[b] tente d'isoler des bactéries dans le sang de malades psychiatriques. N'y parvenant pas, il réalise un abcès de fixation à l'essence de térébenthine à titre diagnostique chez une malade en état maniaque, car il pense que les bactéries se dirigeront vers l'abcès. Or, si les précautions d'asepsie sont suffisantes lors de l'injection, l'abcès de fixation est stérile. Il identifie néanmoins une bactérie dans le pus issu de l'abcès chez sept malades sur 24 [16]. Dans un deuxième temps, L.C. Bruce et son assistant Peebles s'orientent vers la recherche d'une toxine. Entre 1903 et 1904, ils étudient l'auto-intoxication dans la démence précoce [77] : ayant observé dans le sang de malades catatoniques de la leucocytose et de l'éosinophilie[c], ils supposent une toxi-infection à streptocoques. Pour tester ce modèle, ils injectent des bactéries extraites du sang de patients souffrant de démence précoce (schizophrénie) à des lapins. Ceux-ci développent certes des symptômes qu'on qualifie de comportement de maladie (*sickness behavior*) mais pas ceux d'une catatonie. Cela n'empêche pas les auteurs de proposer de traiter les malades catatoniques avec du sérum antistreptococcique[d]. En 1907, toujours en Ecosse, William Ford Robertson et Douglas McRae recherchent une toxine paralysante analogue à celle du bacille de la

---

[a] Produit par des bactéries intestinales à partir du tryptophane (acide aminé) contenu dans les protéines. La forme sulfate peut s'accumuler en cas d'insuffisance rénale. Ce n'est pas un alcaloïde mais un glycoside, avec un noyau glucose lié à un noyau indole. Ici le sens de noyau est celui de structure moléculaire cyclique.

[b] Évoqué en introduction (*supra*, p.14).

[c] Augmentation du nombre de leucocytes éosinophiles.

[d] Peut-être celui que Marmorek avait élaboré en 1895 à l'Institut Pasteur.

diphtérie, *Corynebacterium diphtheriae*[a], chez les malades mentaux [78]. Ils croient découvrir une bactérie proche qu'ils nomment *Bacillus paralyticans* dont ils soupçonnent qu'elle jouerait un rôle dans la PG au moyen d'une toxine. Enfin, ils supposent que la syphilis, l'abus d'alcool et la consommation excessive de protéines peuvent affaiblir les défenses de l'individu et favoriser l'infection par le supposé *Bacillus paralyticans*.

L'auto-intoxication bactérienne dans les manuels de référence des psychiatres au tournant du siècle

Ce foisonnement de travaux de recherche était-il accessible aux aliénistes ordinaires dans leurs ouvrages de référence ? Comment s'est effectuée la transition des poisons bouchardiens et des ptomaïnes briegeriennes vers les toxines bactériennes spécifiques ?

Interrogeons les deux grands manuels de référence parus au début du XXe siècle : le *Traité de pathologie mentale* de Ballet et coll., qui date de 1903 [41] et la 3[e] édition du *Précis de psychiatrie* de Régis, de 1906 [68] : dans le *Traité* le terme « auto-intoxication » est retrouvé 114 fois contre 210 pour « dégénérescence » (sur 1634 pages) ; Bouchard est cité dix-huit fois[b], les ptomaïnes, les alcaloïdes internes et les leucomaïnes huit, quatre et trois fois respectivement. Dans le *Précis*, « auto-intoxication » est retrouvé à 207 reprises *versus* 181 pour « dégénérescence » (1118 pages). Régis est, il est vrai, le héraut de l'auto-intoxication en psychiatrie en France, mais essentiellement dans le cadre des « folies infectieuses ». Il cite Bouchard neuf fois, les ptomaïnes deux fois, les alcaloïdes formés dans le corps une fois et jamais les leucomaïnes.

Nous parlerons uniquement des auto-intoxications de causes supposées bactériennes[c], bien que celles d'origines métaboliques ou consécutives à des défaillances d'organes aient été majoritaires.

---

[a] Paralysies commençant par les nerfs crâniens. Troubles de la vision, de la déglutition, du voile du palais. L'atteinte du diaphragme peut entrainer une insuffisance respiratoire. Si l'intoxication s'étend peuvent apparaitre des troubles de la motricité, de la sensibilité et du système nerveux végétatif.

[b] Cependant une partie de ces citations se rapportent au *Traité de médecine* de Charcot, Bouchard et Edouard Brissaud et non à la théorie des poisons produits dans le corps.

[c] Les virus ne sécrètent pas de toxines. Les toxines produites par les champignons, de découverte plus récente, n'ont pas été envisagées ici.

État global de la question

Dans le chapitre *Étiologie* du *Traité,* Anglade exprime des doutes sur la pertinence causale d'ensemble de la théorie de l'auto-intoxication bactérienne :

> Sur ce rôle [de l'auto-intoxication], il est vrai, les avis sont partagés, au moins en Italie. Lambranzi, par exemple, admet bien l'existence d'auto-intoxications dans les affections mentales, mais il les considère comme le résultat et non comme la cause de ces affections [...]. De même, dans les maladies par ralentissement de la nutrition [...] et même dans les maladies infectieuses, il se produit des auto-intoxications, et c'est elles vraisemblablement qui sont responsables des troubles mentaux qui compliquent ces maladies. Quant à la nature des poisons qui occasionnent ces auto-intoxications, elle reste, pour la plupart d'entre eux, problématique.

Les molécules suspectées

L'embarras d'Anglade est grand devant la variété des molécules accusées d'être toxiques : ptomaïnes, toxalbumines (toxines de nature protéinique), cystine[a], acétone[b], indican[c], scatole[d], ammoniaque[e], acide lactique[f], acide oxalique. Initialement les ptomaïnes/leucomaïnes était vues comme des analogues d'alcaloïdes végétaux produits à partir de protéines. La définition même d'alcaloïde était trop extensive et les tests sensés les reconnaitre chez l'animal et l'homme ne donnaient pas des résultats similaires à ceux des végétaux. Aucune des molécules citées ci-dessus par Anglade n'est un alcaloïde. Un peu plus loin, dans une partie du *Traité* concernant les mélancolies, Anglade et Ballet notent :

> Cette hypertoxicité [des urines de mélancoliques] peut être pour une part [...] attribuée aux leucomaïnes que l'analyse chimique décèle dans les urines de certains lypémaniaques[g]. En effet, on rencontre dans quelques-unes de ces dernières des alcaloïdes très toxiques (G. Ballet et Bordas [...]), mais d'autres ne renferment que des alcaloïdes indifférents. Il faut donc incriminer d'autres éléments que les leucomaïnes pour

[a] Acide aminé soufré.
[b] Voir *supra,* p. 80.
[c] Voir *supra*, p. 82.
[d] Voir *supra*, p. 81.
[e] Produit par des bactéries intestinales. Transformé par le foie en urée. En cas d'insuffisance hépatique sévère, il s'accumule dans le sang et devient neurotoxique.
[f] Voir *supra*, p. 81.
[g] À l'époque, la lypémanie était une forme de dépression sévère.

expliquer la toxicité constamment accrue, à ce qu'il semble, des urines des mélancoliques. Sur ce point, de nouvelles études sont à faire.

En 1906, le terme d'alcaloïde ne figure plus dans le *Précis* de Régis alors que, douze ans plus tôt, il apparaissait dix-huit fois dans son rapport au congrès de La Rochelle. Régis y présentait encore les leucomaïnes comme des alcaloïdes. Ce concept avait pris du plomb dans l'aile. La notion de toxines d'origine bactérienne restait encore assez floue pour les psychiatres, un an avant l'essai du nucléinate par Jean Lépine.

Typologie des organes défaillants selon les marqueurs biochimiques

Dans le chapitre *Sémiologie* du *Traité*, Séglas détaille les auto-intoxications en fonction des molécules « toxiques » présentes dans l'urine. Celles provenant de l'auto-intoxication gastro-intestinale seraient : « l'indican, l'acétone, les acides diacétiques et dioxybutyriques[a], la tyrosine[b], des sulfoconjugués… ». Aucune de ces molécules n'est un alcaloïde. L'acétonurie était considérée comme un marqueur d'auto-intoxication intestinale alors que c'est dans le diabète qu'elle est signifiante. La distinction des profils chimiques urinaires en fonction de l'organe défaillant est rendue compliquée par la place centrale du rein lui-même. L'accumulation de molécules supposées toxiques produites par des bactéries intestinales est dépendante du fonctionnement des organes d'élimination : foie, tube digestif et rein. Dans l'insuffisance rénale, parmi les molécules qui s'accumulent dans l'organisme, figurent celles supposées provenir de l'intestin après avoir traversé la paroi intestinale. De quel intestin parle-t-on ? On pensait que le côlon était un important organe d'absorption de molécules mais on sait maintenant que cette absorption va en diminuant de l'intestin grêle au côlon. A propos du transport sanguin de molécules provenant de putréfactions coliques, Bouchard déclarait que « l'intestin grêle pour une part et le gros intestin surtout [sont] capables de livrer au sang des produits de putréfaction » [14]. Or, il ne se produit pas de réaction de putréfaction dans l'intestin grêle et le côlon semble surtout absorber des

[a] Avec l'acide acétylacétique (ou diacétique) et l'acide bêta-hydroxybutyrique, l'acétone fait partie des corps cétoniques fabriqués par le foie et éliminés par les reins. Le sang de la personne normale n'en contient que de faibles quantités.

[b] Acide aminé utilisé pour la synthèse de noradrénaline, adrénaline, dopamine, mélanine.

acides gras résultant de désaminations effectuées par certaines bactéries.

L'insuffisance rénale est mal comprise à l'époque. L'un de ses marqueurs, l'excès d'urée[a] dans le sang (urémie), était pourtant connu depuis le milieu du XIXe siècle. Peu de données existaient sur la biochimie sanguine et les analyses se pratiquaient plutôt sur l'urine. Une trop faible quantité d'urée urinaire et la présence d'albumine dans les urines, l'albuminurie, étaient considérés comme des indicateurs d'urémie. Globalement, les paramètres urinaires mesurés à l'époque n'étaient pas très pertinents pour évaluer les défaillances d'organes, hormis l'albuminurie.

Le dosage urinaire des ptomaïnes était si délicat qu'il n'était pas utilisable en pratique. Cependant les aliénistes étaient informés des dangers potentiels de ces molécules, aux effets psychoactifs variés, théoriquement similaires à des alcaloïdes végétaux, dont ils étaient familiers. On ne mesurait donc pas en pratique quotidienne les marqueurs biochimiques d'auto-intoxication bactérienne, qui restait largement de l'ordre de la théorie plutôt que du fait.

L'autre fluide sur lequel on pratiquait des dosages assez couramment en psychiatrie était le LCR. Au niveau chimique on n'y recherchait que de l'albumine, qui n'était pas toxique.

Les bactéries

Concernant l'aspect bactériologique des maladies psychiatriques, Séglas synthétise les connaissances du moment (1903) dans le paragraphe *Sang et circulation* du *Traité* :

> ...d'Abundo, Piccinino, Grimaldi ont trouvé dans le sang des paralytiques généraux des micro-organismes qu'ils ont regardés comme de provenance vésicale ou intestinale, Certains auteurs [...] ont entrepris des recherches sur l'étude bactériologique du sang dans le délire aigu. Bianchi et Piccinino ont décrit dans une forme de délire sensoriel aigu un bacille spécifique. Mais la plupart du temps on n'a trouvé que des micro-organismes communs, dont la signification étiologique est très contestée. D'après les précédents auteurs, ces micro-organismes provoqueraient directement le délire aigu, en s'attaquant au côté de l'organisme le plus vulnérable [...]. Pour d'autres (Cappelletti), ils ne pénétreraient dans le sang qu'à la période agonique et n'auraient ainsi

[a] Laquelle n'est d'ailleurs plus considérée comme toxique.

aucune signification. Pour d'autres enfin (Ceni[a]) ils constituent seulement une auto-infection secondaire, sans valeur étiologique primitive, mais venant aggraver, à titre de complication, la maladie en cours d'évolution.

De façon générale, les microbes, germes ou bactéries sont assez peu présents dans le *Traité* comme dans le *Précis* : le terme « microbes » apparait seize fois dans le *Traité* et six dans le *Précis*, celui de « bacille » 34 fois dans le *Traité* et dix dans le *Précis*, « bactérie » sept fois dans le *Traité* et une dans le *Précis*.

Les maladies infectieuses étaient considérées comme des entités par leurs symptômes et leurs évolutions typiques, associées à des atteintes anatomiques spécifiques. On ne recherchait pas les germes pathogènes de façon routinière, faute des moyens techniques appropriés. Certaines bactéries n'étaient pas encore identifiées (*Treponema pallidum)*, d'autres difficiles à repérer ou à cultiver, comme le BK. Quant aux virus, ils étaient invisibles au microscope optique.

Roubinovich déclare, dans le *Traité* : « le diagnostic [de psychose de cause infectieuse] n'offre aucune difficulté, puisqu'il est intimement lié à la maladie fébrile dont le délire n'est qu'un simple symptôme ». Régis, lui aussi, se contente d'arguments cliniques :

… il est des signes qui peuvent permettre au médecin d'établir le diagnostic de psychose infectieuse préfébrile[b] et qui, en tous cas, obligent à temporiser. Ce sont : la céphalée prémonitoire, les modifications de l'urine et du taux urinaire, l'état saburral, la constipation opiniâtre, l'apparition de la fièvre, la brusquerie du délire, son caractère onirique, hallucinatoire, confus, son acuité.

Dans le chapitre sur les *Psychopathies organiques* du *Traité,* E. Dupré aborde la question des microbes dans la PG. L'agent de la syphilis n'est pas encore identifié et la cause de la PG encore très confuse. Pour la psychose puerpérale on cite encore le streptocoque de Pierret et Faure dans les deux ouvrages de référence, sans confirmation de leur découverte. Dans le *Précis,* Régis rapporte les travaux de Robertson de 1903[c] postérieurs à la rédaction du *Traité* de Ballet. Il ne

---

[a] Des informations complémentaires sur certains de ces psychiatres italiens figurent sur le site de Michel Caire : http://psychiatrie.histoire.free.fr/index.htm (lien valide le 28/01/2024)

[b] Cette expression montre qu'on décrivait des symptômes avant-coureurs de la fièvre.

[c] Voir *supra*, p. 82.

s'est pas laissé séduire par le *Bacillus paralyticans* et sa toxine et déclare que « cela n'est sans doute que du raisonnement et de l'hypothèse ».

Finalement, les aliénistes du début du XXe siècle sont informés qu'il y a peu de preuves directes de l'implication de bactéries dans les maladies mentales. Leurs toxines échapperont pour toujours au microscope optique. Des preuves indirectes de la présence de bactéries pouvaient-elles être recherchées dans le comptage des leucocytes qui jouent un rôle primordial dans la défense immunitaire ? Quels indices les aliénistes pouvaient-ils rechercher dans le sang des aliénés ? Avaient-ils à leur disposition des moyens d'observer de façon fiable les leucocytes ?

Les cellules du sang, la cytologie

On trouve dans le *Traité* un passage de Dupré consacré à la PG qui considère la polynucléose[a] comme un indice d'infection bactérienne, aidant à distinguer la PG des méningites bactériennes à méningocoques : « Les méningites aiguës, d'origine coccique, provoquent de la leucocytose multinucléaire[b] ». On faisait donc bien le lien entre polynucléose et infection bactérienne[c], mais ce n'était pas la seule hypothèse qui venait à l'esprit : un passage de Régis montre qu'une leucocytose était plutôt interprétée, à tort, comme un signe d'intoxication que d'infection : « Diefendorf [...] fait remarquer que [..] la leucocytose à la période terminale et dans les attaques congestives [de la PG] est un signe évident en faveur de l'origine toxique de [cette maladie] ».

En fait, les auteurs du *Traité* et du *Précis* s'intéressent plus à d'éventuelles anomalies de la numération formule sanguine des grandes maladies mentales qu'à la polynucléose comme signe biologique indirect d'une infection bactérienne. Nous développerons ce point plus loin. Globalement, le lecteur du *Traité* ou du *Précis* peut lire que les globules blancs sont augmentés dans l'ensemble des troubles mentaux.

---

[a] Terme utilisé pour qualifier une augmentation du nombre des leucocytes polynucléaires, renommés plus tard polymorphonucléaires (puis granulocytes).
[b] Une polynucléose neutrophile, ou granulocytose neutrophile.
[c] Dans l'index du *Précis*, on ne trouve pas d'entrée pour « leucocytes », « leucocytose » ni « polynucléose ».

De la toxicité des substances à celle des fluides corporels les véhiculant

L'auto-intoxication bactérienne avait été recherchée au moyen d'injection de fluides corporels tels l'urine, le sang et le LCR de malades mentaux à des animaux de laboratoire. Si ces fluides s'avéraient toxiques pour ces animaux, on en déduisait qu'ils contenaient des molécules relevant de l'auto-intoxication. Il s'agissait là de distinguer la toxicité selon les troubles mentaux plutôt que d'étudier la nocivité de chaque molécule.

Comment ces études sont-elles résumées dans les ouvrages de référence ? Séglas s'y attelle dans le *Traité*. Les choses deviennent compliquées, car le sang de l'aliéné peut non seulement s'avérer toxique, mais aussi bactéricide :

> Comme pour l'urine, mais moins nombreuses, des recherches ont été entreprises sur la toxicité du sang chez les aliénés (Régis et Chevalier-Lavaure, Séglas, Legrain, d'Abundo, Mairet et Vires, Cololian, Ceni). Elles sont d'ailleurs passibles des mêmes critiques générales que celles de la toxicité urinaire. Nous dirons cependant que du travail [...] de d'Abundo, il semblerait résulter que la toxicité du sang serait surtout augmentée dans les états d'excitation ; diminuée dans ceux de dépression [...]. Il résulterait des recherches du même auteur que le pouvoir bactéricide du sang est, d'une façon générale, augmenté dans les maladies mentales, sauf dans les formes psychopathiques dépressives dans lesquelles ce pouvoir se montre diminué. On doit remarquer que c'est dans les cas où la toxicité du sang est le plus élevée que le pouvoir bactéricide est également accru. Cela viendrait appuyer relativement l'idée de ceux qui admettent que les aliénés sont moins susceptibles à contracter des maladies infectieuses. D'autre part, la diminution de la toxicité et du pouvoir bactéricide dans les formes dépressives pourrait expliquer les complications par auto-infection ou auto-intoxication [...]. L'auteur pose à ce propos la question de savoir si c'est la maladie mentale qui produit un trouble dans les échanges organiques, [...] ou bien si la psychose est la résultante naturelle d'un trouble avéré survenu dans les échanges par suite de la maladie de quelque viscère par infection ou influence d'agents toxiques généraux, question d'autant plus difficile à résoudre qu'il s'établit souvent un cercle vicieux.

Régis cite les mêmes recherches. La lutte entre toxines et barrières immunitaires invisibles (humorales) mérite un développement, que nous produisons dans un chapitre ultérieur[a]. Rappelons que le projet de Jean Lépine était de renforcer, *via* les leucocytes, la défense contre des toxi-infections latentes et chroniques à l'œuvre dans des troubles mentaux graves.

En conclusion, que ce soit du côté des infections vraies ou des effets « toxiques » de bactéries sans infection, les résultats étaient maigres ou ambigus. Les psychiatres ayant lu le *Traité* ou le *Précis* étaient certes informés des recherches sur la causalité bactérienne et toxinique des maladies mentales, mais celle-ci, bien que non négligeable, était surévaluée.

L'auto-intoxication infectieuse selon les pathologies mentales

Aussi bien dans le *Traité* que dans le *Précis,* l'auto-intoxication est déclinée selon les types de pathologies psychiatriques. Les plus concernées sont la confusion mentale, le délire aigu, les mélancolies, les psychoses puerpérales.

Commençons par la confusion mentale aigüe, l'évolution chronique étant considérée à l'époque comme une démence précoce (schizophrénie). Dans le *Traité,* Anglade est affirmatif sur la théorie bouchardienne dans les confusions mentales aigües :

> Quant à la confusion mentale, les observations de Séglas et de Régis prouvent surabondamment qu'elle peut succéder à des troubles gastriques et en dépendre ; elle est même la psychose par excellence des intoxications gastro-intestinales comme d'ailleurs de toutes les intoxications ou infections ; car c'est par l'intermédiaire d'une auto-intoxication que les affections de l'estomac et de l'intestin retentissent sur le cerveau. En effet, les dyspepsies et la dilatation de l'estomac (Bouchard) favorisent la formation des poisons organiques ; la coprostase d'autre part (Sölder), peut occasionner un empoisonnement aigu par un mécanisme que Feyat a bien étudié.

Toutefois, les causes digestives ne préjugent pas forcément de la mise en circulation de toxines bactériennes, car il peut simplement s'agir de produits de fermentation ou putréfaction. Régis distingue quant à lui trois types de confusion mentale aigüe, dont l'une, caractérisée par de l'agitation et des hallucinations, aurait une origine toxique ou infectieuse très nette.

---

[a] Voir *infra*, p. 107.

Concernant le délire aigu, Régis décrit une « confusion mentale méningitique », correspondant au délire aigu, pour lui une psychose de cause infectieuse non spécifique de germes particuliers. Dans le *Traité,* Anglade note que, si on soupçonne régulièrement une infection causale, il est difficile d'en préciser la nature et le mécanisme[a]. Aucune des bactéries retrouvées ne semble d'ailleurs spécifique ni régulièrement présente. Logiquement, il évoque un mécanisme toxique :

> La rapidité et la gravité de [l'évolution du délire aigu] résultent de l'envahissement du système nerveux par des agents toxi-infectieux, dont l'action, secondée par les causes prédisposantes, sur l'importance desquelles nous avons insisté, aboutit, après une phase d'excitation, à la sidération de ce système. Ces agents toxi-infectieux sont apportés par les vaisseaux, …

Anglade mentionne des marqueurs biologiques du délire aigu : urines rares, chargées de pigments, d'acide urique[b] et d'indican[c], pauvres en chlorures, albumineuses, « hypertoxiques ». L'indican est un marqueur classique d'auto-intoxication bouchardienne. Les paramètres relevés ici reflètent essentiellement une déshydratation intense qui entraine une insuffisance rénale fonctionnelle.

À propos de la mélancolie, Anglade, dans le *Traité,* reste prudent sur l'auto-intoxication notant qu'il n'y a pas encore de « résultat positif et précis ». Régis doute de la direction de la causalité entre mélancolie et auto-intoxication bouchardienne :

> La question se pose donc de savoir si la mélancolie n'est pas due à une auto-intoxication. […] La mélancolie coexiste le plus souvent avec des signes d'auto-intoxication, particulièrement d'auto-intoxication gastro-intestinale, voilà un point acquis. Cela étant, est-ce cette auto-intoxication qui crée la psychose ? Est-ce, au contraire, la psychose qui favorise l'auto-intoxication ?

Concernant la psychose puerpérale, aussi bien dans le *Traité* que dans le *Précis,* sont mentionnés les facteurs autotoxiques bactériens de l'école lyonnaise (Pierret, Faure, Evrot). Cependant, en quinze ans, aucune étude n'a confirmé le rôle causal du *Streptococcus pyogenes*[d].

---

[a] Les prélèvements sanguins n'étaient pas couramment pratiqués dans les asiles.
[b] Anciennement classé comme leucomaïne.
[c] Voir *supra*, p.72.
[d] L'école lyonnaise de l'auto-intoxication marque le pas peu après 1900.

La démence précoce fait l'objet d'une référence à la théorie de l'auto-intoxication sexuelle formulée par Kraepelin[a]. Dans le *Précis,* Régis inclut la tuberculose et la syphilis parmi les causes de la confusion mentale chronique/démence précoce[b], sans être affirmatif.

Pour la PG, le *Traité* réduit l'auto-intoxication aux conséquences des progrès de la maladie ou des troubles de la nutrition (goutte, diabète, excès alimentaires). Dans le *Précis,* Régis déclare que :

> ...toutes les causes déterminantes de la paralysie générale se résument en une seule : l'intoxication, au sens général du mot, c'est-à-dire comprenant tout ce qui est empoisonnement de l'organisme, intoxication proprement dite ou infection...

Il estime que l'intoxication ou l'infection causale déterminante peuvent être non spécifiques, en signalant néanmoins les travaux sur une toxine syphilitique spécifique et ceux des chercheurs écossais sur le rôle des bactéries[c]. Dans son schéma, la cause déterminante prépondérante de la PG est bien la syphilis, sans être la seule.

En résumé, nous avons vu que les marqueurs biochimiques, essentiellement urinaires, sont, au mieux, inconstants, souvent non spécifiques, parfois erronés. La distinction entre les toxines bactériennes et les molécules de fermentation ou de putréfaction, floue. Des modifications quantitatives des leucocytes (polynucléose dans les infections aigües, monocytose et lymphocytose dans l'infection chronique) sont peu à peu considérées comme des marqueurs de l'infection. L'absence de mise en évidence des bacilles supposés dans les maladies psychiatriques est la règle : le *Treponema pallidum* n'a pas encore été identifié dans les lésions cutanées du chancre syphilitique[d]. Le BK est difficile à observer et à cultiver en laboratoire. Ces deux bactéries sont censées agir au moyen d'une toxine hypothétique. Toutefois la tuberculose reste marquée par un contexte infectieux avec de la fièvre, absent dans la PG. Notons que, pendant quelque temps la tuberculine a été considérée par erreur comme une toxine. Les recherches de toxicité des fluides corporels des aliénés ont déçu et ont été abandonnées [68]. La lutte entre les toxines et une immunité humorale obscure crée une situation complexe. L'immunité est mal

---

[a] Les hormones sexuelles n'étaient pas encore connues.

[b] L'édition de 1906 du *Précis* introduit le terme kraepelinien de démence précoce.

[c] Voir *supra*, p. 82.

[d] De plus, il ne peut toujours pas être cultivé en laboratoire actuellement.

intégrée dans le corpus théorique psychiatrique, la place des leucocytes et de la phagocytose étant très mince. Le *Traité* cite une fois Metchnikoff sans le rattacher à la phagocytose et le *Précis* fait une unique référence à la phagocytose sans citer le chercheur franco-russe. L'immunité humorale, adaptative et innée, n'a été découverte qu'à la fin du XIXe siècle. Les antitoxines viennent à peine de faire une apparition spectaculaire en thérapeutique avec le sérum de Roux. Régis ne les mentionne qu'à une seule reprise et évoque un peu les sérums spécifiques et notamment antistreptococcique. En résumé, l'auto-intoxication est un concept utilisé de façon un peu mécanique en psychiatrie, facilement attrape-tout, manquant de preuves biologiques.

Un second souffle pour l'auto-intoxication digestive

Une relance de la théorie bouchardienne est effectuée par Elie Metchnikoff[a]. Dans son ouvrage destiné au grand public *Étude sur la nature humaine. Essai de philosophie optimiste,* paru en 1903 [79], il s'en prend bizarrement au côlon qui, selon lui :

> ...doit même être rangé [dans les] organes nuisibles à la santé et à la vie des hommes. Le gros intestin est le réservoir des déchets de notre nourriture, ceux-ci y stagnent pendant un temps assez long pour qu'ils s'y putrifient. Or, les produits de cette putréfaction sont souvent très nuisibles à la santé. Lorsque les matières fécales restent longtemps dans le gros intestin (comme dans la constipation, cette maladie si fréquente), certaines substances qui entrent dans leur constitution peuvent être résorbées par l'organisme et provoquer un empoisonnement, quelquefois très grave.

Metchnikoff a décidé de s'attaquer aux causes de la sénescence et notamment à l'artériosclérose, dont il suppose que l'auto-intoxication bactérienne est une des causes :

> Pour expliquer l'artériosclérose dans les cas où il n'y a ni syphilis ni alcoolisme, ni aucune autre cause déterminée, il y a lieu d'invoquer l'empoisonnement par cette masse innombrable de microbes qui pullulent dans notre tube digestif... Parmi ces microbes [...] il s'en trouve [...] un grand nombre dont la présence constitue un grand inconvénient pour la santé et pour la vie.

---

[a] Prix Nobel de médecine en 1908, conjointement avec Paul Ehrlich.

Ayant eu connaissance de la grande longévité apparente des paysans bulgares, qu'il attribue à leur consommation de lait fermenté, il propose à ses lecteurs d'adopter leur régime afin de prolonger la vie :

> ... dans les maladies intestinales [...] les microbes se développent abondamment et sécrètent leurs poisons qui irritent la paroi des intestins. Pour éviter ces maladies putrides, on a depuis longtemps déjà proposé de n'administrer que du lait stérilisé [...]. Ce régime est suivi dans la majorité des cas de résultats très favorables [...]. Certains microbes empêchent la putréfaction du lait [...]. L'acide lactique arrête souvent certaines diarrhées et [...] le régime lacté est favorable dans quelques maladies occasionnées par les putréfactions intestinales. On conçoit aussi que le lait fermenté soit si utile dans certaines affections.

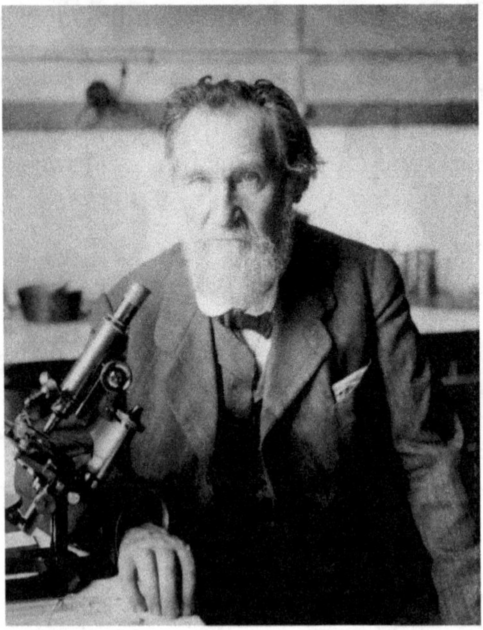

Figure 4 : Elie Metchnikoff [entre 1910 et 1915]
Image du domaine public
Source : George Grantham Bain Collection. The Library of Congress

Nous citons ensuite un passage repris d'Alain Lellouch [80] :

> Il est [...] tout indiqué pour diminuer (les) intoxications lentes qui affaiblissent la résistance de nos cellules nobles et qui excitent les phagocytes, d'introduire dans le régime alimentaire le kéfir ou, mieux encore, le lait aigri... La présence d'une grande quantité de microbes lactiques doit empêcher nécessairement la pullulation des microbes de la putréfaction, ce qui est déjà d'une grande utilité pour l'organisme.

Metchnikoff (Figure 4) cible moins les toxines que les molécules de putréfaction produites par des bactéries intestinales. Initialement, la théorie de l'auto-intoxication se préoccupait peu des spécificités des microbes intestinaux. Metchnikoff fait ici un premier pas vers le concept du microbiote intestinal qui repose sur l'identification des populations microbiennes peuplant le côlon et des effets bénéfiques de plusieurs familles de bactéries.

Cependant, il court ici le risque de basculer vers la pseudoscience, ses conclusions ne reposant pas sur des preuves biologiques et cliniques suffisantes[a].

Dérives, réfutation et résurgences de l'auto-intoxication digestive

Tout au moins, Metchnikoff a-t-il le mérite d'avoir contribué à réorienter la thérapeutique de la soi-disant auto-intoxication digestive : l'acidification lactique par le kéfir est tout de même préférable à la purgation intestinale totale. Grave toutefois est son affirmation que le côlon est un organe inutile et « nuisible à la vie des hommes ». Cette crainte surprenante était assez largement partagée. Un chirurgien écossais, Sir William Arbuthnot Lane, prend cette suspicion au pied de la lettre : croyant aux méfaits toxiques de la stase des selles résultant de malpositions intestinales hypothétiques, il propose régulièrement dès 1908 et ce, pendant des années, des ablations du côlon (colectomies) inutiles et dangereuses.

Dès les années 1910 toutefois, l'auto-intoxication se heurte à des critiques croissantes. En 1919, le gastro-entérologue américain Walter C. Alvarez [81] critique les travaux de Bouchard, Combe[b], Metchnikoff et Lane. Il y a peu de données objectives en faveur de l'intoxication intestinale. Il ajoute que la plupart des symptômes cèdent rapidement si les obstacles au transit sont levés, plus rapidement que s'ils étaient dus à des toxines. Cet article est chroniqué en France avec la préconisation « chez ces soi-disant intoxiqués, au lieu de résections intestinales dont on a abusé, [de] l'emploi de lavements et de purgatifs », tout aussi inutiles d'ailleurs, on le saura par la suite. Sir Arbuthnot Lane ne semble pas avoir fait école auprès des psychiatres français[c]. Les critiques les plus importantes envers sa technique chirurgicale n'apparaissent qu'après la WW1 [82].

La théorie de l'infection focale est un avatar de l'auto-intoxication bactérienne, rappelle l'historien Richard Noll [83] : les dents,

---

[a] Il ne fut pas le seul ancien prix Nobel de médecine à prendre un virage parascientifique sur le tard, au point qu'on a même décrit une « maladie du Nobel ».

[b] Adolphe Combe, pédiatre suisse.

[c] Dans *l'Encéphale* ou les *Annales médico-psychologiques* de 1906 à 1950, on ne trouve mention ni de son nom, ni du terme colectomie. En revanche, des chirurgiens français procèdent à des colectomies pour des constipations « chroniques » ou « résistantes », par exemple le Dr V. Pauchet en 1920 (*Paris médical* du 3 avril).

amygdales et végétations sont pointées comme des foyers d'infection susceptibles d'infecter d'autres organes ou tissus, ce qui donne de mauvaises idées à des chirurgiens pressés, comme le psychiatre américain Henry A. Cotton. Celui-ci fait pratiquer des extractions (avulsions) dentaires et des colectomies inutiles, mutilantes et dangereuses. Alison Bested[a] et coll. rapportent que la létalité des colectomies était effrayante, de l'ordre de 30 % [84].

Les travaux de Cotton sont accessibles aux francophones au début des années 1920. Un de ses articles fut chroniqué par Henri Baruk dans *l'Encéphale* du 1er janvier 1923. Nous ne savons pas si les psychiatres français ont pratiqué beaucoup d'avulsions dentaires ou d'amygdalectomies. L'infection focale est peu mentionnée dans les revues psychiatriques.

Les idées de Cotton sont réfutées en 1922 par les américains Kopeloff, et Cheney [85] : un essai chez des patients souffrant de troubles mentaux sévères (schizophrénie, PMD), comparant la chirurgie à une thérapie non chirurgicale, ne montre aucune différence dans la fréquence de guérison à long terme. En 1924, Alvarez poursuit la démolition de la théorie de l'auto-intoxication digestive [84]. Il cherche à vérifier les effets dommageables des molécules incriminées en les administrant par leur voie naturelle, digestive. Ces substances sont parfois détruites dans l'intestin et/ou ne sont pas toujours absorbées par la paroi colique, ce qui réduit le risque toxique éventuel. La toxicité et valeur diagnostique de l'indole, une substance fréquemment citée, ainsi que de son métabolite dans les urines, l'indican, semble aussi avoir été largement surévaluée.

Alvarez conteste les préconisations de Metchnikoff de stériliser le tube digestif ou de modifier la flore intestinale afin de favoriser la fermentation au lieu de la putréfaction. Il ajoute que la stérilisation complète et durable du tube digestif est virtuellement impossible et probablement néfaste[b]. La préconisation de lait fermenté fait littéralement bondir Alvarez :

---

[a] *Associate professor* au *NSU's college of osteopathic medicine.* Son engagement en médecine « intégrative » et « ostéopathique » peut interroger sur des partis-pris idéologiques contre Alvarez. L'article Wikipédia sur l'ostéopathie note que cette discipline est une pseudoscience.

[b] On sait que les cures d'antibiotiques favorisent les mycoses type *Candida albicans.*

> Tout homme de formation scientifique qui lirait le livre de Metchnikoff sur la *Prolongation de la vie* s'arrêterait probablement pour se demander comment un homme dans sa position aurait pu écrire si positivement sur la base de si peu de preuves exactes.

Le bacille bulgare du biologiste franco-russe lui semble moins utile que le lactose contenu dans le kéfir ou que l'effet laxatif de ce yaourt. Mieux vaudrait selon Alvarez donner du *Bacillus acidophilus*, un habitant normal du tube digestif[a].

En 1933, parait un des derniers articles de la théorie de l'auto-intoxication, sous la plume des psychiatres américains Ferraro et Kilman, centré sur les effets [neuro]toxiques de l'indole[b] et de l'histamine[c] [86]. L'ingestion d'amines provenant de la dégradation bactérienne des protéines animales, lors de la consommation de viandes ou poissons mal conservés, peut entraîner des symptômes très désagréables, ressemblant à une allergie. On saura plus tard que cet effet est majoré lors d'un traitement par des antidépresseurs inhibiteurs de la monoamine-oxydase (IMAO)[d] qui favorisent leur accumulation en empêchant leur métabolisme. Ce cas de figure sort du cadre de l'auto-intoxication, où la production d'amines est endogène.

La théorie de l'auto-intoxication par stase digestive finit par s'éteindre progressivement dans les années trente. Toxicités surévaluées, concepts mécaniques fantaisistes, pratiques farfelues de lavage colique, promesses de guérison quasi-miraculeuses et trop vaste spectre de troubles mis sur son compte l'ont discréditée, selon Mathias [63].

Un avatar de cette théorie resurgit en France dans les années trente. Le Suisse Patrick Baud rappelle en 2003, dans sa thèse de médecine *Contribution à l'histoire du concept de schizophrénie,* les travaux d'Henri Baruk sur la catatonie expérimentale [87]. Frappé par le rôle de

---

[a] Cette bactérie est toujours préconisée comme probiotique.

[b] On a déjà vu (*supra,* p. 74) que l'indole est un précurseur de la tryptamine, elle-même précurseur de deux neuromédiateurs, la dopamine et la sérotonine et d'une hormone, la mélatonine. La tryptamine est aussi un précurseur d'hallucinogènes : psilocybine, diméthyltryptamine, 5-méthoxy-diméthyltryptamine (plantes). Elle sert aussi à produire du diéthyllysergamide, en allemand *Lysergsäurediethylamid* ou LSD.

[c] Amine produite à partir de l'acide aminé histidine. Elle joue un rôle dans l'immunité allergique, la régulation acide de l'estomac et dans l'éveil au niveau du cerveau.

[d] Ce qui nécessite des précautions alimentaires particulières.

la toxi-infection colibacillaire[a] dans des psychoses, celui-ci détecte en 1933, chez une patiente catatonique, une septicémie à *E. coli* et la traite avec succès par du sérum anticolibacillaire. Il soupçonne une toxine de cette bactérie, l'exotoxine neurotrope[b], de provoquer la catatonie [88]. Baruk ne cite ni Bouchard ni Metchnikoff, mais il a dépassé le cadre de la putréfaction et cible bel et bien une toxine bactérienne spécifique et non une ptomaïne ou une leucomaïne.

En 1958, Rodnight et Aves tentent de nouveau de raccrocher l'auto-intoxication bactérienne aux maladies psychiatriques en revenant aux indoles[c] et à l'histamine[d] : ils disent avoir retrouvé chez des patients au stade aigu, bien que de façon non significative, une substance inconnue dérivée du scatole[e], produite par des bactéries intestinales à partir de tryptophane. Quant à l'histamine, produite lors de la dégradation de protéines alimentaires mal conservées, on craint sa toxicité cérébrale. Les auteurs citent l'italien Buscaino qui suppute un lien possible de cette molécule avec la démence précoce [89].

L'histoire de l'auto-intoxication intestinale et de ses rebonds préfigure, avec l'étude de molécules comme la choline, l'indole et l'histamine, les découvertes ultérieures sur les neuromédiateurs cérébraux[f]. Elle annonce aussi les recherches sur les effets neuropsychiques des probiotiques, bactéries « bénéfiques », et sur les espèces bactériennes résidentes (microbiote intestinal). Metchnikoff en a été un des pionniers avec le *Bacillus Bulgaris* et les microbes lactiques [90]. Nous y reviendrons.

En 1907, les connaissances sur les toxines bactériennes spécifiques et sur le métabolisme de l'indole et de l'histamine sont encore fragmentaires. Les premières tentatives d'usage thérapeutique de toxines en médecine sont néanmoins très précoces. Les chercheurs essayent d'en maitriser la toxicité par des dosages faibles, ou par l'inactivation. On observe aussi un mouvement consistant à essayer de déclencher des phénomènes immunitaires non spécifiques, comme ce sera le cas avec toute une série de thérapies biologiques. Dans un article

---

[a] Le colibacille (*Escherichia coli*) est une bactérie fréquemment trouvée dans l'intestin, dont toutes les souches ne sont pas pathogènes.

[b] *Escherichia coli* est aussi une source d'endotoxines.

[c] Voir *supra,* p. 74.

[d] Voir *supra*, p. 81.

[e] Proche de l'indole. Voir *supra*, p.71.

[f] Déjà évoqués plus haut (voir *supra*, p. 19). Synonyme : neurotransmetteurs.

sur les biothérapies des maladies chroniques dans l'entre-deux-guerres, Ilana Löwy part de la découverte de l'anaphylaxie (phénomène allergique violent) au début du XX[e] siècle, vue comme un moyen naturel de protection contre de faibles doses de toxines bactériennes [91]. L'anaphylaxie nous permettra de faire le lien avec les thérapies dites de choc d'après la WW1, lesquelles incluront le nucléinate. Auparavant, un petit détour s'impose pour rappeler les fonctions du leucocyte qui seront sollicitées par le nucléinate et situer l'état des connaissances de l'époque sur l'immunité.

Le globule blanc et la leucocytose

Le globule blanc, son type, son rôle

L'identification des types de globules blancs débute en 1865 lorsque Max Johann Sigismund Schultze distingue les lymphocytes, les monocytes[a], les éosinophiles, et les neutrophiles. Cependant il faudra attendre qu'Ehrlich améliore les méthodes de coloration des globules blancs, pour mieux les observer, au début des années 1880. Chaque famille de leucocytes joue un rôle propre. Le sang humain comporte 4 500 à 11 000 leucocytes/mm^3 (4,5 à 11 × giga/L), dont 40 à 70 % de polymorphonucléaires ou granulocytes (GraN), 22 à 44 % de lymphocytes, 4 à 11 % de monocytes, 0 à 8 % d'éosinophiles, 0 à 3 % de basophiles[b] [92].

Dès 1845, l'augmentation du nombre global des globules blancs, l'[hyper]leucocytose, a été divisée par Virchow en leucémies, caractérisées par une augmentation permanente, et leucocytoses, où l'augmentation est temporaire. On identifie assez rapidement des variations physiologiques de la leucocytose après les repas ou durant la grossesse. L'âge, le sexe, le tabagisme influencent également les chiffres. Entre 1861 et 1867, l'identité des leucocytes présents dans le pus avec ceux circulant dans le sang a été postulée par Conheim. On avance l'hypothèse d'une migration des leucocytes au travers des parois

---

[a] Précurseurs des macrophages tissulaires et des cellules dendritiques.

[b] Neutrophiles, éosinophiles et basophiles sont des polymorphonucléaires. Ils sont riches en granulations d'où le terme actuel de granulocytes. Le contenu de ces granulations diffère selon chaque classe, assurant des fonctions spécifiques à chaque famille de granulocytes.

vasculaires par extravasation, la diapédèse[a]. Ceci se passe peu avant que la théorie des germes commence à s'imposer dans l'explication des maladies infectieuses au début des années 1870. L'association de leucocytoses à des maladies infectieuses est signalée par de nombreux auteurs. Cependant des exceptions sont rapportées (paludisme, typhoïde en particulier). La fièvre n'est donc pas la seule cause des leucocytoses en contexte infectieux. Bonne soutient un lien causal entre suppuration et leucocytose : c'est une « irritation périphérique [qui] produit l'exagération du nombre des globules blancs dans le sang... » [93].

Le rôle des globules blancs dans l'infection s'est précisé grâce aux travaux de Metchnikoff sur l'inflammation et la phagocytose. En 1883 il observe, chez des larves d'étoiles de mer, des cellules amœboïdes[b] restées mobiles qui se nourrissent du cadavre d'autres cellules et de cellules étrangères, après les avoir englobées. Il les nomme « phagocytes » (cellules mangeuses). En 1888, après des péripéties de vie personnelles[c], il rejoint l'Institut Pasteur [94]. Il y aborde la phagocytose dans les maladies des vertébrés et de l'homme [95]. Les phagocytes comprennent les polynucléaires neutrophiles (polymorphonucléaires ou granulocytes, GraN[d]) et les macrophages. Metchnikoff fait le lien entre la phagocytose et la défense générale de l'organisme. Il développe deux propriétés des GraN, la mobilisation par chimiotactisme (déplacement en fonction d'un gradient de concentration de molécules émises par les cellules lésées)[e] et la diapédèse. Pour Metchnikoff la leucocytose est une conséquence du chimiotactisme, « précisément dans la période de la plus grande prolifération des microbes », c'est-à-dire à la phase aigüe de l'inflammation.

Dans son cours de pathologie de 1898, le professeur André Chantemesse (1851-1919) expose les connaissances du moment sur le

---

[a] Le terme était déjà employé avant, signifiant plutôt une exsudation de sang à la peau, une sueur sanguine.

[b] Ressemblant à des amibes.

[c] Une tentative de suicide à la suite du décès de sa première femme Ludmilla en 1873.

[d] Nommés « microphages » par Metchnikoff à partir de 1887.

[e] La migration des cellules avait été découverte dès le début du développement du microscope. Le terme a été créé par W. F. Pfeffer en 1884. Le chimiotactisme est soit positif (attraction) soit négatif (répulsion). Le terme féminin de chimiotaxie est synonyme.

globule blanc [96] : les différentes populations de leucocytes sont bien identifiées et l'on a observé que les granulations des poly[morpho]nucléaires sont excrétées à l'extérieur de la cellule. Les enzymes[a] (alors appelées ferments ou diastases) impliqués dans les oxydations, les oxydases, ont été décrits, présents en abondance à l'intérieur des GraN. La destruction des leucocytes libèrerait ces oxydases qui auraient « de[s] propriétés chimiotaxiques positives à l'égard des globules blancs et exalte[raient] puissamment leur vitalité ». Chantemesse mentionne ici la nucléine en citant Lilienfeld :

> ...[qui a] isolé une substance qu'il a appelée nucléo-histone ; l'eau bouillante la scinde en deux en donnant la nucléine et l'histone[b], cette dernière déjà découverte par Kossel [...]. [...] les leucocytes renferme[rai]ent 68 % de nucléine et environ 9 % d'histone.

En 1898, on attribue encore aux leucocytes un rôle dans la coagulation, alors que les plaquettes sanguines sont très mal connues. Quant à la fonction des granulations, une « multitude de propriétés diastasiques[c] » commence à être entrevue. L'auteur ne distingue pas les familles de leucocytes et son propos concerne uniquement les neutrophiles (GraN) dont le rôle est résumé à la phagocytose et à la « digestion » oxydative.

À l'heure actuelle, on distingue trois types de granulations dans les GraN, contenant des molécules antimicrobiennes [97] : a) les granules azurophiles ou primaires, contenant la myélopéroxydase ou MPO et des agents bactéricides non oxydatifs[d] ; b) les granules spécifiques ou secondaires[e] : c) les granulations tertiaires[f]. Pour Dumas et Pouliot, en 2009, si l'action anti-infectieuse du GraN repose toujours sur la phagocytose et sur la diapédèse, on connaît mieux ce qui survient lors de « l'explosion oxydative » et de la dégranulation [98] : le GraN patrouille en permanence en roulant le long des parois vasculaires. Il est

---

[a] Voir *supra*, p. 61.

[b] Protéines d'enroulement et compactage de l'acide nucléique.

[c] Enzymatiques.

[d] Les défensines, la *bactericidal permeability-increasing protein* ou BPI, la cathepsine G, l'élastase.

[e] Contenant la lactoferrine, des enzymes (lysozymes et phosphatase alcaline) et le cytochrome b558, élément essentiel de la NADPH oxydase ou NOX.

[f] Contenant des enzymes, la gélatinase et la cathepsine (peptidase).

alerté soit par des produits bactériens (peptides formylés, LPS[a]), soit par des molécules attractives (chimiotactisme positif) sécrétées par des cellules vigies résidant dans les tissus : le leucotriène B_4 ou LTB_4, de nature lipidique ; l'interleukine-8 ou IL-8[b], de nature protéique, etc. Le GraN traverse la paroi vasculaire par diapédèse puis migre vers le site où a débuté l'inflammation pour en amplifier le mécanisme. Il reconnaît des motifs chimiques présents à la surface des micro-organismes (bactéries, virus) ce qui déclenche la phagocytose.

La dégradation des pathogènes ingérés s'effectue au moyen de deux armes de destruction massive :

- Une oxydation directe par la NADPH oxydase mettant en jeu ce qu'on appelle les formes dites « réactives » de l'oxygène (ROS pour *Reactive Oxygen Species*).
- La libération par les granules d'enzymes (MPO[c], élastases, lysozyme, gélatinase) et de protéines antimicrobiennes (lactoferrine, *Bactericidal/Permeability-Increasing protein* ou BPI, défensines).

En dehors de la phagocytose, le GraN mène aussi un combat rapproché en expulsant des filaments de chromatine (ADN + protéines associées) et de protéases (enzymes clivant les protéines bactériennes), appelés NET (*Neutrophil Extracellular Traps*) ou « filets », qui emprisonnent et tuent des microbes hors de la cellule. Avec la nétose, le GraN se comporte un peu comme le rétiaire entravant son adversaire avec un filet pour le tuer avec un trident.

Les GraN ont également un rôle de lanceur d'alerte, en sécrétant de nombreuses molécules dans le milieu extracellulaire, médiateurs/messagers de l'inflammation, qui l'amplifient :

- Des cytokines[d] qui agissent sur l'ensemble des cellules impliquées dans l'inflammation : macrophages, lymphocytes *Natural Killers* (NK[e]), cellules endothéliales (tapissant la paroi

---

[a] Endotoxines (voir *supra*, p. 76) provenant de la paroi de certaines bactéries, comme *Escherichia coli*.

[b] Aussi nommée CXCL8. Une interleukine (IL) est un messager entre leucocytes. Si cette fonction active le chimiotactisme, on parle plutôt de chimiokines. Celles qui attirent le GraN sont sécrétées par d'autres cellules sanguines ou tissulaires.

[c] Oxydation dite indirecte.

[d] Les cytokines sont synthétisées principalement en réponse à un signal activateur.

[e] Du système immunitaire inné (voir *supra*, p. 17) ; capables de tuer directement des cellules pathologiques.

interne des vaisseaux sanguins), plaquettes, lymphocytes, monocytes, cellules dendritiques (cellules immunitaires tissulaires de forme étoilée, chargées de surveiller l'ennemi). Ces molécules sont l'IL-1β (interleukine-1β) et le TNF-α (*Tumor necrosis factor-α*).

- Des chimiokines, molécules chimiotactiques, contrôlant également l'état d'activation des cellules immunitaires (CXCL8, ou CCL3[a] et 4, également appelées MIP[b]-1α et β).
- Des facteurs de croissance du GraN (G-CSF)[c] ou du macrophage (GM-CSF)[d].
- Des médiateurs lipidiques de l'inflammation : le LTB_4 ; le thromboxane A2 (TXA_2), qui favorise l'agrégation plaquettaire et la vasoconstriction ; la prostaglandine E_2 (PGE_2), une des plus abondantes du corps humain. Au niveau immunitaire, elle régule plusieurs fonctions des lymphocytes[e].

Il n'est évidemment pas nécessaire, dans cet ouvrage consacré à une thérapeutique psychiatrique du siècle dernier, de donner plus de détails sur les fonctions des GraN. Nous développerons plus loin un point qui avait été avancé à la fin du XXe siècle, celui d'un effet hypothétique direct du GraN contre les toxines bactériennes, qui pouvait intéresser les psychiatres dans la perspective de traiter l'auto-intoxication bactérienne.

Le bon et le mauvais sang des fous

Les aliénés et leurs globules blancs

Dès la fin du XIXe siècle on s'intéresse au sang des aliénés, à sa composition chimique et cellulaire (globules rouges, globules blancs et plaquettes). Nous n'envisagerons que les leucocytes. Avant d'aborder la notion de leucothérapie, méthode visant à en augmenter le nombre, il est utile de préciser les éventuelles anomalies de formule leucocytaire chez les aliénés. Une augmentation du nombre des GraN dans le sang, la polynucléose, indique généralement une infection sous-jacente, en

---

[a] *Chemokine (C-C motif) ligand.*
[b] *Macrophage inflammatory protein.*
[c] *Granulocyte colony-stimulating factor.*
[d] *Granulocyte/macrophage colony-stimulating factor.*
[e] Elle a de multiples effets, y compris lors de l'accouchement.

dépit d'exceptions, comme les infections virales[a], la tuberculose, la syphilis, la malaria. En 1907, les leucocytoses pouvaient être des indicateurs intéressants d'infection pour un aliéniste, même si elles étaient davantage liées à des maladies intercurrentes que causales de maladies mentales. Les malades en état de démence ou de confusion, dont l'hygiène était précaire, alités et sujets aux escarres étaient particulièrement exposés. Les déments séniles, les patients atteints de PG, une partie des malades atteints de folies alcooliques, finissaient dans un état démentiel ; les schizophrènes tendaient à évoluer vers le négativisme et/ou l'incurie. De plus, la promiscuité des salles communes, la surpopulation de l'asile favorisaient les épidémies.

Les pionniers de l'étude quantitative du sang des aliénés, toutes pathologies confondues, sont le tchèque Erlenmeyer et l'allemand Hittorf en 1846 et 1847. L'année suivante, le français Michea est le premier à étudier le sang des patients avec PG [99]. Ces auteurs ne séparaient pas encore globules blancs et rouges, le sang étant vu comme un indicateur global de la santé de l'individu. On s'intéressait à sa couleur, ses reflets et à sa fluidité. En 1854, l'écossais W. Lauder Lindsay examine le sang de 236 aliénés et 36 témoins (personnel soignant) sans retrouver de différences selon les types de folie [100]. En 1873, l'américain Sutherland constate une leucocytose chez les malades mentaux, un peu plus marquée dans la PG. Ces auteurs ne disposent pas encore de la nouvelle technique de coloration des globules d'Ehrlich (1877) qui rendra plus faciles leur comptage et la différenciation des familles de leucocytes[b].

En 1885, l'écossais MacPhail, mieux équipé techniquement que ses prédécesseurs, publie un article sur le sang des aliénés [101]. Il observe dans la PG une augmentation relative des globules blancs par rapport aux rouges[c], accroissement semblant lié à la progression de la maladie. En 1892 Krypiakiewicz réalise un comptage précis des familles de globules blancs [102]. Il observe une éosinophilie[d] dans le délire systématisé aigu et dans le délire à caractère sexuel, mais en revanche ni dans le délire primaire, ni dans la PG, ni dans les périodes secondaires

---

[a] Une polynucléose est observée dans les formes graves du COVID-19.

[b] Distinguant lymphocytes, monocytes, formes transitionnelles, granulocytes neutrophiles et éosinophiles.

[c] À cette époque, on ne donnait que les chiffres relatifs.

[d] Augmentation du nombre des éosinophiles du sang. Voir aussi *supra*, p. 82. Observée dans les allergies et les parasitoses, notamment.

des maladies mentales. D'autres études donnent des résultats inconsistants concernant la polynucléose et l'éosinophilie. En 1896, l'américain Joseph Capps étudie le sang des malades avec PG [102] avec des comptages absolus des types de globules blancs en comparant 19 cas à 10 témoins. Il conclut à une légère leucocytose dans la PG, avec des lymphocytes plus bas que la normale[a], une augmentation des monocytes et des GraN[b]. En 1896, un autre américain, Elbert M. Somers, englobe tous les troubles psychiatriques dans sa recherche sur l'influence causale du sang dans la folie[c] [103]. Son compatriote Brower[d] en résume les constatations deux ans plus tard [76] :

> [Somers] concluait que dans tous les cas de folie il y avait une détérioration du sang, avec une diminution des globules rouges, une augmentation des globules blancs, et un pourcentage faible d'hémoglobine ; les cas de mélancolie montrent le niveau le plus faible d'hémoglobine ; les éosinophiles sont absents dans la majorité des cas [...]. Les éosinophiles sont augmentés dans la manie [...] Peut-être que l'usage de médicaments augmentant le métabolisme entrainerait une augmentation des éosinophiles et, ainsi, nettoierait les influences toxiques qui sont supposées être une des causes de la mélancolie.

Insistons sur le fait que la polynucléose dans la PG est parfaitement explicable par la fréquence des infections chez ces patients.

A partir de 1901, l'un des plus actifs dans ces recherches est l'écossais Lewis Campbell Bruce [104]. Il a succédé à Robertson, qui cherchait en vain le *Bacillus paralyticans*. Devant la difficulté de retrouver des bactéries dans le sang des fous, il en étudie les leucocytes et la toxicité. Il forme du personnel infirmier à la préparation des lames pour le microscope et au comptage des globules. Au début des épisodes maniaques, il note que les GraN augmentent[e], ce qu'il interprète par erreur comme une réaction envers une toxémie[f] hypothétique. Il pose l'hypothèse d'une équivalence entre infection, toxémie et polynucléose. Plus celle-ci est nette, meilleur est le pronostic d'une maladie infectieuse pense-t-on au tournant du siècle. Bruce se persuade que l'épisode maniaque isolé est une infection aigüe et que le rétablissement

[a] Lymphopénie.

[b] Monocytose et polynucléose.

[c] Traduction de *The blood's influence per se as a causative factor in insanity.*

[d] Voir *supra*, p. 81.

[e] Un effet dû au stress et à l'hypersécrétion d'adrénaline par la glande surrénale ?

[f] Présence de toxines dans le sang.

du patient s'accompagne d'une immunité. La polynucléose marquerait le passage de la maladie à l'état latent. Il voit en l'état maniaque une véritable « folie infectieuse ». En 1904, Bruce et son assistant Peebles synthétisent trois années d'étude des leucocytes chez 150 patients comparés à des témoins recrutés parmi le personnel infirmier. La leucocytose s'observait selon eux plus volontiers dans la PG, la catatonie, les phases d'excitation de la mélancolie, les manies continues. En 1906, dans son livre *Studies in clinical psychiatry,* il différencie les folies selon qu'elles seraient de causes toxiques (auto ou hétérotoxiques) ou non [104]. Les bactéries causant des troubles mentaux seraient des espèces résidentes chez l'homme dont la virulence apparaitrait lors d'une baisse des défenses immunitaires. Ceci ne peut qu'aller dans le sens d'un renforcement de l'immunité des aliénés. Bruce suggère que les folies diffèrent par leur formule leucocytaire : il y aurait de la leucopénie (trop faible nombre de GraN) dans la PG et de la leucocytose dans la manie et la catatonie. Sa théorie suppose donc une trop faible réponse immunitaire dans la PG[a].

Ce détour écossais est d'autant plus intéressant que Lépine cite les travaux de Bruce dans son article coécrit avec Popoff en 1908 [32] :

> ...les seize malades que nous avons considérés comme déments précoces nous ont fourni des chiffres tout à fait comparables aux résultats publiés par Lewis Bruce et Peebles, Camus et Lhermitte, M. Dide et Chénais [...], etc.

En France, Dide et Chénais, de Rennes, en 1902 [105] puis Camus et Lhermitte, internes de la Salpêtrière, en 1904 [106] avaient étudié le sang des déments précoces. Camus et Lhermitte avaient observé une leucocytose très modérée portant plutôt sur les monocytes. L'éosinophilie sur laquelle des auteurs précédents avaient attiré l'attention[b] ne concernait que 4 cas sur 30. On peut se demander quel lien pourrait exister entre les situations généralement marquées par de l'éosinophilie (l'allergie ou les parasitoses) et les maladies mentales. Y aurait-il eu plus d'allergies chez les malades mentaux ? Une autre hypothèse serait que les parasitoses étaient assez répandues dans les asiles.

---

[a] Le tréponème échappe bien aux anticorps neutralisants au stade de la neurosyphilis.
[b] Voir *supra*, p. 82, 104.

L'immunité des fous : trop faible ou trop forte ?

Nous avons esquissé plus haut la question de la toxicité du sang des fous[a], selon laquelle leur sang véhiculerait des molécules toxiques, en rapport avec une auto-intoxication bactérienne et/ou intestinale. L'italien D'Abundo (1891) était un des pionniers de ce type d'études dans lesquelles du sérum de malades mentaux était injecté à des animaux de laboratoire. Il croit observer que celui des états maniaques et des PG est plus toxique que celui de sujets normaux. Il étudie également le pouvoir bactéricide du sang, capacité du plasma sanguin de détruire des bactéries par une forme d'immunité humorale innée[b]. L'augmentation observée du pouvoir bactéricide du sang dans certaines formes d'aliénation serait la marque d'une réaction à une intoxication bactérienne[c]. La question est de savoir si c'est la maladie mentale qui entraine un déversement de produits toxiques dans le sang, ou bien si la psychose est la conséquence d'une maladie viscérale quelconque, infectieuse ou toxique.

Un point sur les connaissances en matière d'immunité nous sera utile à ce stade. L'immunité humorale, explorée vers la fin des années 1880 (antisérums), est en balance avec l'immunité cellulaire, reposant sur la phagocytose metchnikovienne. Les deux théories, s'opposent sur fond de nationalisme exacerbé et donnent lieu à d'homériques joutes franco-allemandes. Les français de l'Institut Pasteur autour de Metchnikoff sont arc-boutés sur la phagocytose et les allemands autour de Koch, sur l'immunité humorale.

Le sang normal a un pouvoir bactéricide inné, une forme d'immunité mystérieuse. Dès 1872, les anglais T.R. Lewis and Cunningham, travaillant à Calcutta sur le choléra, injectent du fluide intestinal cholérique contenant des bactéries à des animaux d'expérience non immunisés au préalable. Les bactéries disparaissent du sang de ces derniers. En 1888, l'anglo-américain Nuttall montre que le plasma[d] normal de différentes espèces animales est bactéricide contre *Bacillus*

[a] Voir *supra*, p. 89.
[b] Ne nécessitant pas d'exposition antérieure.
[c] Voir *supra*, p. 89.
[d] Sang débarrassé des globules et plaquettes, contenant encore les facteurs de coagulation. Le sérum ne contient ni cellules ni facteurs de coagulation.

anthracis[a], *Bacillus megaterium*, *Bacillus subtilus*[b] et *Staphylococcus aureus*[c]. Le chauffage à 55 °C durant 30-60 minutes fait disparaitre cet effet. Cette immunité n'est pas absolue et peut être débordée par le nombre de bactéries. En 1889 Hans Buchner montre que la substance bactéricide innée du plasma est une protéine avec activité enzymatique qu'il nomme « alexine ».

Les connaissances sur l'immunité humorale acquise/adaptative progressent avec la découverte en 1890 par Behring[d] et Kitasato de l'antitoxine diphtérique et la mise au point de la sérothérapie par Émile Roux en 1894. Jules Bordet[e] montre que l'immunité humorale dépend de deux substances différentes : l'une, spécifique du germe, thermorésistante, capable d'agglutiner les bactéries, qui sera identifiée plus tard aux anticorps ; l'autre, non spécifique, thermosensible, bactéricide, correspondant à l'alexine. Ehrlich renommera l'alexine en « complément » en 1899[f].

Metchnikoff, dont l'influence en France est énorme, ne reconnait pas l'existence de l'effet bactéricide inné du sérum sanguin normal. Selon lui cette observation n'avait été effectuée qu'*in vitro* et pas *in vivo* [95]. En 1894, au *Congrès international d'hygiène et de démographie* de Budapest, le débat entre la phagocytose et l'immunité humorale innée reprend autour d'une expérience de Pfeiffer. Celle-ci montre la destruction extra-cellulaire[g] du vibrion cholérique, *in vivo,* en l'absence de phagocytes, mettant à mal l'argument de Metchnikoff. Celui-ci riposte en s'appuyant sur un propos de Buchner qui déclarait que l'alexine était produite par les leucocytes [107][h]. Metchnikoff peut donc revendiquer que l'effet bactéricide du sérum normal est *in fine* cellulaire. L'honneur est sauf. Les molécules antibactériennes sont toutes produites par des cellules, les anticorps par les lymphocytes B, les facteurs du complément par les cellules du foie. Le GraN produit

---

[a] Agent de la maladie du charbon, dont l'anthrax est la forme cutanée.

[b] Ces deux derniers microbes étant non pathogènes.

[c] Staphylocoque doré, bactérie responsable d'infections cutanées, de septicémies, abcès. Fabrique des toxines.

[d] Premier prix Nobel de physiologie ou médecine en 1901.

[e] Il a contribué à mettre au point un test sérologique de la syphilis. Voir *supra,* p. 64.

[f] Système de plusieurs enzymes impliqués dans l'immunité innée et adaptative.

[g] Dans le péritoine d'animaux de laboratoire, où les leucocytes sont quasi-absents.

[h] Les molécules du complément sont produites dans le foie.

aussi des molécules antibactériennes qu'il utilise soit dans la phagocytose soit dans le milieu extracellulaire lors de la nétose.

Les deux versants de l'immunité, cellulaire et humorale, sont liés que ce soit au sens de la défense innée que de l'adaptation par apprentissage. C'est particulièrement vrai en ce qui concerne le complément. Il agit soit directement en tuant les bactéries, comme on vient de le voir, soit indirectement en « opsonisant », c'est-à-dire en recouvrant la membrane de sa cible (bactérie ou cellule touchée par un pathogène) pour favoriser sa phagocytose[a] par les GraN. Le système du complément agit seul ou avec d'autres acteurs du système immunitaire cellulaire inné dans le cadre de la « voie alterne » de son activation. En parallèle, il joue un rôle majeur dans l'immunité acquise, par la « voie principale » de son activation, permettant que les anticorps tuent les bactéries.

La différenciation entre immunité naturelle et adaptative se fait très progressivement au cours du XX[e] siècle. Le terme « d'immunité innée » a pris le relais de celui d'immunité naturelle dans les années 1990 avec la découverte d'un vaste système de récepteurs, gènes, facteurs de transcription[b], peptides bactéricides, cytokines, cellules naturellement tueuses (lymphocytes *Natural Killers*), qui s'est ajouté aux phagocytes et au système du complément [108].

Actualité des liens entre infections et troubles psychiatriques

Le chapitre des troubles neuropsychiatriques secondaires à des infections n'a pas été clos par l'arrivée des sulfamides et des antibiotiques au milieu du XXe siècle. Les infections virales et les phénomènes d'auto-immunisation, souvent secondaires à une infection virale, leur résistent.

De plus, de nouvelles pathologies infectieuses ont émergé ou ont été découvertes au XX[e] siècle, la plus proche de 1907 étant l'encéphalite épidémique de von Economo[c], la plus récente la pandémie de COVID-19. Une revue de littérature des américains Munjal et coll. a fait le point en 2017 sur ces pathologies émergentes exposant à des troubles

---

[a] Par les cellules ayant des récepteurs aux opsonines, tels les GraN.
[b] Molécules facilitant la transcription d'un gène en ARNm.
[c] Il est un des assistants de Wagner-Jauregg.

neuropsychiatriques. Ces nouveaux agents infectieux affectent soit le cerveau (encéphalites) soit les méninges (méningites) soit les deux (méningo-encéphalites) [109]. La NS[a] qui avait quasiment disparu, a refait surface dans le sillage du syndrome d'immunodéficience acquise (SIDA). Devenu pandémique dans les années 1980, celui-ci peut entrainer des troubles neuropsychiatriques : dépression, *delirium*, symptômes psychotiques et même un déficit cognitif durable, auparavant qualifié de syndrome démentiel.

Le *Pediatric autoimmune neuropsychiatric disorders associated with streptococcal infections* (PANDAS) est une affection auto-immune controversée de l'enfant, post-infectieuse[b], comportant des tics et parfois une maladie de Gilles de La Tourette. Ce n'est pas une maladie émergente mais une réinterprétation de pathologies déjà connues, ne nécessitant en général pas d'hospitalisation psychiatrique. La neurocysticercose, due à la localisation cérébrale d'un parasite, est la cause d'épilepsie la plus répandue dans les pays en développement, et peut se manifester sous des aspects psychiatriques. La maladie de Creutzfeldt-Jakob, exceptionnelle et incurable, n'est pas causée par un micro-organisme mais par une protéine anormale, le prion. Des symptômes psychiatriques apparaissent souvent avant les troubles du mouvement, la maladie évoluant vers la démence et la mort.

De nombreuses maladies infectieuses moins médiatisées, récemment découvertes ou émergentes, peuvent entrainer des symptômes neuropsychiatriques en affectant le SNC et/ou les méninges. En sus des méningo-encéphalites bactériennes classiques (méningocoque, et autres) on a décrit celles causées par des protozoaires (paludisme, toxoplasmose), des virus (herpès simplex virus ou HSV, entérovirus, arbovirus, Zika, Chikungunya, etc.). Les complications neuropsychiatriques observées lors de la pandémie COVID-19 pourraient, pour une part, être dues à une atteinte virale directe des neurones ou à des processus de démyélinisation d'après Kubota et coll. [110]. Des méningites dues à un champignon microscopique tel le *Cryptococcus neoformans* peuvent se développer chez des patients

---

[a] Voir *supra*, p. 59.

[b] Comme la chorée de Sydenham ou « danse de Saint-Guy » (voir *supra*, p. 59). Le PANDAS est une réaction auto-immune après infection par un streptocoque du groupe A.

immunodéprimés. Il faut également mentionner les encéphalites par réactivation de virus dormants (HSV, virus de la rougeole).

Un regard moderne sur des maladies connues depuis longtemps s'avère également instructif. On a vu la grippe, ancienne *influenza*, très présente dans les rapports des médecins-chefs de l'asile de Bron. Le grand public la considère volontiers comme une maladie bénigne en la confondant avec le rhume saisonnier. Pourtant plusieurs pandémies mortelles de grippe ont traversé le siècle dernier, dont celle qualifiée « d'espagnole » en 1918-1919. Au début du présent ouvrage, nous avons évoqué la « grippe russe » de 1889-1890, dont Patrick Berche a pointé la ressemblance avec le COVID-19. On s'est longtemps interrogé sur la possibilité qu'une grippe classique contractée durant la grossesse puisse prédisposer à une maladie mentale ultérieure. Dans les années 1980, le psychiatre anglais Timothy Crow élabore une théorie sur les infections virales dans la schizophrénie, favorisée par la génétique, avant d'y renoncer par la suite [111,112].

On s'est aussi intéressé au rôle éventuel du protozoaire toxoplasme dans le déclenchement de la schizophrénie. Les français Guillaume Fond et coll. ont fait le point sur cette question en 2013 [113] : les sujets souffrant d'un épisode psychotique inaugural avaient 2,7 fois plus de chances d'avoir une sérologie positive au toxoplasme que les sujets sains. Plus récemment, Pierre Ellul et coll. ont reposé la question d'une étiologie virale de la schizophrénie et des troubles bipolaires, par réactivation d'un rétrovirus endogène humain de type W[a] dont les gènes sont intégrés au génome humain depuis des millions d'années [114]. Ryad Tamouza et coll. ont étudié l'expression de protéines d'enveloppe virale de ces séquences rétrovirales chez des patients et des témoins. Elles étaient exprimées chez près de 41 % des schizophrènes et 28 % des bipolaires alors que 96 % des témoins étaient négatifs pour cette expression [115].

Méningo-encéphalites auto-immunes post-infectieuses

Dans les maladies auto-immunes consécutives à une infection on ne retrouve ni toxine bactérienne, ni l'agent infectieux lui-même. L'imputation à une telle cause repose à la fois sur une enquête épidémiologique et sur un modèle physiopathologique[b] cohérent.

---

[a] *Human Endogen Retrovirus* de type W (HERV-W).

[b] Voir *supra*, p. 45.

L'encéphalite léthargique épidémique de von Economo (1916-1918) entrainait souvent des symptômes psychiatriques : torpeur, hébétude intellectuelle, somnolence, délire onirique, confusion mentale, parfois des symptômes catatoniques, excitation. Il est actuellement impossible de savoir s'il s'agissait d'une encéphalite virale ou d'une maladie auto-immune proche de l'encéphalite limbique anti-NMDA[a], notent les anglais Van Den Tooren et coll. [116].

En revanche, c'est bien l'auto-immunité qui explique le rhumatisme articulaire aigu (RAA), la chorée de Sydenham ou le PANDAS[b] à la suite d'une infection par le streptocoque du groupe A. Ces deux dernières pathologies comportent, pour la première, des symptômes neurologiques, et pour la seconde, des symptômes psychiatriques. Le RAA lui-même évolue parfois vers des complications neuropsychiatriques. C'est une affection volontiers fébrile et le jeune Kraepelin avait rangé ses complications psychiatriques dans la rubrique psychoses fébriles [117]. La terminologie ancienne de « rhumatisme cérébral » introduite par Hervez de Chégoin en 1845 en rendait compte : délires, méningites, crises apoplectiques [118]. Le RAA se raréfia avec l'arrivée des antibiotiques, entraînant la quasi-disparition des complications neuropsychiatriques auto-immunes, même si la chorée de Sydenham est encore observée de temps à autre.

La découverte récente des encéphalites limbiques[c] auto-immunes anti-récepteurs cérébraux NMDA, débutant souvent par des troubles psychiatriques, a fait supposer un rôle d'une infection antérieure à l'herpès simplex virus ou HSV [116]. Lors de la pandémie grippale H1N1 de 2009, des cas de troubles psychiatriques, de narcolepsie[d] et d'encéphalopathie ont été rapportés [116]. Enfin, en 2022, la gigantesque étude américaine de Bjornevic et coll. menée chez 10 millions de militaires a révélé qu'une infection antérieure par le très commun virus d'Ebstein-Barr multipliait par un facteur 32 le risque de la sclérose en plaques (SEP), maladie neurologique se manifestant également par des troubles psychiatriques [119]. Le chapitre des

---

[a] *N-methyl-D-aspartic acid*. Le récepteur NMDA est un type de récepteur neuronal au glutamate, neuromédiateur omniprésent dans le cerveau.

[b] Voir *supra*, p. 110.

[c] Le lobe limbique, partie médiane du cerveau, est impliqué dans les émotions.

[d] Tendance irrépressible au sommeil.

encéphalites consécutives à une auto-immunisation post-virale ou à une réactivation d'infection virale passée reste donc ouvert.

Nous sommes donc assez loin du pittoresque schizocoque, bactérie imaginaire proposée comme cause possible de la schizophrénie, même si les pistes infectieuses restent toujours d'actualité. L'intérêt s'est déplacée des bactéries aux virus puis à la possible coexistence chronique et conflictuelle entre un hôte et un agent pathogène.

L'inflammation à bas bruit dans la dépression et la schizophrénie

En 2019, Lucile Capuron et Nathalie Castanon ont mis en lumière cette hypothèse dans *L'origine inflammatoire de la dépression* [120]. Ces vingt dernières années, on a observé que des maladies physiques, métaboliques, auto-immunes et cardiovasculaires, dans lesquelles l'inflammation joue un rôle important, augmentent le risque de dépression. Les vigies de l'immunité innée situées dans les tissus (macrophages, mastocytes notamment) sont alertées d'une agression sur leurs récepteurs membranaires ou intracellulaires qui détectent des profils moléculaires bactériens[a], fongiques, protéiniques ou des fragments d'acides nucléiques[b]. En réaction, elles sécrètent des cytokines[c] inflammatoires, qui recrutent des GraN (chimiotactisme) entrainant des modifications vasculaires. La vasodilatation locale se manifeste par de la rougeur et de la chaleur suite à l'augmentation du flux sanguin, qui favorise l'arrivée des GraN sur le site. Il se produit également une activation des macrophages. Les phagocytes (GraN, macrophages) entrent en action et informent le système immunitaire acquis/adaptatif, *via* les lymphocytes. La réaction inflammatoire est positive pour contrôler les parasites extérieurs (bactéries, champignons) et éliminer les cellules lésées ou infectées. Elle peut également avoir des conséquences fâcheuses si elle dépasse son objectif, malgré une régulation très précise. En 2018, Mélissa Noack et Marie-Nathalie Kolopp-Sarda soulignent cette phase d'arrêt de l'inflammation, qui est sous la dépendance de cytokines anti-inflammatoires [121] :

---

[a] Voir *supra*, p. 102

[b] Ces derniers indiquent soit une infection virale, soit une menace pour l'intégrité de l'organisme (cellules cancéreuses, cellules normales mortes).

[c] Voir *supra*, p. 102.

> Une fois l'agression maîtrisée, la réaction inflammatoire est arrêtée. Les macrophages vont nettoyer les débris cellulaires mais également sécréter des cytokines permettant la réparation du tissu par les fibroblastes (collagènes) et par les cellules endothéliales [...]. Des cytokines anti-inflammatoires comme l'IL-10 vont progressivement remplacer les médiateurs inflammatoires et inhiber leur sécrétion et leur action. L'inflammation est alors en phase de résolution.

Il arrive que l'inflammation se prolonge jusqu'à la chronicité :

> Une dysrégulation de cette balance conduit à une réponse inflammatoire soutenue entraînant une inflammation chronique irréversible. L'inflammation chronique correspond donc à un échec de l'inflammation aiguë et induit de nombreuses pathologies. L'infiltrat cellulaire sur le site inflammatoire perdure et contribue ainsi à l'hyperplasie et à la destruction du tissu.

Les infections ne sont pas les seules causes d'inflammation, d'autres affections entraînant une hausse durable des cytokines inflammatoires[a] sanguines. Les maladies inflammatoires chroniques, la polyarthrite rhumatoïde (rhumatisme chronique invalidant), le psoriasis (maladie de peau chronique), la maladie de Crohn (maladie intestinale chronique invalidante) bénéficient de traitements antagonistes des cytokines inflammatoires. Les maladies métaboliques (diabète, obésité), moins bruyantes, sont associées à une production modeste mais continue de cytokines inflammatoires, réalisant une inflammation à bas bruit. Des psychiatres pensent que ces phénomènes pourraient favoriser de véritables états dépressifs.

Les cytokines inflammatoires franchissent la barrière hémato-encéphalique[b] (BHE), un dispositif anatomique filtrant le sang à l'entrée du tissu cérébral. Elles affectent le fonctionnement du cerveau, activant l'axe corticotrope (ACTH[c]-cortisol). Elles perturbent les neuromédiateurs impliqués dans l'humeur : la sérotonine[d], la

---

[a] *Tumor necrosis factor alpha* (TNF-α), interféron gamma (IFNγ), interleukine-6 (IL-6), interleukine-1 (IL-1).

[b] Franchissable par des cellules immunitaires et des micro-organismes pathogènes.

[c] *Adreno Corticotropic Hormone*, hormone hypophysaire stimulant la production de cortisol par la glande surrénale.

[d] Impliquée notamment dans l'humeur, le sommeil, l'appétit.

noradrénaline ou NA[a], la dopamine[b], le GABA[c]). Elles entrainent un comportement de maladie ou *illness behavior* : fatigue, perturbations du sommeil et de l'appétit, symptômes cognitifs légers et perte d'intérêt pour les activités habituelles ou les contacts sociaux. Ces manifestations sont passagères et liées à l'inflammation. L'interféron$_{\alpha}$[d], cytokine antivirale et antitumorale[e] peut déclencher de véritables états dépressifs.

Le tryptophane, un acide aminé essentiel, sert habituellement à la production de sérotonine[f] et de mélatonine. Les cytokines inflammatoires infléchissent son métabolisme vers la production de kynurénine (KYN), molécule aux effets déprimants sur l'humeur. Chez les personnes obèses les macrophages du tissu adipeux produisent des cytokines induisant une élévation du rapport kynurénine/sérotonine [120]. La KYN cérébrale peut en outre être transformée par les cellules de la microglie cérébrale[g] (macrophages résidents), en acide quinolinique (QUIN). Cette molécule aurait un effet neurotoxique en stimulant le récepteur au glutamate de type NMDA[h], selon Fond [122]. Le bilan de la neuro-inflammation serait une diminution de la transmission sérotoninergique et une augmentation de la glutamatergique.

Les hypothèses inflammatoires ne sont pas confinées à la dépression. Dans la schizophrénie, plusieurs revues ont révélé des marqueurs inflammatoires [123] et de stress oxydatif [124]. Celui-ci, sans relation avec le stress psychologique, est « un déséquilibre entre la production d'espèces radicalaires (ou réactives) de l'oxygène (ERO) et les capacités cellulaires anti-oxydantes » [125]. Les ERO sont des molécules issues du métabolisme de l'oxygène, possédant un électron libre susceptible de réagir avec d'autres molécules. Elles sont produites dans les mitochondries ou par une enzyme de la membrane cellulaire, la NADPH[i] oxydase membranaire (NOX), différente de la NOX2 des

---

[a] Impliquée dans l'attention, la vigilance, les émotions, le sommeil. Neuromédiateur dans le SNA. Dans le reste de l'organisme, c'est une hormone du stress aigu.

[b] Impliquée dans la motivation, la récompense, la prise de risque, la motricité. Joue aussi un rôle hormonal local dans l'hypothalamus.

[c] *Gamma-aminobutyric acid*, neuromédiateur inhibiteur très présent dans le cerveau.

[d] IFNα.

[e] Utilisée en cancérologie et pour traiter l'hépatite chronique.

[f] Une indolamine, produite à partir de tryptamine donc du noyau indole.

[g] Glie = cellules non neuronales, les autres étant les astrocytes et oligodendrocytes.

[h] Voir *supra*, p. 112.

[i] *Nicotinamide adenine dinucleotid phosphate*, forme hydrogénée (ou « réduite ») de la molécule.

GraN. Un déséquilibre entre ERO et molécules anti-oxydantes peut être causé par des cytokines inflammatoires circulantes, l'IFNγ (interféron gamma) ou le TNF-α, ce qui peut causer la mort cellulaire. On soupçonne un tel effet dans la schizophrénie.

En 2020, Bernard Bioulac et coll. synthétisaient les travaux sur les biomarqueurs en psychiatrie [126], mettant l'accent sur l'inflammation chronique, les infections périnatales et les dérèglements immunitaires comme facteurs de risque. Cytokines inflammatoires et stress oxydatif sont également soupçonnés de perturber la voie dopaminergique, importante dans la schizophrénie : une enzyme responsable de la production de tétrahydrobioptérine (BH4), cofacteur indispensable à la synthèse de la dopamine[a], est déroutée par les cytokines et le stress oxydant vers la production de néoptérine. Celle-ci perturbe le métabolisme de la dopamine. Des symptômes tels que l'apathie, l'anhédonie et l'hypomotivation en seraient les conséquences, qu'on voit aussi bien dans le trouble bipolaire que la schizophrénie.

Ces recherches sur l'inflammation cérébrale chronique ne se traduisent pas encore en recommandations de traitement. De plus, les ERO semblent jouer un rôle physiologique, en amplifiant et/ou induisant des signaux intracellulaires [125]. Bioulac et coll. reconnaissent que les biomarqueurs de l'inflammation chronique dans les maladies mentales pourraient « ne pas relever directement d'une cause spécifique mais être en rapport avec la chronicité du processus pathologique » [126]. Tabagisme et obésité, fréquemment associés aux troubles psychiatriques, sont corrélés à une élévation de la *C-reactive protein* (CRP), un marqueur inflammatoire.

Microbiote intestinal et risque de dépression

Selon la définition du site de l'INSERM (Institut national de la santé et de la recherche médicale), le microbiote est [127] :

> …l'ensemble des micro-organismes – bactéries, virus, parasites et champignons non pathogènes, dits commensaux – qui vivent dans un environnement spécifique. Dans l'organisme, il existe différents microbiotes : au niveau de la peau, de la bouche, du vagin, des poumons…

---

[a] Guanosine-triphosphate-cyclohydrase (GTP-DLH1).

La notion de microbiote introduit un renversement de perspective par rapport à la théorie de l'auto-intoxication bouchardienne qui voyait dans les productions des microbes intestinaux de véritables poisons. Le microbiote moderne est associé, surtout dans l'imaginaire populaire imprégné des mythes de la bonne nature, à des « bienfaits » et des « vertus », qui sont des traductions morales d'un simple état d'équilibre biologique. Le microbiote le plus important par rapport à la psychiatrie est toujours celui de l'intestin[a], qui est :

> ...le plus "peuplé" [des divers microbiotes hébergés par l'homme], abritant 10^{12} à 10^{14} micro-organismes. Il est principalement localisé dans l'intestin grêle et le côlon, [...]. L'acidité gastrique n'étant pas favorable à la présence de la plupart des micro-organismes, l'estomac héberge cent millions de fois moins de bactéries commensales que le côlon.

Le concept de dysbiose est central. Il signifie une altération de la composition bactérienne du microbiote potentiellement négative pour l'hôte. En 2016, Fond et Chevalier ont synthétisé les travaux de ces recherches [128]. L'intestin contient de très nombreuses espèces bactériennes avec lesquelles nous vivons en paix, qui ont des fonctions physiologiques variées : digestion, motricité intestinale, défense contre les germes pathogènes, synthèse de vitamine K, effets protecteurs sur les cellules épithéliales intestinales.

Quatre types de perturbations de l'axe « microbiote-intestin-cerveau » ou côlon-cerveau - *gut-brain axis* (GBA) - ont été décrits, que nous résumons, d'après Fond et Chevalier :

- Une modification de la perméabilité intestinale, conduisant à l'éventuelle mise en circulation d'endotoxines LPS[b] provenant de bactéries dites Gram-négatives[c] ; ces toxines activent les récepteurs[d] des cellules de l'immunité innée résidant dans la paroi intestinale qui produisent alors des cytokines inflammatoires.

---

[a] Qualifié par certains de « deuxième cerveau ».
[b] Voir *supra*, p. 76.
[c] On distingue les bactéries selon leur coloration avec le réactif Gram : Gram-positives et Gram-négatives.
[d] TLR4 pour *Toll-like-receptor* type 4, une des classes de récepteurs TLR, du système immunitaire inné. Elle alerte sur la présence de bactéries Gram-négatives.

- Une modulation de l'inflammation locale et périphérique. La diminution des bactéries produisant du butyrate aurait un effet inflammatoire.
- Une diminution de l'absorption de nutriments bénéfiques ou essentiels (comprenant acides aminés, vitamines, acides gras polyinsaturés) et l'augmentation de la synthèse de composés délétères[a].
- Une action sur le SNA[b], qui transmet les informations provenant de l'intestin aux zones cérébrales impliquées dans l'anxiété *via* le noyau du tractus solitaire.

Les mécanismes de la dysbiose sont étroitement liés à ceux de l'inflammation. Le déséquilibre entre les espèces bactériennes peut être aigu, consécutif à une infection gastro-intestinale ou à une antibiothérapie, ou chronique. Dans ce dernier cas, le plus intéressant, la dysbiose serait soit liée au régime alimentaire occidental, riche en lipides et glucides, soit à une hygiène excessive, selon Rahmouni et coll. [129]. Ceci favoriserait la croissance des bactéries pathogènes ou pathobiontes dans le tube digestif, aux dépends des bactéries commensales. Fond et Chevalier placent le syndrome du côlon irritable (*Irritable bowel syndrome* ou IBS), souvent associé à des troubles anxiodépressifs, au centre de la problématique reliant la dysbiose aux troubles psychiatriques [128]. D'autres mécanismes sont peut-être impliqués et, en dehors de l'IBS, l'autisme, les troubles de l'humeur, les psychoses seraient elles aussi associées à de la dysbiose. Toutefois, la plupart de ces études sont rétrospectives et la dysbiose pourrait être une conséquence du trouble psychiatrique ou de sa chronicité.

Cela n'a pas empêché de nombreux auteurs d'étudier le potentiel thérapeutique des probiotiques, espèces bactériennes considérées comme bénéfiques pour la santé, et d'en faire une promotion très active. Nous retrouvons là un écho de ce qui s'est passé il y a 100 ans lorsque Metchnikoff faisait le marketing du kéfir, riche en *Bacillus bulgaris*, ou des bacilles lactiques. Les probiotiques présentent-ils un réel intérêt en psychiatrie ? Trop d'études se sont contentées de critères intermédiaires ou ont impliqué des sujets sans trouble psychiatrique, qu'il s'agisse de sujets sains ou chez lesquels on relevait simplement une dysbiose. En

---

[a] Ammoniaque, phénols, indoles, sulfides : molécules de la théorie de l'auto-intoxication.

[b] Voir *supra,* p. 19.

2021, les anglais Nikolova et coll. ont effectué une méta-analyse de sept essais cliniques bien conduits sur les probiotiques dans la dépression totalisant 404 patients [130] : seuls, ceux-ci n'ont pas d'efficacité significative mais ils ajouteraient un effet modeste aux antidépresseurs. Le modèle de la dysbiose se distingue de celui de l'auto-intoxication, en mettant l'accent sur les profils d'espèces bactériennes contenues dans le tube digestif plutôt que sur les substances chimiques produites. À l'inverse des bactéries intestinales bouchardiennes perçues comme menaçantes, les bactéries du microbiote sont plutôt bénéfiques.

Quoi qu'il en soit, il est bon de garder à l'esprit que les causes des troubles psychiatriques sont multifactorielles et qu'on ne doit pas mettre trop vite au second plan les facteurs psychologiques et les atteintes cérébrales. Il ne faut pas non plus oublier, derrière la séduction des hypothèses causales, la possibilité d'une déviance vers une médecine d'opinion plutôt que de vérité, risque élevé devant tout remède « naturel ». Seul l'essai thérapeutique comparatif, prospectif, bien conduit, peut donner un résultat probant pour la pratique médicale.

Traitements psychiatriques au début du XXe siècle

Traitements établis en 1907

On distingue les traitements non médicamenteux et médicamenteux. La prise en charge était essentiellement non médicamenteuse et reposait sur les principes du traitement moral posés par les auteurs du XIXe siècle : mise au repos et alitement constituaient la base du soin, associés à des bains, à des occupations, ou à une remise au travail si cela était jugé utile et possible par le médecin-chef. Les médicaments étaient évidemment peu nombreux et très peu efficaces mais les médecins disposaient d'une petite panoplie de produits d'origine naturelle (minérale ou végétale) connus de longue date[a] et des tout premiers médicaments issus de la synthèse organique.

Sédatifs

Si l'on se réfère aux traités et manuels de l'époque, par exemple ceux de Ballet [41] et de Jacques Rogues de Fursac [131], les substances d'origine naturelle ayant des effets sédatifs étaient peu nombreuses,

[a] Ce qui ne signifie pas qu'ils étaient efficaces.

provenant surtout d'alcaloïdes végétaux[a] : des opiacés, exposant au risque de dépendance (l'opium, la morphine, la codéine) ; la hyoscine[b] ou scopolamine[c], proche de l'atropine, ou la hyoscyamine, extraite de la jusquiame ; la duboisine, alcaloïde de duboisies, arbustes d'Océanie ; l'ergotine et l'ergotinine, alcaloïdes du champignon ergot de seigle[d]. Elles étaient difficiles à manier en raison de leur toxicité mais utilisées dans l'agitation dès avant 1903. Un produit minéral, le bromure de potassium, a surtout été employé dans l'épilepsie à partir du milieu du XIX[e] siècle. La chimie de synthèse organique a déjà produit plusieurs substances entrées dans la pratique courante, la plus ancienne étant le sirop de chloral (synthétisé en 1832). Le Sulfonal (sulfonométhane) a été synthétisé en 1888 et ses dérivés, le Trional (méthylsulfonal)[e] et le Tétronal (éthylsulfonal), l'Hypnal[f] et le Somnal[g] (éthyl-chloral-uréthane) peu après. Le paraldéhyde a été introduit en 1882. Le premier barbiturique, la di-éthyl malonylurée ou Véronal[h], est synthétisé en 1903. Son successeur, le Gardénal, transformera après la WW1 le traitement de l'épilepsie, affection encore considérée comme psychiatrique. Cette erreur durera jusqu'au milieu du XXe siècle.

Stimulants

On dispose là encore de substances d'origine naturelle, soit à base de minéraux (fer, phosphore, calcium, arsenic, vanadium), soit de végétaux (quinquina, cola, caféine[i], coca et son alcaloïde la cocaïne, strychnine, alcaloïde de la noix vomique). L'arsenic (As, symbole chimique, sera utilisé dans la suite du texte) très toxique en version minérale contenu dans le cacodylate de sodium[j] ou dans la liqueur de Fowler, est employé dans plusieurs indications psychiatriques, dont la stimulation de l'appétit. Les trois patientes de Lépine du début de cet

[a] Voir *supra*, p. 73.
[b] Utilisé à Bron au début du XX[e] siècle.
[c] La butylscopolamine est encore utilisée comme antispasmodique en soins palliatifs.
[d] Voir *supra*, p. 74.
[e] Tous deux présents dans les stocks de pharmacie à Bron en 1903.
[f] Combinaison de chloral et d'antipyrine, antipyrétique à effet antalgique.
[g] Quatre produits absents des stocks de pharmacie à Bron en 1903.
[h] Présent dans les stocks de de pharmacie à l'asile de Bron en 1906.
[i] Un alcaloïde.
[j] Sel dérivé d'une combinaison d'arsenic et de méthyle (acide cacodylique).

ouvrage en avaient reçu. L'As a aussi été employé dans la syphilis avant 1900.

Une première molécule organique de synthèse contenant un atome d'As est l'Atoxyl, dont les études cliniques initiales datent de 1902. Après cela, les composés organiques arséniés seront moins utilisés comme stimulants et conduiront aux premières chimiothérapies anti-infectieuses ciblées. En 1905, l'efficacité de l'Atoxyl contre le trypanosome, protozoaire agent de la maladie du sommeil, est démontrée. Walther Spielmayer utilise l'Atoxyl dans la PG en 1903, puis en 1907 avec des résultats décevants [132]. Ce n'est qu'en 1909 qu'Ehrlich synthétise un composé organique arsénié qui s'avérera efficace dans la syphilis, suscitant l'espoir d'un traitement biologique simple de la PG.

L'opium et ses dérivés étaient parfois employés dans la dépression mélancolique avec les risques que l'on connaît.

Le rapport efficacité/effets indésirables des traitements de l'époque n'était pas très favorable et rien ne permettait d'atténuer le délire et les hallucinations. Cette pharmacopée, limitée dans son pouvoir, n'était pas totalement inefficace. Qu'on songe seulement aux effets à double tranchant des opiacés et de la cocaïne. Cependant la psychiatrie manquait de traitements à visée étiologique, ce qui est encore malheureusement toujours le cas aujourd'hui. La PG fut une exception.

Traitements complémentaires généraux

On peut mentionner, comme le fait Régis dans le *Précis*, les peptones au sein d'une liste de « toniques » comprenant quinquina, fer, caféine, kola (cola). On les utilisait surtout dans un objectif nutritionnel. Elles n'étaient pas administrées uniquement par voie orale. Dans les *Commentaires thérapeutiques de la pharmacopée française* de Gubler, revus par Labbée en 1896, on apprend que « c'est à condition d'être administrée en lavement ou en injection sous la peau que [la peptone] devient surtout un nutriment » [133]. On verra plus loin que cette administration injectable des peptones[a] débouchera sur une véritable pratique de traitement des troubles psychiatriques et pas seulement nutritionnels. Ce seront les protéinothérapies.

Contre l'infection, on disposait d'antiseptiques à usage externe pour traiter les plaies ouvertes, mais d'aucun produit actif par voie interne.

---

[a] Voir *infra*, p. 215.

On a très tôt tenté d'utiliser des vaccins spécifiques non pas à titre préventif mais curatif, contre la typhoïde par exemple. Cependant, le seul traitement anti-infectieux réellement efficace était le sérum antidiphtérique, disponible à la fin du XIXe siècle. L'unique vaccin préventif[a] utilisable était celui contre la variole.

Comment traitait-on à cette époque un trouble mental lié à une infection ? Les méthodes différaient sûrement d'un médecin à l'autre, ainsi que selon l'infection et évoluaient rapidement avec les connaissances. Henri Feuillade, interne de l'asile de Bron, relate dans sa thèse ce qui était recommandé en 1899 [72] :

> … il faut éliminer les toxiques. Si nous avons affaire à un délire post-puerpéral, nous prescrirons des lavages vaginaux et utérins, cherchant à éliminer localement le plus de microbes et de sécrétions microbiennes. Nous n'oublierons pas d'encourager les émonctoires ; d'où la nécessité de faire boire le malade, surtout du lait et des tisanes diurétiques. Les bains rendront de grands services ; ils sont diurétiques et calmants et on peut les rendre stimulants en les additionnant de farine de moutarde. Le tube digestif devra être rigoureusement surveillé ; chaque jour le malade ira à la selle, soit de lui-même, soit par un lavement. Du reste les lavements froids pourront être employés en dehors de toute constipation ; en effet, ils sont diurétiques en même temps qu'antithermiques. Les antiseptiques intestinaux rendront des services signalés ; parmi eux nous conseillons le salol, le benzonaphtol et mieux le naphtol et comme adjuvant, nous donnerons une bonne alimentation, consistant surtout en lait et œufs et le maintien des malades au lit. Le repos chez ces malades et surtout chez les confus présente un gros avantage ; il les empêche d'abord de s'épuiser et ensuite il leur fait croire qu'ils sont réellement malades, et qu'on les soigne pour une maladie ordinaire. Ce que nous venons de dire peut s'appliquer à tous les délires survenant au déclin des maladies infectieuses, mais certains présentent des caractères bien spéciaux, et on est alors obligé d'avoir recours à un traitement symptomatique. Tel malade ne dort pas la nuit ; il crie, veut se jeter hors du lit ! Comment le calmer ? D'ordinaire le médecin, pour faire plaisir à la famille fera une injection de morphine. Nous combattons cette méthode, car l'opium est un trompe-l'œil ; il annihile les malades, il les constipe et les intoxique davantage encore. Contre l'insomnie nous conseillerons les bains tièdes prolongés ; ils affaiblissent peut-être un peu le malade, mais ils n'augmentent pas la dépression intellectuelle, ils

---

[a] Un vaccin antityphoïdique créé par Sir Almroth Wright en 1896 n'a pas été utilisé en France.

> n'abîment pas l'estomac comme on pourrait le reprocher aux bromures alcalins et même au chloral. Dans ces dernières années on a employé l'hyoscine et la duboisine[a], mais ces substances augmentent l'incohérence des idées. Dans les cas de collapsus, dans la stupeur on donnera de l'alcool[b] sous toutes les formes et des toniques cardiaques. Une médication qui, dans ces cas, nous a donné de bons résultats c'est le sérum. Nous l'avons donné en lavements et en injections sous-cutanées. Dans certains cas nous l'avons additionné de caféine, 1 gramme par litre à peu près. Plusieurs malades arrivant à l'Asile très déprimés, la bouche garnie de fuliginosités[c], le pouls petit, ayant refusé toute alimentation depuis plusieurs jours, ont été améliorés en quelques jours par des injections de 500 grammes de sérum artificiel additionné de 50 centigrammes de caféine par jour. Dès que le malade entrera en convalescence, le massage pourra rendre quelques services en stimulant la nutrition des tissus. Il en est de même des douches qui doivent être très courtes. On aura soin aussi d'occuper le malade, soit en lui faisant faire un travail manuel peu pénible, soit en l'obligeant à se promener. Le traitement médicamenteux est en somme fort simple ; il se résume en peu de mots : lutter contre l'infection et, dans ce but faire des lavages chez les puerpérales, éliminer les toxiques chez tous les délirants, soit par le rein, soit par le tube digestif, enfin tonifier l'organisme. Le traitement que nous avons indiqué pour la convalescence a besoin d'un adjuvant, c'est le traitement moral…

Nous retiendrons de cette longue citation s'appuyant sur le fonds théorique bouchardien, l'insistance sur le tube digestif[d], le refus de l'opium, la méfiance à l'égard de la hyoscine et de la duboisine, l'utilisation des injections SC de sérums artificiels.

Sérums artificiels

Ceux-ci étaient en général composés d'eau additionnée de 7,5 g de chlorure de sodium ou NaCl (sel de cuisine)[e] et déjà rentrés dans la pratique courante à la fin du XIXe siècle. La modalité générale était l'injection de petits volumes. Une méthode particulière apparue vers 1895 consistait en un véritable « lavage du sang » par injection de

---

[a] Des alcaloïdes. Voir aussi *supra*, p. 120.

[b] Les « vertus » thérapeutiques de l'alcool étaient encore mises en avant.

[c] Qui a les apparences, la couleur noirâtre de la suie selon le CNRTL.

[d] Qui se comprend mieux après l'exposé de la théorie de l'auto-intoxication.

[e] Sérum d'Hayem. Sa concentration en sel était un peu inférieure à celle du sérum physiologique (9 g/L), donc légèrement hypotonique. Les allemands utilisaient un sérum mis au point par Robert Koch, le *Kochsalzlösung* ou *Kochsalzinfusionen.*

grandes quantités, 500 cm^3 de sérum au minimum tous les 2-3 jours. On espérait ce faisant :

> … [agir] sur l'état général en stimulant toutes les fonctions physiologiques et en débarrassant l'organisme de ses déchets toxiques par augmentation de toutes les sécrétions éliminatoires…. La sérothérapie est donc indiquée principalement dans les psychoses avec participation de l'état général, en premier lieu […] dans les psychoses aiguës d'intoxication ou d'infection [68].

Nous retrouvons l'auto-intoxication bactérienne. Le « lavage sérique » fait penser à la dialyse, moyen contemporain d'éliminer des toxines métaboliques.

Selon Régis, le sérum artificiel était utilisable dans la mélancolie, la confusion mentale, la démence précoce, l'auto-intoxication rénale[a], la psychose puerpérale et les troubles psychiques dus à une insolation. L'un des promoteurs de la méthode était Alexandre Cullère, de l'asile de la Roche-sur-Yon. En 1899, son essai *De la transfusion séreuse sous cutanée dans les psychoses aiguës avec auto-intoxication* semble avoir marqué les aliénistes français [134]. Ses six cas de psychose aigüe, avec grande agitation (cinq états maniaques, une confusion mentale) étaient déshydratés du fait de l'agitation et du refus alimentaire, certains en insuffisance rénale fonctionnelle. Le bénéfice constaté fut sans doute lié à la réhydratation, alors que l'auteur évoque un « lavage du sang ». Un effet indésirable fréquent nous interroge : la fièvre. Était-elle due à une erreur d'asepsie lors de l'injection ?

Si les sérums artificiels appartiennent bien à la panoplie thérapeutique de cette époque, d'autres traitements ont été rangés au musée. C'est le cas des sétons[b] et cautères[c] aboutissant à des plaies suppurées de la peau entretenues en vue de la « dérivation » d'une humeur. Ces procédés anciens reposant sur une conception hippocratique de la médecine ont été détaillés par Michel Caire dans *Soigner les fous* [13]. Ils étaient encore utilisés au XIX[e] siècle. Ballet (1903) considère les sétons comme « inutiles » et ne parle même plus des cautères. Des utilisations tardives seront toutefois rapportées jusqu'en 1944. Ces méthodes, comme les sérums artificiels, n'étaient ni propres à la psychiatrie ni destinées à créer une fièvre.

---

[a] Insuffisance rénale terminale, avec coma urémique.

[b] Drain inséré sous la peau.

[c] Brûlure volontaire, utilisée depuis la médecine antique.

Les expérimentations

Nous n'aborderons pas ici les psychothérapies, les travaux de Freud étant encore trop peu connus en France, ni ceux de Janet.

De très nombreuses substances ont été testées en psychiatrie avant l'arrivée des neuroleptiques. Là encore, on se reportera à Michel Caire pour un panorama complet [13]. Nous nous intéresserons surtout aux recherches biologiques proposées peu avant 1907 et mentionnées soit par Lépine soit par Emmanuel Régis dans son *Précis*. La présentation qui suit ne sera donc pas exhaustive. Nous ne développerons pas l'opothérapie, utilisation thérapeutique d'extraits d'organes ou de tissus. Celle consistant à employer du tissu cérébral a été utilisée sans succès, les extraits ovariens et testiculaires également[a]. Seule l'administration d'extraits thyroïdiens avait pu améliorer des insuffisances thyroïdiennes sans toutefois que l'état mental soit notablement amélioré. L'opothérapie sera néanmoins brièvement abordée avec l'Hémoplase. L'injection de peptones à des fins psychiatriques ne figure pas non plus dans ce chapitre, n'étant mentionnée ni par Lépine, ni par Régis. Des auteurs avaient pourtant déjà commencé quelques essais avant 1900, que nous retrouverons plus loin. Le développement complet des protéinothérapies est postérieur à 1907.

Des traitements de révulsion en passe de mutation vers des pyrétothérapies

L'observation de conséquences parfois positives de maladies infectieuses sur les troubles mentaux est très ancienne, remontant à l'antiquité. Régis décrit des traitements de « révulsion », terme proche de « dérivation », qui restent dans le cadre de la théorie hippocratique des humeurs. Marie-Hélène Marganne a précisé en 1980, que le geste de dérivation s'effectue à proximité de la zone malade, quand celui de révulsion s'effectue à distance [135]. En 1903, Ballet avait presque passé ces méthodes sous silence, le terme de révulsion n'étant brièvement cité qu'une fois et les sétons à deux reprises avec des jugements assez durs, dont celui-ci concernant la PG :

[a] Charles-Édouard Brown-Séquard s'était rendu célèbre à la fin du XIXe siècle par ses injections d'extraits testiculaires censés rajeunir l'être humain.

> Je ne m'attarderai point à l'étude de ces médications inutiles (arsenic, iodures[a], ergotine[b], opothérapie[c], sétons, vésicatoires[d], etc.) dirigées par les thérapeutes contre l'élément inflammatoire, congestif, dégénératif, etc., de la paralysie générale. Ces traitements, entretenus par des illusions sentimentales, favorisés par l'intercurrence des rémissions naturelles de la maladie, sont condamnés par la pratique et indignes d'un médecin instruit de la réalité des choses.

Notons que Ballet pointe la possibilité de rémissions naturelles de la PG et qu'il fustige les illusions des médecins qui administrent les traitements sus-cités sur des bases non factuelles. Rien n'est complétement gagné dans la voie du progrès puisqu'en 1906, Régis les réhabilite, notamment dans la PG :

> La révulsion est une excellente méthode thérapeutique, à laquelle on n'a peut-être pas suffisamment recours dans les maladies mentales. Les heureux résultats que détermine l'apparition spontanée des suppurations, chez les aliénés, permettent en effet de conclure a priori à l'efficacité de la révulsion artificielle et nombre de faits viennent, dans la pratique, confirmer cette opinion. La paralysie générale elle-même, réfractaire, on peut le dire, à tous les autres moyens de traitement, se laisse cependant influencer par la suppuration, spontanée ou provoquée et il n'est pas rare, lorsqu'on prend la maladie à son début, de la voir rétrocéder au moins temporairement sous l'influence d'une révulsion énergique. Le meilleur mode de révulsion est le séton à la nuque. On peut encore recourir au vésicatoire permanent, aux cautérisations ponctuées du thermocautère, aux frictions irritantes, aux abcès de fixation, récemment mis en honneur par Fochier, Arnozan, J. Carles, etc. ; mais ces moyens sont la plupart du temps insuffisants ou très douloureux.

Nous avons évoqué au début de ce livre l'article de Wagner-Jauregg sur l'influence des maladies fébriles dans les psychoses en 1887[e] [7]. Son originalité a été de dépasser les descriptions anecdotiques et de quantifier les évolutions cliniques selon les types de psychoses et les maladies infectieuses antérieures : fièvre typhoïde, choléra, malaria (*intermittens*), variole, rougeole et scarlatine, érysipèle, pneumonie,

---

[a] Probablement de l'iodure de Hg, utilisé au tournant du siècle dans la PG.

[b] Un alcaloïde de l'ergot de seigle.

[c] Extrait d'un organe, le plus souvent une glande endocrine.

[d] Pommades irritantes pour la peau. Effet dit vésicant.

[e] Voir *supra,* p. 11.

charbon, typhus exanthémateux, fièvre récurrente (*recurrens*)[a]. Il s'agit d'une enquête épidémiologique rétrospective[b] comparant les patients améliorés et ceux qui ne le sont pas. Il détaille l'évolution[c] de 222 cas, suivis après une infection, selon les types de troubles mentaux[d]. Seulement onze patients étaient atteints de PG, dont quatre furent très améliorés, contre sept qui ne le furent que temporairement ou pas du tout. Ce résultat était déjà encourageant car cette maladie était jusque-là considérée comme incurable.

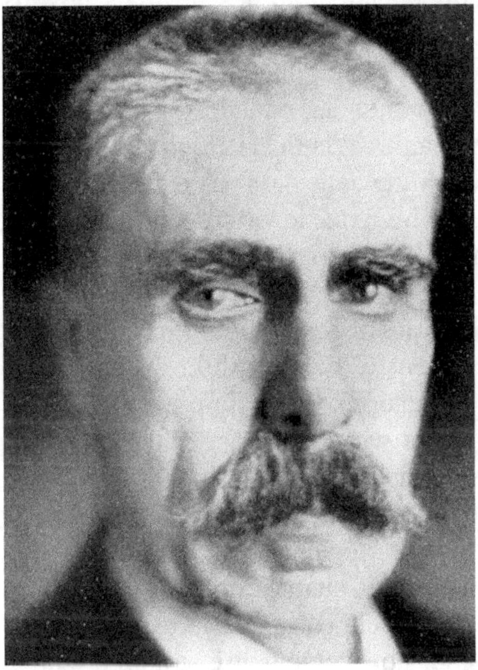

Figure 5 : Wagner-Jauregg, avant 1930.
Image du domaine public
Source : https://fr.wikipedia.org/wiki/Julius_Wagner-Jauregg
Lien valide le 28/01/2024

Wagner-Jauregg (Figure 5) remarque que les améliorations de la PG sont surtout observées après des suppurations de la peau, exanthème aigu, érysipèle, phlegmon de la peau et du tissu sous-cutané. En conclusion de sa longue revue de littérature, il estime que provoquer une maladie fébrile, notamment dans la PG, pourrait avoir un effet curatif, même s'il est conscient que « le même agent qui, dans un cas, guérit une maladie est capable de produire la même maladie dans un autre cas ». Parmi les approches pionnières en ce domaine, Wagner-Jauregg cite la suppuration cutanée par application irritante sur la nuque de tartre

[a] Voir *supra*, p. 58
[b] Qui comportent plus de risques de biais que les études prospectives.
[c] L'évolution est catégorisée en : guérison, amélioration durable, amélioration temporaire, aucun effet.
[d] En neuf groupes : idiotie, mélancolie, manie, folie aigüe, folie chronique, trouble mental secondaire, trouble mental intermittent, PG, folie épileptique.

stibié[a] (pommade d'Autenrieth[b]). Cette méthode de dérivation, utilisée en médecine, avait été promue en psychiatrie par l'allemand Ludwig Meyer une décennie auparavant[c]. Köstl en 1856 et Sponholz, en 1874, à la suite d'observations d'améliorations de troubles mentaux après des maladies infectieuses, ont testé le vaccin antivariolique, avec des résultats contradictoires. Le premier avait noté des résultats positifs dans la PG, mais pas le second. En 1883, après avoir remarqué des améliorations à l'asile de New York à la suite d'une épidémie de variole, James Kiernan fait vacciner tous les malades et observe des résultats intéressants dans les lypémanies et la PG [136]. S'il relève que cette injection entraine de la fièvre, il ne considère pas celle-ci comme un moyen thérapeutique, supposant plutôt que le virus de la vaccine agit directement sur les centres nerveux. En 1876, l'autrichien Maximilian Leidesdorf[d] pense, quant à lui, que le facteur thérapeutique est la fièvre et il tente de la déclencher par des transfusions sanguines. L'élévation de température résultait probablement d'incompatibilités de groupes sanguins[e] ou de contaminations du matériel d'injection.

Pour limiter les risques lors de la provocation d'une maladie fébrile, Wagner-Jauregg proposait de recourir à des pathologies relativement bénignes. Il s'appuyait sur les tentatives antérieures de Rosenblum et Motschutkoffsky qui avaient volontairement inoculé des fièvres récurrentes[f]. Wagner-Jauregg envisageait quant à lui d'utiliser soit la malaria (*das intermittens*), soit l'érysipèle. La malaria est une forme relativement bénigne de paludisme, non contagieuse, traitable par la quinine. Des praticiens avaient déjà pu la transmettre par voie IV. Cependant une difficulté l'avait dissuadé, la nécessité de disposer d'un patient atteint de malaria à proximité, le protozoaire ne pouvant pas se cultiver en laboratoire. Quant à l'érysipèle, Wagner-Jauregg considérait que le risque de complications était faible si on la réservait à des patients en bon état général, en veillant à leur hygiène et en les isolant pour éviter la contagion. Il se rabattra par la suite sur la tuberculine de Koch, qui provoque des fièvres sans exposer au risque de tuberculose, mais

---

[a] Stibié : contenant de l'antimoine, un métalloïde fortement toxique.
[b] Un remède datant du début du XIX[e] siècle.
[c] Les suppurations entretenues ouvertes à la peau (sétons, cautères, frictions) exposaient au risque d'infection loco-régionale, voire de septicémie.
[d] Wagner-Jauregg a été son assistant à Vienne.
[e] Alors inconnus. Landsteiner découvrit le groupe ABO en 1900.
[f] Voir *supra*, p. 68.

son idée première était bien de communiquer une maladie infectieuse fébrile.

Le cadre général des pyrétothérapies, traitements par fièvre provoquée, n'est donc pas encore défini en 1907, tandis qu'on semble sortir de la théorie hippocratique. Toutefois, la dérivation d'une humeur, la révulsion ne sont plus les objectifs poursuivis.

Une autre possibilité de créer une suppuration tout en évitant une infection généralisée iatrogène[a] était l'abcès de fixation. Le procédé avait été mis au point dans les années 1880 par l'obstétricien lyonnais Alphonse Fochier (1845-1903) pour traiter les septicémies métastatiques ou pyohémiques puerpérales. Il consiste à injecter de l'essence de térébenthine stérile en SC, ce qui entraine une suppuration fermée et aseptique. Dans le numéro du 23 août 1891 du *Lyon médical* [137], son argumentaire est assez mince, issu de l'observation clinique, avec bien peu d'arguments physiopathologiques :

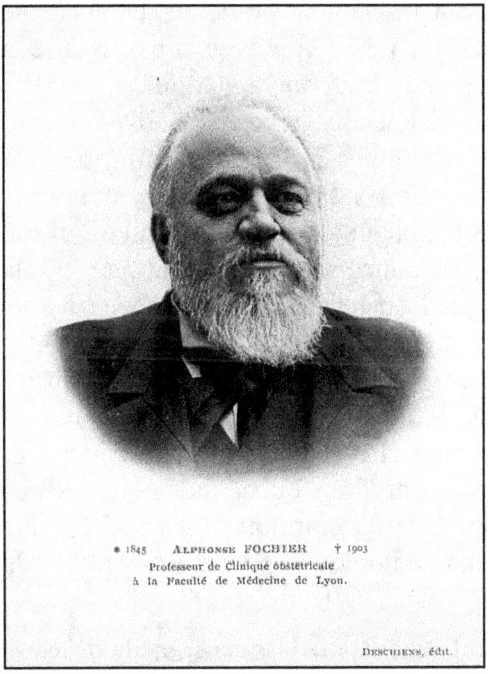
* 1845 ALPHONSE FOCHIER † 1903
Professeur de Clinique obstétricale
à la Faculté de Médecine de Lyon.
DESCHIENS, édit.

Figure 6 : Alphonse Fochier
Image du domaine public
Source : The National Library of Medicine. 101415099

> Il y a des cas de fièvre puerpérale qui sont l'exception, sans être absolument rares, dans lesquels on voit une infection généralisée sans lésion importante appréciable subir une amélioration soudaine en même temps que se manifestent les signes d'une suppuration localisée, [...]. L'abcès ou les abcès qui se forment alors méritent le nom que je leur donne depuis douze ans, d'abcès de fixation.

Dans un premier temps, Fochier (Figure 6) provoque ces abcès stériles avec de la quinine et du nitrate d'argent, mais il en est déçu.

---

[a] Secondaire à une intervention médicale.

Juste avant de se lancer dans des injections de cultures bactériennes plus risquées, il prend judicieusement conseil auprès des microbiologistes :

> L'incertitude de l'action des solutions argentiques m'avait décidé à employer [...] des cultures microbiennes [...] lorsque les recherches des [microbiologistes] vinrent signaler un agent pyogène aseptique d'une efficacité variable [...] mais qui pouvait être essayé sur l'homme, sans crainte de provoquer autre chose qu'un phlegmon circonscrit. Cet agent, c'était l'essence de térébenthine.

C'est avec ce produit que seront finalement pratiqués les abcès de fixation. L'indication initiale n'a donc rien à voir avec la psychiatrie et l'objectif n'était pas de déclencher une fièvre thérapeutique.

Dans sa thèse de médecine soutenue à Genève en 1894, *De la pyogénèse artificielle*, Henri Dutrembley [138] nous informe que Raphaël Lépine employait les abcès de fixation dans la pneumonie dès 1892. Fochier ne mentionnait pas la phagocytose de Metchnikoff et son modèle d'effet s'ancrait dans la conception hippocratique de la révulsion. Dutrembley rapporte que l'obstétricien lyonnais pensait que, dans l'abcès de fixation « ...le principe morbide, les germes pathogènes, sont attirés puis fixés en un point [...] soustraits ainsi à l'organisme... ». Or, les abcès de fixation sont stériles sauf en cas de négligence de l'asepsie et ne peuvent être des points d'attraction pour les streptocoques. Ce sont bien plutôt les GraN qui abondent dans le pus en dépit de sa stérilité, attirés par un effet chimiotactique[a]. C'est une des raisons pour lesquelles Chantemesse s'oppose aux abcès de Fochier :

> Les analogies [invoquées par Fochier, pour justifier sa méthode] entre les abcès favorables, critiques et les abcès provoqués par les injections sous-cutanées d'essence de térébenthine sont plus apparentes que réelles. Tandis que les premières sont des collections où foisonnent les germes pathogènes, les seconds ne renferment que des leucocytes plus ou moins dégénérés et sont totalement privés de microbes. La dénomination d'abcès critiques convient aux premiers mais le nom d'abcès de fixation ne peut appartenir aux seconds.

Dutrembley envisage brièvement que, dans les abcès de fixation, ce soit la fièvre qui ait un effet thérapeutique sans s'y arrêter. En effet, d'une part, ces abcès n'entrainent pas toujours de fièvre ; d'autre part,

---

[a] Voir *supra*, p.100.

on les provoque dans des situations où les patients sont déjà fébriles. On les emploiera pendant des décennies, malgré l'absence de preuves décisives d'efficacité. Ils seront utilisés lors de la grippe « espagnole » [139] et dans des maladies neurologiques non fébriles (encéphalite de von Economo, SEP, etc.) jusqu'au début des années 1950. Des « thérapeutes » de « médecine alternative » ou « intégrée »[a] les prônaient encore jusque dans les années 1980. Ce ne sont donc pas les psychiatres qui ont inventé l'abcès de fixation.

L'Hémoplase

En 1911, Jean Lépine mentionne avoir employé de l'Hémoplase en 1907 à l'asile de Bron, avant les colloïdes métalliques et le nucléinate [29]. Ce produit issu du protoplasme[b] de cellules sanguines a été breveté par les frères Lumière en 1904. Hémoplase et colloïdes métalliques étaient donc encore en phase expérimentale en psychiatrie à cette époque.

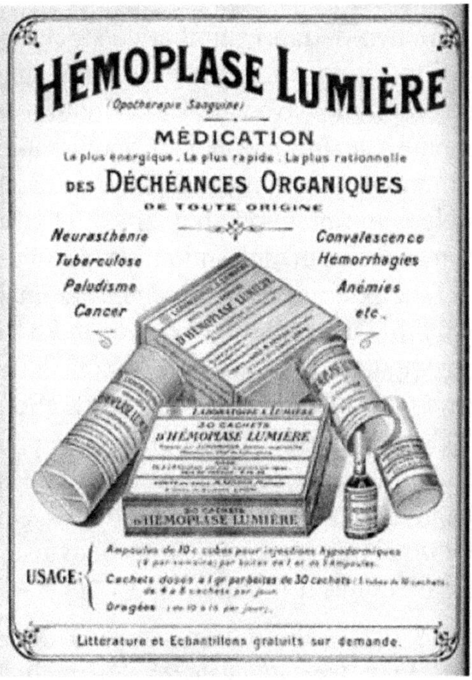

Figure 7 : publicité pour l'hémoplase In : L'Avenir médical, 10e année, vol. 10, juillet-août 1913, p. 2383. Coll. BIUM.

Appartenaient-ils à une suite logique de traitements, avec des mécanismes d'action supposés similaires ? Nous reproduisons ci-après une publicité de 1913 pour l'Hémoplase, (Figure 7) présentée comme médication des déchéances organiques, indiquée dans de nombreuses maladies, y compris la neurasthénie, une forme de dépression.

Antonin Piot s'est intéressé à l'Hémoplase dans sa thèse de médecine à Nîmes (1903) qu'il développa ensuite en 1907

---

[a] Les qualificatifs « alternative » ou « intégrée » renvoient plus à une idée qu'à une réalité.

[b] Terme ancien remplacé par celui de cytoplasme.

dans un livre [140]. Parmi ses cas cliniques, on relève des anémies, des tuberculoses et sept patientes du service de la Clinique des femmes de Jean Lépine, qui n'ont malheureusement pas été grandement améliorées.

Quel est donc l'argumentaire de Piot en faveur de cette substance ? Il mentionne ses propriétés oxydantes mais estime surtout que l'Hémoplase permettrait de lutter contre les toxines microbiennes réelles ou supposées. Comment était-ce possible quand les seuls sérums antitoxiniques spécifiques existants étaient ceux contre la diphtérie et le tétanos ? Nous avons vu plus haut que la médecine connaissait l'immunité humorale[a] reposant sur les alexines/complément (immunité innée) et sur les antitoxines (immunité adaptative).

En réalité, l'Hémoplase est censée s'appuyer non pas sur l'immunité humorale, mais sur l'immunité cellulaire. Le protoplasme des cellules sanguines[b] était considéré comme le lieu de fabrication et de stockage des substances antitoxiques. La proposition est un hybride entre une immunothérapie non spécifique (comme avec le nucléinate) et l'opothérapie[c], la publicité promettant le miracle de « l'opothérapie cellulaire sanguine ». Les frères Lumière le préparent à partir de sang d'animaux naturellement insensibles aux infections humaines. L'idée était de transmettre à l'homme les molécules cytoplasmiques supposées protectrices contre ces maladies. Des expérimentations chez l'animal avaient permis d'évaluer la dose toxique. L'Hémoplase contenait 70 % d'hémoglobine et représentait un apport en fer potentiellement utile dans les anémies comme semblent le prouver les cas cliniques de Piot. Ce produit, administré par voie SC, était censé n'occasionner que peu d'effets indésirables (rougeur, prurit, fièvre). Les cytologies sanguines pratiquées ne mentionnent que les numérations de globules rouges. On ne sait pas si l'injection d'Hémoplase entrainait une hyperleucocytose.

Le cas n° 12 de Piot est intéressant à plus d'un titre :

> Anémie de convalescence. A. G., institutrice, 45 ans. Pleurésie interlobaire fin novembre 1905. Vomique[d] abondante fin décembre. Malgré cela, en raison de la débilité antérieure, convalescence

---

[a] Voir *supra*, p. 100.

[b] Cytoplasme. Voir aussi *supra*, p. 8. Ensemble des molécules contenues dans une cellule, à l'exception du noyau et de la membrane cellulaire.

[c] Voir *supra*, p. 125.

[d] Allusion à un traitement par noix vomique, contenant de la strychnine, un alcaloïde.

> extrêmement lente et pénible. On a employé successivement les ferrugineux, le quinquina, l'Histogénol, le Rhomnol, sans succès. Au commencement de février 1906, injections de 10 cm^3 d'Hémoplase dans les muscles fessiers, tous les trois jours. Les injections ont toujours paru très douloureuses au moment même et plusieurs heures après, surtout les trois premières. Elles n'ont déterminé aucune réaction fébrile, sauf la première, qui fut suivie d'un peu d'abattement et de céphalalgie.

Le Rhomnol cité dans cette observation n'est autre que du nucléinate de soude, fabriqué par le laboratoire du docteur Maurice Leprince et proposé comme médication phosphorée[a]. L'Histogénol, composé de méthylarséniate[b] disodique et d'acide nucléinique, mis au point par le Dr Antoine Mouneyrat en 1902 [141] est lui aussi déjà commercialisé. L'utilisation thérapeutique d'acides nucléiques est donc déjà répandue en médecine, la seule nouveauté en 1907 étant son application à des troubles psychiatriques sévères.

Sérothérapies et vaccinothérapies [supposées] spécifiques

Une autre classe de thérapeutiques est expérimentée en psychiatrie en ce début de XX[e] siècle, celle des sérothérapies dites spécifiques. Il faut les distinguer des sérums artificiels[c] déjà entrés en pratique courante. Le sérum est ici la partie liquide du sang d'un animal préalablement exposé à un agent infectieux ou à une toxine, débarrassée des globules rouges et des protéines de coagulation. On les nomme aussi antisérums. La sérothérapie « spécifique » promet de combattre les toxines bactériennes par l'acquisition d'une immunité humorale[d]. En ce sens cela aurait pu être une forme d'immunothérapie. L'application à la psychiatrie est spéculative car, jusqu'en 1913, on n'a aucune preuve solide de l'implication d'un germe dans la cause d'un trouble mental. La découverte des antitoxines a fait croire qu'un boulevard avait été ouvert dans la lutte contre les maladies. Régis est optimiste en 1906 lorsqu'il déclare [68] :

> … [la méthode des sérothérapies spécifiques] n'a pas encore été sérieusement pratiquée dans la cure des psychopathies. Il est probable cependant que les progrès chaque jour croissants de cette méthode

---

[a] Commercialisé autour de 1903.

[b] Un composé arsénié très proche du cacodylate. On trouve également le nom de méthylarsinate (disodique). La composition semble avoir varié au cours du temps.

[c] Voir *supra*, p. 123.

[d] Sérum de Roux (1894).

> amèneront son application en psychiatrie et il n'est pas téméraire de penser que c'est là un des traitements de l'avenir de la paralysie générale.

Il signale l'emploi expérimental du sérum antistreptococcique dans la psychose puerpérale. Ce sérum aurait certes été spécifique si le streptocoque avait été retrouvé systématiquement dans les psychoses puerpérales, ce qui n'a pas été le cas. Régis signale que l'écossais Bruce, dont nous avons déjà parlé à plusieurs reprises[a] :

> …a soumis un certain nombre de malades atteints de psychoses aiguës, de confusion mentale et de démence précoce à des injections de sérum antistreptococcique, antistaphylococcique, anticolibacillaire et qui même [avait] essayé chez ces malades le sérum de chèvre immunisée à un organisme provenant du sang d'un catatonique aigu et, chez des paralytiques généraux, le sérum de chèvre immunisée à un organisme provenant du sang d'autres paralytiques généraux. Nous citerons enfin l'emploi, chez les dipsomanes et les buveurs, du sérum dit antialcoolique.

Dans le cas des animaux exposés à du sang de malades psychiatriques, sans toxine connue expliquant le trouble mental, les sérums étaient pseudospécifiques. Seule l'induction d'anticorps contre la syphilis aurait pu être considérée comme une tentative de sérothérapie spécifique de la PG, mais le germe n'avait pas encore été isolé lorsque fut rédigé le *Précis*. Régis pointe le caractère expérimental de ces essais « trop nouveaux et trop incertains pour qu'on puisse faire autre chose que les indiquer ».

Nous avons évoqué plus haut les tentatives effectuées au XIX[e] siècle d'utiliser le vaccin contre la variole[b] en psychiatrie, notamment dans la PG. Dans ce cas il ne s'agissait pas de vaccins spécifiques. On ne trouve aucune trace de vaccins à objectif spécifique chez Ballet ni Régis en l'absence de mise en évidence d'un antigène infectieux (micro-organisme ou toxine)[c]. On n'a pas alors la preuve que la syphilis est la cause unique de la PG et pas encore tenté de vaccination antisyphilitique. Köstl, Sponholz et Kiernan ont employé le vaccin antivariolique de façon non spécifique sur la foi d'observations cliniques et de l'empirisme et l'effet pyrogène n'était pas encore recherché par Kiernan (1883).

---

[a] Voir *supra*, p. 14, 82, 105, 106.

[b] Voir *supra*, p. 128. Le seul utilisé largement à l'époque.

[c] En médecine, on avait déjà essayé de traiter des maladies infectieuses par des vaccins spécifiques : cela avait été tenté pour la typhoïde par Brieger et Wassermann (1890).

Toxinothérapies et abcès de fixation

Dans les années 1890, certains psychiatres tentent de traiter des maladies mentales par l'administration de toxines ou d'extraits bactériens. Régis nous indique que :

> … des tentatives ont été faites en Allemagne par Wagner-Jauregg (1895) et Ernst Boeck (1895) son élève, ainsi que par [Otto] Binswanger[a] (1898), pour traiter les psychoses non plus par les sérums, mais par la fièvre artificiellement provoquée par des toxines microbiennes.

L'expérimentation repose ici clairement sur un effet non spécifique, la fièvre, dont le mécanisme d'action reste obscur mais détaché de la théorie de la dérivation. Les recherches sur les vaccins non spécifiques et les toxinothérapies aboutiront aux pyrétothérapies dont elles sont la voie canonique d'origine. Régis cite les « injections de virus plus ou moins atténués »[b], en particulier de tuberculine et de pyocyanine et rapporte des résultats encourageants dans la confusion mentale hallucinatoire et le délire aigu. En fait, ni la tuberculine[c], ni la pyocyanine ne sont des toxines, la première étant un extrait protéinique du bacille de Koch, la seconde un colorant produit par la bactérie *Pseudomonas aeruginosa*. On peut considérer les injections de micro-organismes atténués comme des vaccins non spécifiques, dont l'objectif devient progressivement le déclenchement d'une fièvre supposée curative. Les injections de protéines exogènes, d'origine non bactérienne, s'en rapprochent, on le verra par la suite.

À l'inverse des vaccins où les cultures bactériennes sont atténuées ou tuées, la toxinothérapie s'opère sans recherche d'atténuation de la toxicité. Régis est sceptique sur ces pratiques. Il évoque à leur propos les travaux d'Azémar et Catala (1901) :

> … qui paraissent avoir ignoré les intéressantes expériences des Allemands, les ont renouvelées avec des toxines de streptocoques et des injections d'essence de térébenthine (abcès de fixation). Leurs recherches ont été trop limitées et trop incomplètes pour qu'on puisse en tirer une conclusion, dans un sens quelconque.

---

[a] Psychiatre suisse exerçant en Allemagne à ne pas confondre avec son neveu Ludwig Binswanger, lui aussi psychiatre (et phénoménologue), plus connu en France.

[b] Par virus il faut entendre micro-organisme au sens large.

[c] Dont Robert Koch voulut faire une thérapeutique de la tuberculose. Ce fut un échec. Il y eut des décès, qu'on attribue *a posteriori* à des chocs anaphylactiques.

Le terme de « toxines » à propos des streptocoques ou staphylocoques est pertinent car ces bactéries en produisent. Quelques-unes entrainent des réactions inflammatoires, parfois de la fièvre et, plus rarement, des états de choc cardiovasculaire.

Charles Marie Léon Azémar (1874-1955), interne à l'asile de Saint-Lizier dans l'Ariège, se contente de décrire deux cas d'état maniaque [142] : une première malade souffrant d'une pneumonie, à l'article de la mort, reçoit, douze jours après le début de l'infection, un premier abcès de fixation à l'essence de térébenthine, puis un deuxième cinq jours après. La pneumonie guérit au bout de quinze jours ainsi que l'état maniaque. La deuxième patiente souffre de manie chronique et, en mai 1900, sans cause évidente, présente une fièvre à 40,5 °C accompagnant un phlegmon de l'avant-bras que les médecins évacuent sous anesthésie générale. Elle s'améliore au niveau psychiatrique, mais un deuxième abcès spontané survient en juin 1900. En septembre, elle parait complètement guérie.

De son côté, Léon Catala (1876-1940 ?) note dans sa thèse en 1901 qu'il a utilisé conjointement des toxines streptococciques et des abcès de fixation [143]. Il s'inspire du lyonnais Maurice Lannois (1856-1942)[a] qui tente de traiter l'épilepsie grâce aux propriétés paralysantes[b] de certaines toxines bactériennes. Celui-ci avait observé, chez une épileptique ayant eu successivement un érysipèle streptococcique et une typhoïde, la disparition des crises lors de l'érysipèle et leur réapparition lors de la typhoïde. Supposant que l'efficacité était due à la toxine du streptocoque et non à la fièvre, il avait effectué un essai sur 23 malades en 1900 [144]. Utilisant un extrait riche en toxines, il avait observé chez ses malades une hyperthermie et une protéinurie mais aucun changement de fréquence des crises épileptiques. Catala effectue une revue de littérature de l'influence des maladies physiques, infectieuses ou non, sur les maladies mentales et l'épilepsie. Il connait l'article de Wagner-Jauregg de 1887, sans remarquer les chiffres encourageants de rémissions dans la PG lors d'affections fébriles suppuratives[c] [7]. Catala conclut sagement que la « guérison d'une maladie mentale par une maladie physique est loin d'être la règle ». Il rapporte des cas

---

[a] Neurologue à l'Hôpital de l'Antiquaille en 1897, puis otorhinolaryngologiste à partir de 1898.

[b] Propriétés guère vérifiées par la suite.

[c] Voir *supra*, p. 11.

personnels de maladie physique suivis d'amélioration chez des malades psychiatriques chroniques. Ceux-ci sont toutefois peu convaincants, en raison de cas de décès. Cependant, un patient avec PG a été amélioré après des abcès fébriles spontanés au point de sortir de l'asile.

À ce stade, l'idée qu'une maladie puisse être curatrice ne se limite pas à l'hypothèse de la fièvre comme moyen d'action. Ainsi de la doctrine des substitutions exposée en 1883 par Marandon de Montyel [145][a] qu'il rejette. L'hypothèse de Catala est que les toxines stimulent une réaction générale de l'organisme, aboutissant à la production d'antitoxines. Le modèle est donc plutôt immunologique, la fièvre n'étant qu'un indice possible de la réaction immunitaire. Catala décide d'effectuer un essai thérapeutique. Il demande le consentement du patient et de sa famille, fait rare méritant d'être signalé, alors qu'il traite des patients réputés incurables et que beaucoup d'autres investigateurs ne s'embarrassent pas de telles précautions. Il utilise une toxine streptococcique, probablement de la streptolysine, fournie par le docteur Marmorek[b] de l'Institut Pasteur de Paris, en association avec un abcès de fixation. L'emploi des deux moyens est supposé simuler une infection sans faire courir le risque d'une septicémie[c]. Les résultats ne sont pas extraordinaires avec des améliorations incomplètes ou passagères. Seules les observations de Julie (cas n° 6) et de Bernadette (cas n° 11) montrent des bénéfices nets et durables. On sait que Bernadette a présenté de la fièvre pendant son abcès mais, pour Julie, l'auteur ne nous renseigne pas sur ce point, comme pour d'autres observations de sa thèse. Les abcès de fixation avaient été appliqués précédemment à des malades présentant des infections fébriles généralisées ou étendues. Employés chez des malades psychiatriques, ils ne semblaient pas produire systématiquement de la fièvre, mais étaient indubitablement douloureux. Curieusement, Catala ou Azémar ne les ont pas employés dans la PG, alors que le premier avait observé une rémission chez un malade après des abcès spontanés.

---

[a] Le délire typhoïdique se « substituerait » presque magiquement au délire antérieur.

[b] C'est lui qui a découvert un cercle d'hémolyse autour de cultures de streptocoques en 1902.

[c] Les toxines n'entraînent pas forcément de réaction fébrile, sauf à doses fortes. Quant aux abcès de fixation, ici employés chez des malades non fébriles, ils tendent effectivement à produire de la fièvre, du fait de la réaction inflammatoire.

L'argent colloïdal

Au chapitre II, Rosalie Jannard avait été traitée, juste avant le nucléinate, par une forme d'argent colloïdal, l'Electrargol[a]. Ce n'était pas de l'argent sous forme soluble, mais une suspension de grains d'argent de taille ultramicroscopique. Les sels d'argent étaient déjà utilisés comme antiseptiques externes.

Les médecins espèrent disposer, avec l'argent colloïdal, d'un agent bactéricide interne. Le Collargol, synthétisé par l'américain Carey Lea en 1889, a été introduit en Europe en 1897 par l'allemand Credé pour traiter fièvres et septicémies puerpérales. Seule forme ingérable d'argent, son emploi est promu en 1902 en France par Just Arnold Netter dans les pneumonies, les dysenteries, l'érysipèle, ainsi que dans l'endocardite infectieuse. En 1907, on sait que l'effet bactéricide de l'argent colloïdal est en réalité faible et décevant : si le sel de nitrate d'argent à usage externe est très bactéricide avec seulement 63,6 % d'argent, le collargol, qui en contient 86,6 %, est pratiquement sans action, d'après Jules Garçon [146]. Les résultats des études cliniques ne sont pas miraculeux. En 1903, le *Lyon médical* mentionne brièvement que le chirurgien Matthieu Jaboulay l'a employé en IV chez un patient souffrant d'une synovite purulente dont l'état général s'était dégradé[b].

En psychiatrie, l'emploi de l'argent colloïdal est très précoce. Le Collargol est présent dans la pharmacie de l'asile de Bron au moins depuis 1903[c]. Théodore Simon le cite en 1904 comme traitement symptomatique, sans indication précise, dans ses *Études cliniques sur l'aliénation mentale* [147] tandis que ni Ballet (1903) ni Régis (1906) ne le mentionnent. Le *Lyon médical* signale fin 1906 un article de Riebold sur l'argent colloïdal dans les méningites tuberculeuses paru dans le *Journal des praticiens*[d] qui aurait pu intéresser Jean Lépine.

On réoriente l'argent colloïdal vers la leucothérapie car il entraine une leucocytose passagère et assez souvent de la fièvre. En 1907, Chantemesse note que l'argent colloïdal entraine une hyperleucocytose sans être aussi efficace que le nucléinate [148]. Un deuxième déplacement sera opéré après la WW1 avec l'objectif d'un « choc

---

[a] Voir *supra*, p. 27.

[b] *Lyon médical*, 1903, vol 100, n° 21, p. 906.

[c] ADRML, HDEPOT VINATIER M7, comptes de gestion du pharmacien 1901-1903.

[d] *Lyon médical*, 1906, vol 107, n° 51, p. 1066.

thérapeutique ». Nous retrouverons cette notion dans le livre de Pascal[a] et Davesne, *Traitement des maladies mentales par les chocs* [25]. Les auteurs incluront les « chocs colloïdaux » parmi les chocs peptoniques en raison de l'ajout, par les fabricants, de protéines (gélatine, peptones) à l'argent colloïdal. Toutefois, des effets de choc et d'hyperthermie sont aussi observés avec des préparations colloïdales pures[b]. L'argent colloïdal n'est plus commercialisé de nos jours en France, mais il est facile de s'en procurer sur Internet, ce qui expose les consommateurs à un risque d'argyrisme, surcharge toxique en argent, définitif et dangereux.

En résumé, les traitements psychiatriques qui vont rejoindre le groupe des pyrétothérapies entre 1909 et 1918, puis le supergroupe des thérapies de choc en 1926, proviennent tous du champ de la médecine et de la chirurgie[c]. Cela reflète le poids important de l'infection réelle ou supposée dans les pathologies psychiatriques sévères ainsi que l'intérêt pour l'immunité et le renforcement des défenses non spécifiques de l'organisme. Wagner-Jauregg suit seul, à partir de 1887, la voie directe de la fièvre ou de l'infection provoquées. Renonçant temporairement pour des raisons pratiques et éthiques à la provocation d'une infection réelle contrôlable, il cherche avec la tuberculine un moyen d'induire de la fièvre. Argent colloïdal et nucléinate empruntent une voie indirecte, immunothérapique non spécifique, qui sera englobée dans les futures pyrétothérapies.

L'acide nucléique, découverte et fonctions

L'acide nucléique contenu dans le noyau cellulaire est, nous l'avons esquissé en introduction, un mélange essentiellement composé d'ADN et d'une très faible quantité d'ARNm[d].

Le hasard a voulu que l'origine de la découverte de l'acide nucléique soit en relation avec les leucocytes. Ralf Dahm rappelle que c'est à partir des leucocytes abondants dans le pus que le chimiste suisse Friedrich Miescher (1844-1895) découvre en 1869 une molécule riche

---

[a] Constance Pascal (1877-1937) est la première femme médecin-chef de France. Sa recherche s'est déployée sur différents axes, y compris la psychanalyse. Elle symbolise, parmi d'autres, l'arrivée de la femme moderne sur la scène de la médecine.
[b] Débarrassées des protéines, sinon des autres contaminants.
[c] La seule exception sera la malariathérapie, introduite en 1917.
[d] Voir *supra*, p. 8.

en phosphore jusqu'alors inconnue située dans le noyau de ces cellules, qu'il nomme nucléine [149]. L'intérêt des chercheurs s'était porté sur le contenu et le rôle du noyau cellulaire depuis que le biologiste allemand Ernst Haeckel avait postulé que les substances porteuses des caractères héréditaires s'y trouvaient. La richesse de la nucléine en phosphore en fait une molécule organique originale, très différente des protéines qu'on connait déjà. On la trouve en abondance dans les œufs et les cellules spermatiques, notamment de poisson.

C'est en étudiant les saumons lors de leur remontée du Rhin vers les sites de reproduction, rapporte le biochimiste Alfred Mirsky, que Miescher évoque la possibilité que la nucléine soit le constituant du matériel génétique : « si l'on postule qu'une seule substance […] est la cause spécifique de la fertilisation, on doit penser indubitablement et avant tout à la nucléine ». Cependant, il rejette cette hypothèse [150].

En 1884, Albrecht Kossel (1853-1927)[a] découvre les histones[b], protéines d'enroulement et de compaction de l'ADN dont le rôle est important pour permettre ou non la transcription en ARNm. En 1889, Richard Altmann (1852-1900) réussit à séparer l'acide nucléique proprement dit, composé des acides désoxyribonucléiques et ribonucléique[c], des protéines qui le protègent. En 1896, Kossel isole les bases puriques et pyrimidiques[d], présentes dans ces acides : adénine, guanine sont des bases puriques ; thymine, cytosine et uracile sont pyrimidiques. L'uracile est spécifique de l'ARN.

La fonction exacte des acides nucléiques restera obscure pendant des décennies. Les travaux de Gregor Mendel (1822-1884) datant de 1866 sont passés inaperçus et ne seront redécouverts que vers 1900. C'est en 1944 que l'on admettra, avec Avery, MacLeod et McCarthy que c'est l'ADN et non pas les protéines qui lui sont associées qui sont porteuses de l'information génétique. L'ARN ne sera séparé de l'ADN que progressivement, car on pensait initialement que l'ADN était l'acide nucléique spécifique des animaux et l'ARN celui des végétaux. Pendant longtemps prévaudra la théorie selon laquelle l'information génétique

---

[a] Prix Nobel de physiologie ou médecine 1910.

[b] Voir *supra*, p. 6, 92.

[c] Cette différenciation des deux acides n'intervint que progressivement, l'identification du sucre contenu dans l'ADN, le désoxyribose date de 1930.

[d] La purine est une molécule azotée associant un cycle pyrimidine à un cycle imidazole. La pyrimidine comprend deux atomes de N et quatre de C, l'imidazole deux atomes de N et trois de C.

était portée par les protéines du noyau et que les acides nucléiques jouaient un rôle énergétique. La structure en double hélice de l'ADN sera suggérée en 1953 par Watson et Crick[a] associés à d'autres chercheurs[b].

L'argumentaire en faveur d'une utilisation thérapeutique du nucléinate en psychiatrie

En 1907, Jean Lépine décrit la démarche qui l'a conduit à tester l'acide nucléique dans des troubles psychiatriques [3] :

> M. Chantemesse a montré [...] tout le parti que la thérapeutique pouvait tirer de la réaction générale produite dans l'organisme par le nucléinate de soude, injecté au cours de l'infection typhique. [Ses propos] ont une portée très générale [et devraient] trouver en psychiatrie une application naturelle.

Il se situe dans le cadre des infections torpides, lentes et chroniques supposées causales de maladies mentales. La chronicité est une préoccupation permanente des aliénistes de cette époque, confrontés à une augmentation permanente des effectifs asilaires, contre laquelle ils luttent de tous les moyens possibles, la rigueur de la loi de 1838 ralentissant les sorties. Ils recourent largement aux sorties d'essai, transforment les fugues en sorties définitives, tentent de freiner les entrées de personnes démentes ou atteintes de pathologies organiques graves [1]. Ils sont évidemment à la recherche de toute thérapie permettant d'espérer une rémission et une sortie définitive de l'asile. Jean Lépine note :

> Aussi depuis l'antiquité s'est-on ingénié à provoquer dans ces états de torpeur intellectuelle et organique la secousse salutaire capable de réveiller la nature médicatrice. C'est ainsi [...] qu'ont été essayées un certain nombre de pratiques, allant des injections de sérum artificiel (solutions salées) jusqu'aux colloïdes métalliques, en passant par les sérums d'animaux sains, et les toxines microbiennes. [...] les découvertes récentes sur les colloïdes métalliques ont conduit à l'emploi, dans le traitement des méningites[c], de ces agents puissants de réaction biologique.

---

[a] Prix Nobel de physiologie ou médecine 1962.
[b] Notamment Rosalind Franklin, un peu passée sous silence à l'époque.
[c] Voir *supra*, p. 27, 138.

Selon Lépine, l'élément commun de ces traitements consiste à réveiller – nous dirions aujourd'hui « booster » - les réactions de la « nature médicatrice ». Cette expression hippocratique signifie que l'organisme contient en lui-même les ressources pour sa propre guérison, ce qui peut être interprété comme un encouragement à l'attentisme.

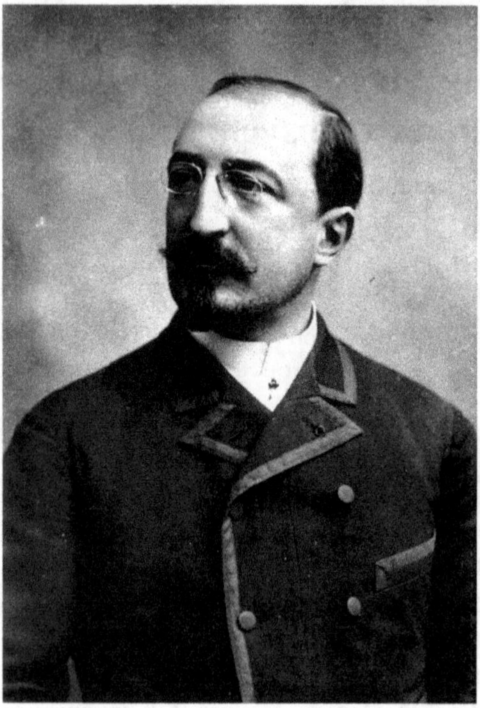

Figure 8 : André Chantemesse, vers 1900
Image du domaine public
Source : National Library of Medicine.
http://ihm.nlm.nih.gov/images/B04484
Lien valide le 28/01/2024

Ici, Lépine suggère que la nature peut être aidée, réveillée. Il ne cite en bibliographie qu'un seul article, récemment rédigé par Chantemesse, spécialiste de la typhoïde à l'Institut Pasteur (Figure 8), associé à Kahn : *Note sur la prophylaxie*[a] *et le traitement des infections péritonéales à l'aide de l'hyperleucocytose provoquée par le nucléinate de soude* [148]. Nous venons de le mentionner[b], à propos de l'argent colloïdal. Les auteurs y exposent les effets du nucléinate en prévention des perforations intestinales dues à la fièvre typhoïde, une complication généralement mortelle. Dans la filiation metchnikovienne, ils espèrent que l'hyperleucocytose favorisera la phagocytose du bacille d'Eberth, actuelle *Salmonella typhi*, agent pathogène de cette maladie.

La hausse du nombre de leucocytes semble être l'élément commun aux traitements de stimulation de la nature médicatrice et les place parmi les immunothérapies non spécifiques :

---

[a] Prévention.
[b] Voir *supra*, p. 138.

> La thérapeutique générale des maladies infectieuses a été orientée dans une voie nouvelle lorsqu'on a découvert que l'organisme se défendait normalement contre les microbes par la mise en jeu d'une fonction naturelle : la phagocytose. L'idée est venue à beaucoup de médecins de favoriser cette fonction dans la lutte contre la maladie, de collaborer à la mise en œuvre spéciale de cet acte spontané de la nature médicatrice. D'autant plus que beaucoup de remèdes [...] agissent précisément avec la collaboration de l'hyperleucocytose provoquée : chez le paludéen, la quinine amène de l'hyperleucocytose, chez le diphtérique et chez le typhique, le sérum antidiphtérique et le sérum antityphoïde provoquent de l'hyperleucocytose [...] ; chez le pneumonique, les injections intra-veineuses de collargol [...] agissent aussi en amenant tout d'abord un peu de leucolyse et ensuite de l'hyperleucocytose sanguine [...].

Chantemesse crée ici une classe de substances leucogènes (quinine, sérums antidiphtérique et antityphoïdique, argent colloïdal), à laquelle il rajoute la nucléine. L'idée d'utiliser celle-ci pour produire une leucocytose thérapeutique dans la typhoïde provient d'un certain Mikulicz[a] :

> Parmi les agents [...] provocateurs de réactions hyperleucolytaires, il en est un, la nucléine, qui a déjà été vantée par Mikulicz et quelques chirurgiens américains. Nous l'avons aussi utilisée en injections sous-cutanées stériles sous forme de nucléinate de soude [...] A plusieurs reprises j'ai observé des malades qui dans le cours de la fièvre typhoïde, après une hémorragie intestinale, ont ressenti des douleurs vives dans le ventre, accompagnées de rétraction de la paroi, de défense musculaire à la palpation, de disparition presque complète de la matité hépatique. L'injection sous-cutanée de nucléinate de soude, faite aussitôt que possible après l'apparition des douleurs, faisait disparaître celles-ci au bout de vingt-quatre heures d'une manière complète ou presque complète.

Mikulicz n'était pas inconnu à Lyon. L'ophtalmologue lyonnais Louis Dor a signalé dans un passage du *Lyon médical* du 7 janvier 1906 que celui-ci employait du nucléinate de sodium pour provoquer une hyperleucocytose afin d'aider des cobayes à résister à des laparotomies[b] infectées [151]. De son côté, Raphaël Lépine connait bien les travaux de son collègue de l'académie de médecine, André Chantemesse. De

[a] Dont il ne donne pas la référence précise.
[b] Ouverture chirurgicale de l'abdomen.

plus, il s'intéressait précisément au concept de « réaction ». Dans son récent article *Des phénomènes réactionnels en thérapeutique,* [152], il mentionnait notamment le sérum artificiel qui :

> ...favorise l'élimination des substances toxiques, par une action osmotique et diurétique, raffermit les globules rouges altérés, active le mouvement nutritif et la fonction des organes, surtout des organes hématopoïétiques [...], excite enfin la phagocytose.

Il citait aussi les métaux colloïdaux, censés augmenter les processus d'oxydation. Nous retrouverons réaction, phagocytose, oxydation dans l'article de son fils.

Quelles traces d'infection lente observons-nous chez les patients de Lépine ? Les trois femmes de notre chapitre II avaient été diagnostiquées comme atteintes de méningo-encéphalite tuberculeuse. Qu'en était-il des douze autres ? Trois souffraient de PG, une maladie certes due à l'infection lente par le *Treponema pallidum*, même si Lépine contestait le rôle unique de cet agent infectieux. Les neuf autres patients se répartissaient en démence organique (un cas), délire mystique (un cas), démence précoce ou schizophrénie (un cas), PMD (deux cas), et démence sénile (quatre cas). L'auto-intoxication bactérienne et/ou intestinale n'est pas précisée dans l'article et nous avons vu que les ouvrages de référence du moment ne faisaient pas jouer à ce facteur un rôle causal net dans ces affections[a]. Quel était l'effet recherché par Lépine ? Il déclare que chez tous les patients il a observé la réaction souhaitée d'hyperleucocytose, majoritairement une augmentation des GraN[b].

L'article cité par Chantemesse[c], *Versuche uber resistenzvermehrung des peritoneums*[d], rédigé en 1904 par Jan Mikulicz-Radecki (1850-1905) nous donne plus d'informations [153]. Ce célèbre chirurgien polonais[e] cherchait un moyen d'éviter les infections post-chirurgicales du péritoine, souvent mortelles. Le problème était complexe car ces

---

[a] Voir *supra*, p. 83.

[b] En pharmacologie clinique moderne, les modifications biologiques nécessaires à l'effet thérapeutique sont qualifiées de critère intermédiaire, car ils constituent une étape nécessaire de l'amélioration clinique. Cependant seule celle-ci (rémission des symptômes ou durée de survie) constitue le critère principal.

[c] Voir *supra*, p. 143.

[d] Expériences sur l'augmentation de la résistance dans le péritoine.

[e] Né à Czerniowce, dans l'empire Austro-Hongrois. Actuellement Chernivtsi en Ukraine. Inventeur du masque chirurgical.

infections sont généralement dues à plusieurs germes, empêchant l'utilisation de sérums spécifiques. Son article est très documenté mais il cite peu d'études chez l'homme. Parmi celles-ci, un article de 1903, du parisien Marcel Labbé (1870-1939) dont Mikulicz reprend les conclusions prudentes :

> ...même si [les quelques] succès obtenus jusqu'à présent n'ont abouti à aucun résultat positif, une hyperleucocytose plus forte devrait être obtenue par la découverte de substances chimiques appropriées [...]. La faible valeur thérapeutique de l'hyperleucocytose artificielle dans les maladies déjà manifestes, telles [...] la pneumonie, est facile à comprendre. L'organe malade est déjà inondé de microbes pathogènes [...] ; l'organisme avait depuis longtemps eu le temps de déployer tout son appareil de combat contre eux. Il ne faut [...] pas s'attendre à une augmentation supplémentaire de l'hyperleucocytose...

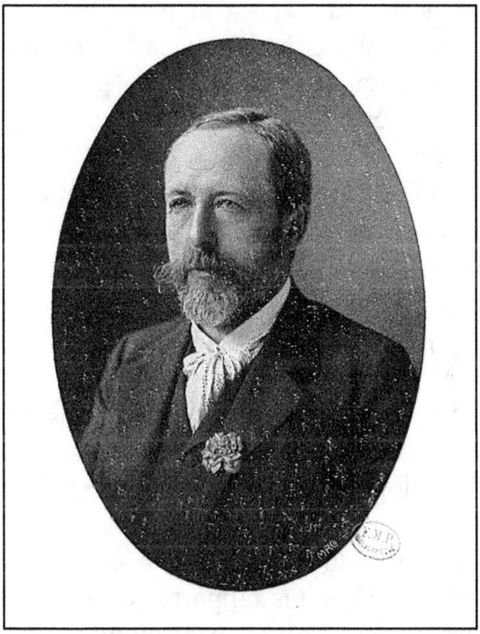

Figure 9 : Jan Mikulicz-Radecki vers 1900
Image du domaine public
Source : collections de la Bibliothèque interuniversitaire de santé de Paris

Mikulicz (Figure 9) est donc pessimiste en 1904 sur l'effet anti-infectieux de la leucocytose provoquée mais le fait que le péritoine laisse passer les GraN l'intéresse. En 1894, le russe Vassili Issaevitch Issaeff[a] avait réalisé des expériences sur le péritoine de cobayes auxquels on avait injecté soit une solution physiologique, soit du bouillon, soit de l'acide nucléique, soit de la tuberculine, avant d'y ajouter des vibrions cholériques. L'acide nucléique aurait permis au péritoine de tolérer quinze fois la dose mortelle de vibrions cholériques et la destruction totale des microbes par les

[a] Il a travaillé à l'Institut Pasteur dans le laboratoire de Metchnikoff en 1893 ainsi que dans celui de Pfeiffer en 1894, à l'institut Koch de Berlin.

leucocytes du transsudat péritonéal avait été obtenue après 9 heures. L'expérience semblait encourageante.

En 1904, Hayari Miyake (1867-1945), chirurgien japonais en stage chez Mikulicz, publie d'autres résultats d'expériences [154]. L'essentiel de ses références provient d'études chez l'animal. Il cite néanmoins des essais d'induction de leucocytose chez l'homme : A.S. Landerer, qui a employé l'acide cinnamique[a] dans la tuberculose en 1893 ; H. Mourek dans le lupus[b] en 1893 ; H. Maxon King dans la tuberculose en 1898, M. Labbé dans plusieurs maladies infectieuses en 1903 [155]. Le chirurgien japonais compare les effets d'injections SC de nucléinate, peu invasives, à celles effectuées par voie péritonéale : il observe une leucocytose à la fois sanguine et péritonéale avec la voie SC, plus importante avec le nucléinate qu'avec du sérum salé témoin. L'acide nucléique en SC augmente de seize à vingt fois la résistance du péritoine à des bacilles *E. Coli* virulents.

Encouragé par ces résultats, Mikulicz l'expérimente chez 34 patients dans le traitement préventif de la péritonite post-chirurgie intestinale. Il utilise à plusieurs reprises le terme *Präventivimpfung,* ou vaccination, qui recouvre effectivement l'objectif immunothérapique préventif[c] non spécifique. Le nucléinate est bien toléré mais la leucocytose est parfois présente avant même l'injection. Mikulicz n'observe qu'un seul décès sur les 34 patients ayant reçu le traitement expérimental, les 33 autres connaissant des suites heureuses. Il conclut prudemment que le simple lavage du péritoine au sérum physiologique est peut-être une mesure préventive suffisante[d].

Marcel Labbé, cité par Mikulicz, est celui qui a popularisé le terme de leucothérapie en France en 1903 [155] nous rapporte A. Mougeot [156]. Il n'en a pas été le créateur et en a crédité le cardiologue Henri Huchard, qui l'avait employé dès 1901. Cependant, la première utilisation thérapeutique de la nucléine en France est à mettre sur le compte de Germain Sée (1818-1896) en 1893. S'il mentionne bien le « pouvoir leucocytaire », la potentialisation de l'inflammation et la facilitation de la phagocytose, il n'utilise pas encore le terme de leucothérapie [157]. Labbé ne cite pas Sée, pour une raison inconnue.

---

[a] Extrait de la cannelle.
[b] Le lupus était considéré par erreur comme une maladie infectieuse.
[c] À très court terme.
[d] Le drain de Mikulicz est toujours utilisé en chirurgie digestive.

Le *Formulaire des médicaments nouveaux et des médications nouvelles pour 1894* de Bocquillon-Limousin le mentionne, signalant sa première apparition officielle [158].

En 1907, Chantemesse et Lépine ne citent ni l'article de Labbé, ni celui de Sée et ils n'utilisent pas le terme de leucothérapie. Cette appellation est d'ailleurs rare dans la littérature internationale, ses équivalents allemands et anglais n'étant pas utilisés avant 1904. On la retrouve plus particulièrement en France. Ce traitement expérimental à visée anti-infectieuse immunothérapique non spécifique n'est donc pas une invention des psychiatres, mais a été emprunté à des chirurgiens et médecins internistes. Notre confrère Michel Caire fait allusion à la « leucopyrétothérapie » dans deux passages de son *Histoire des traitements médicaux en psychiatrie* [13]. Jean-Noël Missa évoque à plusieurs reprises[a] le nucléinate dans *Naissance de la psychiatrie biologique* mais pas la leucothérapie, sans doute occultée par le succès du modèle pyrétothérapique après la WW1 [159].

Il reste un problème d'antériorité. Ce n'est pas Mikulicz lui-même qui a découvert que le nucléinate induisait une hyperleucocytose. Une piste lyonnaise nous a mis sur la voie de celui qui en a été à l'origine. Henri Touzet, élève de l'école de santé militaire de Lyon, soutient en 1903 une thèse sur une *Contribution expérimentale à l'étude de la leucothérapie : travail du laboratoire de médecine expérimentale et comparée de l'université de Lyon* [160]. Sa recherche a pour cadre le laboratoire du professeur Saturnin Arloing (1846-1911). De nombreux investigateurs planchent sur un possible effet antitoxinique direct des phagocytes. On sort du cadre de la phagocytose. Un travail précédent mené dans le laboratoire d'Arloing aurait montré que l'hyperleucocytose était peut-être une réaction de défense de l'organisme à la toxine diphtérique qui exercerait un effet chimiotactique[b]. De plus, selon Metchnikoff en 1898, les GraN seraient capables de phagocyter les toxines tétaniques [161], une propriété nommée pinocytose[c] par son élève Gabritschewsky en 1894 [162]. Touzet produit des études chez l'animal effectuées par le tchèque

---

[a] Le nucléinate a été largement utilisé à l'institut Titeca (Belgique) entre 1920 et 1930.
[b] Voir *supra*, p. 91.
[c] Type d'endocytose permettant l'absorption de liquides, ce qui peut concerner des toxines. Dans l'endocytose une partie de la membrane cellulaire entoure une particule extérieure et la fait pénétrer dans la cellule.

Jaksch von Wartenhorst en 1894. Ce dernier aurait obtenu de l'hyperleucocytose avec de la tuberculine, des staphylocoques inactivés ou de la pilocarpine[a]. En 1895, les berlinois Loewy et Richter avaient étudié les effets leucogènes de la spermine[b] et de la nucléine et Jacob, en 1896, ceux de l'albumose, une peptone. Seraient également leucogènes des toxines animales et végétales, des alcaloïdes comme la nicotine et la cocaïne, la Talliamine[c]. Touzet signale avoir testé la « nucléine d'Horbaczewski » sur des animaux de 1901 à 1903 dans des études comparatives, les témoins recevant du chlorure de sodium. Il a injecté plusieurs germes (staphylocoque, streptocoque, vibrion septique[d]) et toxines bactériennes (diphtérique, tétanique) afin de tester les propriétés préventives de la nucléine. À l'issue de ses travaux, il se montre sceptique sur l'efficacité potentielle de ce traitement chez l'homme.

Jean Lépine ne cite pas cette thèse pourtant lyonnaise. Peut-être n'en a-t-il pas eu connaissance ? Touzet nous montre que la nucléine n'était pas la seule substance leucogène et que des études expérimentales de cette nouvelle approche avaient été effectuées durant la décennie précédente. Il dévoile le nom de celui qui a découvert la propriété leucogène de la nucléine, Jan Horbaczewski (1854-1942), chimiste tchèque d'origine ukrainienne, professeur à Prague. L'orthographe alternative Ivan Gorbachevsky figure dans un article ukrainien consacré à l'histoire de la biochimie à Lviv [163]. Son article initial de décembre 1891 montrait qu'une hyperleucocytose apparaissait après injection de nucléine, de pilocarpine, d'antipyrine ou d'Antifébrine[e] [164].

En août 1892, Horbaczewski incite deux cliniciens à tester la nucléine par voie orale chez l'homme [165]. Janowski l'emploiera dans le lupus[f] et les ulcères de jambe et Maydl dans des abcès post-chirurgicaux, des cancers, des ulcères syphilitiques. Horbaczewski observe que la nucléine entraine de la fièvre mais pas dans toutes les maladies. Il détaille les mécanismes d'action possibles de la nucléine :

---

[a] Alcaloïde extrait du jaborandi. Diurétique et stimulant la transpiration.

[b] Ou neuridine. Polyamine produite à partir de l'acide aminé ornithine, considérée à tort comme une ptomaïne ou comme produit de dégradation de la nucléine.

[c] Obtenue par action de l'ozone sur une essence de résine végétale.

[d] *Clostridium septicum.*

[e] Acétanilide, un ancêtre du paracétamol.

[f] Le lupus érythémateux disséminé (LED) n'est pas une maladie infectieuse, mais auto-immune.

effet pyrogène, effet nutritif, effet leucogène, effet inflammatoire [166]. Pendant ce temps-là, à Berlin en 1892, Albrecht Kossel, un pionnier de l'acide nucléique, examine un autre mécanisme d'action possible, un effet antitoxinique direct [167] :

> Pour juger du rôle joué par l'acide nucléique [...] il faut aussi considérer le pouvoir particulier de ce corps à se combiner avec l'albumine. [...] Cette puissante affinité [...] provoque la destruction immédiate des parties organisées qui entrent en contact avec cet acide. J'ai [procédé à] une série d'expériences qui m'ont amené à la conclusion que la cellule vivante, et surtout l'organisme des leucocytes, possède dans l'acide nucléique une arme pour lutter contre les micro-organismes et leurs produits. Ces faits expliquent d'une certaine manière l'action des phagocytes et l'annihilation des toxalbumines dans le corps animal. Je mène des recherches dans ce sens et j'espère pouvoir bientôt faire des déclarations à ce sujet à la Société.

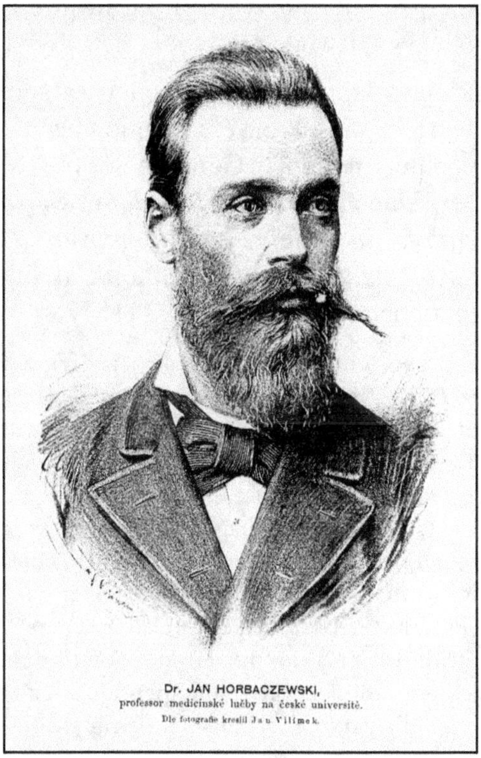
Dr. JAN HORBACZEWSKI,
professor medicinské lučby na české universitě.
Dle fotografie kreslil Jan Vilímek.

Figure 10 : Jan Horbaczewski en 1886
Image du domaine public
Source Světozor, vol. 20, iss. 50, digitized by Czech Academy of Sciences

Dès 1891, Horbaczewski (Figure 10) a attiré l'attention sur le fait que, dans les états inflammatoires, les cellules du tissu agressé libèrent de la nucléine qui serait un médiateur chimiotactique[a] de leucocytose. Il ne fait pas explicitement référence à la phagocytose. Le professeur Jaksch [168], de l'université de Graz, s'intéresse très tôt à la possibilité d'un traitement de la pneumonie reposant sur l'effet leucogène. Il a déjà utilisé la pilocarpine à ce titre :

[a] Dans la nomenclature actuelle, cet effet serait celui d'une chimiokine. Celles qui sont connues ont été énumérées plus haut. Voir *supra*, p. 100.

> En l'absence de leucocytose dans la pneumonie[a], il convient d'administrer par voie sous-cutanée ou orale des substances capables d'augmenter le nombre de leucocytes circulant dans le sang. D'après les études d'Horbaczewski, devraient être désignés comme de tels remèdes : la pilocarpine, l'antipyrine, l'Antifébrine et la nucléine. Je n'ai pas d'observations sur l'efficacité thérapeutique de [tous ces] remèdes, [...]. D'autre part, je suis en mesure de confirmer, sur la base de mes propres observations, que la pilocarpine peut être utilisée pour augmenter la leucocytose chez un patient atteint de pneumonie.

D'autres essais de la nucléine dans les maladies infectieuses sont réalisés chez l'homme à partir de 1893 sans avoir été mentionnés par Touzet, Labbé, Chantemesse ni Lépine. En France, Germain Sée (1818-1896) est en position de pionnier. Dans *Effets physiologiques de la nucléine. Son pouvoir leucocytaire. Sa valeur comme moyen de diagnostic. Son utilité dans le traitement des inflammations*, il fait expressément référence à une expérience remontant à 1893 [157] :

> Employée en injections sous-cutanées par le professeur Horbaczewski (de Prague), prescrite par lui et par nous sous forme d'ingesta chez l'homme à 2 et 3 grammes, elle s'est montrée partout inoffensive ; ne produisant aucun trouble fonctionnel ; mais constamment le même phénomène, c'est-à-dire l'augmentation du nombre des globules blancs, ou leucocytes ou phagocytes [...] c'est la fonction phagocytaire qui [...] rend [les leucocytes] capables d'ingurgiter les corpuscules [...], ou les micro-organismes et de les transporter dans certains organes [...] où s'établit la lutte contre l'agent nuisible. Dans la doctrine célèbre de Metchnikoff, c'est là le moyen de défense de l'organisme. [...] Je réserve les applications thérapeutiques aux pneumonies, pleurésies et à d'autres maladies inflammatoires, infectieuses.

Son compte-rendu ne donne pas de chiffrage précis sur les résultats en dehors de :

> [...] trois faits probants relatifs à des pneumonies graves [...] où les effets salutaires de la nucléine se sont montrés en trente-six heures dès le quatrième ou cinquième jour de la maladie, c'est-à-dire à une période où la phlegmasie[b] ne se termine pas spontanément par une crise définitive.

---

[a] Lorsqu'une pneumonie était accompagnée d'un nombre trop faible de GraN, Jaksch considérait que c'était un indice pronostique péjoratif.
[b] Inflammation.

Il s'intéresse à la nucléine comme moyen de diagnostic et note, en passant, un effet pyrogène :

> Le développement d'une leucocytose intense par la nucléine fait présumer qu'elle doit augmenter d'abord l'inflammation des tissus atteints par les microbes, en favorisant l'émigration des leucocytes vers le théâtre de la lésion[a] [...]. Il s'agit de dévoiler par ce moyen, de démasquer les inflammations latentes, les lésions cachées. Si on est dans le doute sur l'existence, sur la nature d'une de ces altérations, la nucléine peut faire l'effet d'une substance excitante, pyrogène. C'est l'action révélatrice de la tuberculine qu'il s'agit de reconstituer, mais avec absence complète de danger.

Sée pointe ici l'effet pyrogène de la nucléine. Touzet, qui ne connaissait pas les études mentionnées ci-dessus, avance que le premier essai thérapeutique de leucothérapie chez l'homme a été conduit par l'américain Louis Waldstein. Celui-ci a utilisé de la pilocarpine et non du nucléinate [169] dans une étude qui a fait quelque bruit aux USA, du moins dans le numéro du 13 avril 1895 du *Los Angeles Herald* :

> Le consul général des États-Unis [...] à Berlin pense qu'un médecin américain a découvert le moyen de guérir la consomption[b] et peut-être le cancer. [...]. Le docteur Louis Waldstein, natif de New York, a annoncé dans des journaux médicaux allemands l'action extraordinaire d'injections rapides de philosarphine[c], un extrait cristallisé de la plante brésilienne jaborandi, sur le système lymphatique. [...]. La clé de la découverte est celle-ci : par des injections successives de doses infimes de philosarphine dans les veines, il arrive à la stimulation progressive du système lymphatique[d]. Ce système augmente les globules blancs dans le sang [...] et rend inoffensives ces particules toxiques dans le sang qui produisent la maladie. Le découvreur conseille vivement aux médecins d'essayer la philosarphine dans les premiers stades de la consomption, et en fait dans toutes les maladies impliquant le système lymphatique. Il s'est assuré [que ce traitement] constitue un test digne de confiance pour la présence de la tuberculose [...]. Le rapport se termine par l'exposé d'un cas de lupus d'une durée de vingt-deux ans, considéré comme

[a] Le chimiotactisme.

[b] Affaiblissement de l'organisme dans certaines maladies comme la tuberculose.

[c] Pilocarpine.

[d] Le système lymphatique, par l'intermédiaire de ses ganglions, est effectivement impliqué dans la réaction immunitaire.

incurable, qui a été soulagé immédiatement après la première injection, et est maintenant presque guéri.

Cet entrefilet imprudemment triomphal était-il lié à un emballement chauvin des américains, encore complexés par la médecine germanophone ou à une recherche de publicité personnelle dudit Louis Waldstein ? Nous ne le savons pas.

Un autre américain, nettement plus sérieux, s'intéresse à l'effet thérapeutique de la nucléine chez l'homme dès 1893. Il s'agit de Victor C. Vaughan (Figure 11), doyen de l'école de médecine de Chicago, qui publie en 1894 *The nucleins and nuclein therapy* dans le prestigieux *Journal of the american medical association* (JAMA) [170]. Dans un article paru l'année précédente, *The germicidal properties of nucleins*, il avait rapporté des travaux de laboratoire chez l'animal [171].

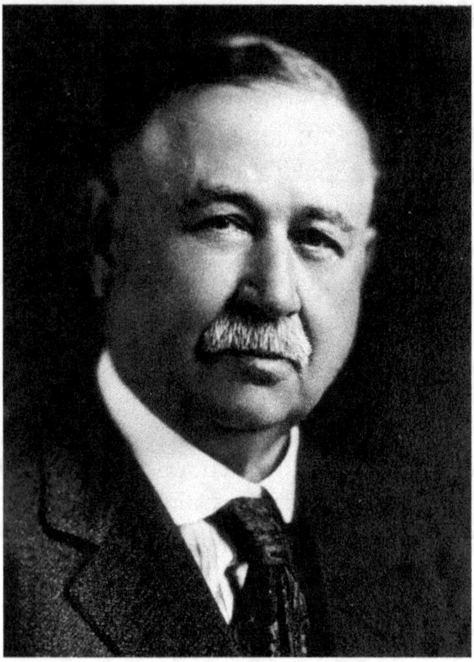

Figure 11 : Victor C. Vaughan
Image du domaine public
Source : National Library of Medicine
https://collections.nlm.nih.gov/catalog/nlm:nlmuid-101431088-img

Il relate des expériences chez l'animal avant de présenter trois vignettes d'utilisation chez l'homme : la première concerne une enfant de 10 ans, Leida, qui souffre d'une angine membraneuse, l'auteur nous informant qu'il a traité douze cas similaires ; la deuxième relate le cas du petit Denwood Burt, âgé de trois ans, souffrant d'une diphtérie d'origine streptococcique. Trois cas similaires ont été traités ; la troisième vignette concerne un adulte, imprimeur de métier, M. Stauch, qui a présenté un ulcère de jambe, seul de son groupe. Par ailleurs, Vaughan mentionne avoir essayé la nucléine dans la tuberculose depuis le 1er mai 1893, sans donner le nombre de cas ni les résultats. Des rapports ultérieurs feront état d'évolutions décevantes [172]. Dans la tuberculose, Landerer avait utilisé l'acide cinnamique comme moyen leucogène en 1892[a]. En 1895, T.O. Summers, exerçant à Saint-Louis, Missouri, se montre bien optimiste en écrivant [18] :

> Les résultats les plus prononcés [de l'emploi de la nucléine en thérapeutique] ont été observés dans la tuberculose, le sarcome[b], la neurasthénie, l'amygdalite[c] et la grippe. Dans de tels cas, il a montré un pouvoir des plus merveilleux. Dans les hôpitaux de New York, il a été utilisé avec un succès général dans les maladies suivantes, outre celles déjà mentionnées : diphtérie, neurasthénie, anémie pernicieuse, marasme général et autres troubles cachectiques, fièvres, etc. [...] Je crois avec d'autres encore plus conservateurs et moins optimistes que moi qu'il marquera une ère en thérapeutique.

Il n'en dit pas plus sur l'effet obtenu dans la neurasthénie, un trouble mental nécessitant rarement un internement, ce qui aurait permis de considérer ces médecins new-yorkais inconnus comme les pionniers dans ce domaine, avant Bruce et Lépine. Toujours dans la tuberculose, en 1897, un autre médecin new-yorkais, DeLancey Rochester, compare de façon indirecte les résultats de l'Aseptoline[d], de l'antitoxine de Paquin[e] et de la « nucléine de Vaughan » [173]. Il signale des améliorations avec cette dernière sans fournir de résultats chiffrés détaillés.

La diffusion des travaux d'Horbaczewski est assez rapide après 1892 en Europe et aux USA et la nucléine vite employée dans des maladies graves. Toutefois, à l'enthousiasme de départ succède une vue plus mesurée au début du siècle dernier, comme celle de Labbé en 1903. Le terme de leucothérapie n'a pas connu un succès total. D'une part, il semble assez limité à la France et à sa zone d'influence ; d'autre part, on pouvait aussi se référer aux mécanismes alternatifs évoqués par Horbaczewski : effet pyrogène, effet nutritif, effet leucogène, effet inflammatoire (ces deux derniers étant liés à la phagocytose et à la défense immunitaire).

Parmi les substances ayant des effets leucogènes (pilocarpine, acide cinnamique, quinine, tuberculine, spermine, albumose, staphylocoques

---

[a] Voir *supra*, p. 146.
[b] Une forme de cancer.
[c] Angine.
[d] Solution de phénol et de pilocarpine-phényle-hydroxyde, cette dernière ayant un effet leucogène.
[e] Soi-disant antitoxine antituberculeuse.

inactivés[a], toxines végétales et animales, nicotine, cocaïne, Talliamine, Antifébrine, Antipyrine, Collargol) il y a peu de points communs. Toutes n'ont pas été employées en tant que leucothérapies.

Certaines rentreront plus tard dans la panoplie des traitements pyrétothérapiques (tuberculine, vaccins, albumose ou peptones) et, comme telles, seront utilisées en psychiatrie.

La nucléine, directement antibactérienne et antitoxinique ?

La théorie d'un effet bactéricide direct de la nucléine est défendue par Vaughan, Novy et McClintock, dans *The germicidal properties of nucleins*, en 1893, qui placent l'effet leucogène au second plan, l'article n'en faisant aucunement état [171]. Le point de départ est une contestation des travaux de Buchner qui considérait la substance bactéricide du plasma, l'alexine ou complément comme une séro-albumine. Vaughan, Novy et McClintock font remarquer que la digestion détruit les séro-albumines, sans modifier les propriétés bactéricides du plasma. Recherchant une protéine thermosensible (détruite à 55 °C)[b] résistant à la pepsine digestive et potentiellement présente dans le sang, ils aboutissent à la nucléine. En réalité la nucléine n'est pas une protéine mais un assemblage d'acide nucléique et de protéines. Vaughan, Novy et McClintock pensent avoir retrouvé de la nucléine dans le plasma or nous savons que celle-ci est essentiellement présente dans le noyau cellulaire. Sa présence dans le plasma est surprenante et les preuves doivent être claires. Pour le groupe de Vaughan, la provenance la plus probable de la nucléine sanguine est le noyau du GraN.

Ont-ils effectivement isolé de la nucléine dans le plasma ? Cette nucléine est-elle bien bactéricide ? Les réponses figurent chez l'élève de Vaughan, C. McClintock en 1895 : *The disease resisting power of the body* [174]. Il détaille la méthode chimique l'ayant conduit à affirmer que le sérum sanguin contient de la nucléine. Admettons qu'il s'agisse d'acide nucléique[c] . Celui-ci pourrait provenir de la dispersion du contenu du noyau après mort cellulaire ou avoir été sécrété par la

---

[a] Considérés comme vaccins, sans évaluation rigoureuse de leur efficacité préventive.
[b] Comme l'est l'alexine/complément. Voir *supra,* p. 108.
[c] Depuis la deuxième moitié du siècle dernier, on sait que de l'acide nucléique normal de l'individu peut être retrouvé dans le plasma sanguin.

cellule vivante. Pour prouver l'effet bactéricide de l'acide nucléique, l'auteur le place dans des tubes à essai où différents germes sont introduits. Les expériences réussissent, sans que le détail des types de bactéries soit fourni. Cet effet bactéricide *in vitro* de la nucléine a déjà été mentionné par Albrecht Kossel, qui pensait lui aussi que l'ADN jouait un rôle antitoxinique. Cet ADN directement bactéricide et antitoxinique serait produit par les GraN.

Le groupe Vaughan, Novy, McClintock avait relégué au second plan l'effet leucogène de la nucléine. McClintock s'enhardit jusqu'à contester la phagocytose de Metchnikoff en arguant que, si les GraN contiennent bien des bactéries englobées, ils ne peuvent pas les digérer[a] [174]. Pour lui, l'action bactéricide du GraN s'exercerait dans le milieu extracellulaire, par sécrétion d'une substance[b]. Il avance que Metchnikoff lui-même « considère maintenant la nucléine [sécrétée par le GraN] comme la substance germicide[c] du sang », c'est-à-dire un vecteur d'immunité innée humorale. Plus loin, il assimile par erreur les alexines de Buchner[d] et la spermine de Poehl[e] à la nucléine.

Metchnikoff a-t-il, à un moment quelconque, déclaré que de la nucléine, sécrétée par le GraN dans le plasma, était directement bactéricide ? La date de cette déclaration devait être antérieure au 20 février 1895, jour de la présentation de McClintock devant la *Biological society of Chicago university*. En septembre de la même année, le new yorkais Julius Mount Bleyer signale dans son article *Nuclein is nature's antitoxin* [175] une publication très récente de Metchnikoff, *The extra-cellular destruction of bacteria in the organism* [176]. Celui-ci y aborde les mécanismes immunitaires innés non dépendants de la phagocytose. Il reproduit les expériences de Pfeiffer[f] de destruction *in vivo* de vibrions cholériques actifs introduits dans la cavité péritonéale de cochons d'Inde. Metchnikoff n'évoque ni les antitoxines[g], ni la nucléine, ni l'alexine. De plus, il semble que la majorité de ses expériences ne pouvaient pas bien différencier

---

[a] Position de la majorité des auteurs allemands, notamment Pfeiffer, de l'Institut Koch.
[b] Théorie admise à l'époque, qu'on mettait sur le compte de l'alexine/complément.
[c] Les germes étudiés étaient des bactéries.
[d] Qui sont des protéines.
[e] Une polyamine, très différente d'une protéine ou d'un acide nucléique.
[f] Ces expériences *in vivo* avaient semblé balayer les arguments de Metchnikoff selon lesquels l'effet bactéricide inné du sérum sanguin n'apparaissait qu'*in vitro*.
[g] Dont la production aurait nécessité une exposition antérieure.

l'immunité innée et acquise. En effet, les animaux de laboratoire étaient soit « vaccinés », c'est-à-dire exposés préalablement au vibrion cholérique, soit avaient reçu des sérums antibactériens à visée préventive (contenant des anticorps) ou des bouillons nutritifs.

L'idée d'une nucléine (ADN) bactéricide est intéressante car elle préfigure la nétose extracellulaire découverte en 2004 par Brinkmann et coll. [177][a] : des pelotes d'ADN sont relâchées dans le plasma par le GraN, permettant d'emprisonner, neutraliser et tuer des bactéries, au prix d'un affaiblissement mortel du GraN.

Nous n'avons pas retrouvé dans les écrits de Metchnikoff de 1894 de passage où il aurait déclaré que l'effet bactéricide du sérum sanguin était dépendant de la nucléine. En 1901, dans *L'immunité dans les maladies infectieuses,* il déclare à propos de l'effet bactéricide de la nucléine [178] :

> … la digestion intracellulaire des microbes se fait par l'acide nucléique, sécrété par le noyau cellulaire et accumulé dans les vacuoles du contenu des phagocytes. M. A. Kossel a apporté en faveur de cette supposition le fait que l'acide nucléique est nettement bactéricide et tue certains microbes pathogènes, en donnant un précipité, composé d'albumine et d'acide nucléique.

Dans la limite des sources à notre disposition, Metchnikoff soutient donc l'idée que la nucléine a un effet bactéricide intracellulaire lors de la phagocytose mais pas au niveau extracellulaire, contredisant l'affirmation de Bleyer.

Dans sa publication de 1894[b], Vaughan observe que l'immunité conférée par la nucléine vis-à-vis du pneumocoque semble augmenter au fur et à mesure des injections[c], ce qui supposerait un effet d'immunisation non spécifique apprise [170].

En 1897, Ames et Huntley, favorables à la théorie de Vaughan, se demandent si la nucléine entraine une réelle leucocytose ou modifie simplement la répartition des leucocytes dans le corps [179]. Pour Ames et Huntley, une hausse du pouvoir bactéricide du sang ne peut se concevoir sans augmentation réelle du nombre des GraN, censés produire la molécule bactéricide [nucléine]. Un effet chimiotactique de

---

[a] Voir s*upra*, p. 93.

[b] Voir *supra*, p. 143.

[c] Un effet qui rappelle celui des vaccins spécifiques avec l'augmentation progressive de la quantité d'anticorps lors de chaque rappel. C'était un faux espoir.

la nucléine[a] qui aboutirait juste à une répartition différente des GraN entre gros vaisseaux et vaisseaux périphériques est-il envisageable ? Pour parler de vraie leucocytose, on devrait pouvoir repérer des signes de production récente de jeunes GraN par la moelle osseuse. C'est ce que les expériences d'Ames et Huntley montrent. La nucléine augmenterait donc le nombre total des GraN.

En 1902, la position de Vaughan et Novy change [180] : Buchner a critiqué l'hypothèse d'un effet bactéricide extracellulaire de la nucléine. Selon lui, c'est exclusivement l'alexine/complément, sensible à la chaleur (58 °C), qui possède cet effet. Vaughan et Novy déclarent plus loin que c'est lors de la désintégration des leucocytes qu'est libérée une substance bactéricide dans le plasma sanguin. Il apparait donc que, malgré leurs erreurs, ils ont eu l'intuition du possible rôle de l'ADN dans la nétose. Lors de ce phénomène, les fibres d'ADN sont liées à des protéines provenant des granulations du GraN : d'une part des protéases (enzymes cassant les protéines), d'autre part, la BPI[b] et des histones[c] qui ont des propriétés antimicrobiennes. L'effet bactéricide est facilité par la concentration des molécules actives au sein du filet d'ADN [177]. On sait aussi aujourd'hui que la dégranulation des GraN libère des molécules antimicrobiennes dans le milieu extracellulaire [181]. Finalement, aussi bien Buchner que l'école de Vaughan avaient partiellement raison : l'alexine/complément plasmatique est bien un bactéricide plasmatique ainsi que les substances libérées par le GraN lors de la nétose. Ce n'est pas le cas pour l'ADN qui facilite simplement cet effet. Ceci clôt pour l'heure la question d'un effet bactéricide direct éventuel de l'ADN.

Qu'en est-il de l'effet antitoxinique ? En 1896, M. Tichomiroff, alors stagiaire à Berlin, a exploré cet effet *in vitro* sur des toxines protéiniques (toxalbumines[d]) en s'appuyant sur la forte affinité de la nucléine pour les protéines [182]. Certes la nucléine semblait précipiter les toxines du tétanos et de la diphtérie, mais elle n'avait aucun effet sur celles du choléra et du streptocoque. La même année, Vaughan et Novy publiaient un ouvrage sur les ptomaïnes, leucomaïnes, toxines et

---

[a] On a vu qu'Horbaczewski pensait que la nucléine attirait les leucocytes (chimiotactisme positif).

[b] *Bactericidal/permeability-increasing protein.* Voir *supra*, p.102.

[c] Voir *supra*, p. 9, 101.

[d] Sans doute des exotoxines.

antitoxines [183][a]. La nature chimique des antitoxines était encore obscure : ils penchaient encore pour les nucléines, sans avoir mesuré le contenu en phosphore de ces « protéines ». L'effet antitoxinique direct (non spécifique) supposé de la nucléine semble passer un peu de mode après le début du XXe siècle.

En bref, les hypothèses d'effet antitoxinique et bactéricide direct de la nucléine perdent du terrain au début du siècle dernier. Il reste à la nucléine son effet sur la leucocytose et la facilitation éventuelle de la phagocytose. D'autres hypothèses explicatives de l'éventuel effet anti-infectieux de la nucléine sont en lice au début du siècle dernier, l'une faisant appel à la fièvre, que nous reverrons, une autre reposant sur des mécanismes oxydatifs. De quoi s'agit-il au juste ?

L'augmentation des oxydations

En 1907, Jean Lépine évoque explicitement les oxydases[b] indirectes [3] :

> Il nous a paru, au cours de recherches que nous poursuivons, que certaines modalités du fonctionnement cérébral avaient quelque rapport avec l'activité des oxydases indirectes que l'on peut mettre en évidence dans le sang et que cette activité était augmentée par les injections de nucléinate.

De quoi s'agit-il ? En ce début de siècle l'un des ouvrages de référence sur les oxydations est celui d'Henriquez et Sicard, publié en 1902 [184]. Dans leur définition des oxydases directes, les termes de diastases/ferments signifient enzymes :

> Les oxydases ou ferments oxydants directs [...] appartiennent au grand groupe des diastases ou, ce qui revient au même, des enzymes, des ferments solubles ou des ferments diastasiques, et à ce titre possèdent des propriétés et des caractères communs aux diastases en général.

Les connaissances sur les fonctions des enzymes sont assez avancées. Elles peuvent favoriser des réactions chimiques « d'hydratation, de liquéfaction, de coagulation, d'oxydation » sur des molécules organiques précises. Que sont les oxydases indirectes ? Ces enzymes au lieu de d'utiliser « directement l'oxygène pour le fixer

---

[a] Vaughan et Novy affirment que les ptomaïnes sont peu ou pas toxiques (sauf en cas d'oxydation). Ils supposent que la toxine diphtérique est une toxalbumine (protéine).
[b] Dans le terme oxydase, le suffixe *-ase* indique qu'il s'agit d'une enzyme (ferment).

ensuite rapidement sur les substances oxydables de l'organisme », procèdent par l'intermédiaire d'une molécule oxygénée. On peut lire :

> Les ferments oxydants indirects sont ceux qui sont impuissants à oxyder les substances oxydables en présence du seul oxygène de l'air. Il leur faut un intermédiaire très oxygéné : la térébenthine vieillie à l'air, par exemple, ou mieux encore l'eau oxygénée.

Les premières constatations remontent à la fin du XIXe siècle et se déroulent en présence des GraN :

> [Des] expérimentateurs, tels que Linossier[a] et Carrière, mentionnent l'existence d'un ferment oxydant indirect, c'est-à-dire décomposant l'eau oxygénée. [...] Depuis, Brandenburg [...] développe les conclusions suivantes : les leucocytes polynucléaires[b] donneraient la réaction directe [...] sans addition d'eau oxygénée...

On sait maintenant que les GraN disposent de deux armes de destruction oxydatives lors de la phagocytose, les oxydases directes[c] et indirectes. En 1906, Raoul de Laire, dans sa thèse, *Variations de la formule hématique sous l'action des ferments métalliques,* dévoile l'état des connaissances sur les oxydases indirectes ou catalases, qui nécessitent de l'eau oxygénée pour exercer leur effet [185]. Ces « diastases oxydantes » sont « des corps albuminoïdes » (protéines) contenant du métal[d]. Le biologiste Albert Robin procède sur la foi de cette constatation à un regroupement des colloïdes métalliques, comme le Collargol, et des « ferments métalliques ».

Cependant, en dépit de propriétés oxydantes, les premiers ne sont pas des protéines[e] et ne jouent aucun rôle enzymatique. De Laire poursuit en attirant l'attention sur un phénomène susceptible d'expliquer cet effet oxydant des colloïdes métalliques. Le sang et principalement les GraN semblent contenir une grande quantité d'oxydases, tandis que l'effet oxydant des colloïdes métalliques passerait par la leucolyse :

---

[a] Georges Linossier, professeur de pharmacie à Lyon.
[b] Polymorphonucléaires ou granulocytes neutrophiles (GraN).
[c] Elles agissent par explosion oxydative ou *oxydative burst.* Voir *supra,* p. 101, 102.
[d] Des atomes de métal sont contenus dans certaines protéines, par exemple l'hémoglobine.
[e] Bien que des protéines soient parfois rajoutées au métal colloïdal pour le stabiliser.

> Le phénomène le plus saillant qui suit l'injection des ferments métalliques [NB : il s'agit ici de colloïdes métalliques] est la leucolyse, [...]. La destruction des globules blancs met en liberté les oxydases et les catalases[a] contenues dans les leucocytes. Il semble en effet probable que les leucocytes du sang sont les principaux vecteurs des ferments oxydants de l'organisme. Certains auteurs comme M. le professeur Chantemesse et M. P. Portier soutiennent que le sérum sanguin n'en contient pas et que les oxydases sont contenues exclusivement dans le globule blanc et fabriquées par lui.

Nous comprenons mieux la place des oxydases dans l'argumentaire de Jean Lépine. Les travaux de Chantemesse sur les globules blancs, notamment son cours de 1898[b] [96], sont sans doute connus de son père Raphaël. Celui-ci reçoit des malades souffrant d'infections à l'Hôtel-Dieu de Lyon et recherche activement les moyens de susciter une réaction thérapeutique de l'organisme. Aussi bien Chantemesse que Lépine père se sont intéressés aux effets oxydants des colloïdes métalliques. Quant aux oxydases indirectes du GraN, nous les avons déjà évoquées. Elles sont contenues dans les granulations : il s'agit de la myélopéroxydase (MPO)[c], enzyme qui produit de l'hypochlorite[d], puissamment microbicide à partir de l'eau oxygénée (perhydrol) générée par le stress oxydatif.

Cela ne nous explique pas quel rapport Jean Lépine établissait entre ces oxydases indirectes sanguines et le fonctionnement cérébral. Rien dans ses travaux antérieurs ne permet de clarifier cette relation. On peut juste supposer qu'il attribuerait à ces oxydations un effet anti-infectieux ou antitoxinique local dans les méningo-encéphalites. En revanche, les GraN ne franchissent pas la paroi vasculaire (la BHE) et ne pénètrent pas dans le cerveau.

Le nucléinate en pratique médicale ordinaire

Les utilisations anti-infectieuses de la leucothérapie ont, nous l'avons vu, suivi très rapidement les premiers travaux d'Horbaczewski, en 1891[e] [164]. Germain Sée a déjà une certaine expérience du produit dans les infections lorsqu'il publie en 1893 [157]. L'usage du nucléinate

---

[a] Anti-oxydases.

[b] Voir *supra*, 101.

[c] Voir *supra*, p. 102.

[d] Composant de l'eau de javel.

[e] Voir *supra*, p. 148.

est-il répandu en médecine générale avant d'atteindre la psychiatrie ? André Martinet laisse entendre, dans *Les nucléines en thérapeutique* en 1902, que cette substance fait déjà partie des traitements de routine en médecine, à la façon de Molière [186] :

> ...la thérapeutique, plus ou moins consciemment, est résolument engagée dans cette voie, que le champ présumé de la nucléothérapie est dès maintenant très vaste, que tous les thérapeutes s'orientent chaque jour davantage dans cette direction et font vraisemblablement de la nucléinothérapie comme M. Jourdain faisait de la prose...

En fait, Martinet propose de réaliser la nucléinothérapie indirectement, sans apporter de nucléine extérieure, en procédant à une importante supplémentation en phosphore ou avec des médications glycérophosphoriques et lécithinées. Selon lui, le leucocyte serait un vecteur et transformerait des composés minéraux en les combinant avec de la nucléine, le fer par exemple. Pour Martinet, la levure de bière, *Saccharomyces cerevisiae*, est très riche en nucléine et prometteuse contre certaines infections. Il ne va toutefois pas jusqu'à inciter à consommer de la bière pour se soigner...Enfin, Martinet rappelle que le sperme contient de la nucléine presque pure et 10 % de phosphore et effectue un rapprochement osé entre opothérapie[a] et nucléinothérapie : « le traitement séquardien[b] [l'administration d'extraits testiculaires] n'[est] qu'une tentative nucléinothérapique[c] ». Martinet attire l'attention sur le faible nombre de spécialités pharmaceutiques à base de nucléine disponibles dans le commerce en 1902 :

> ...il faut, de toute nécessité, obtenir des produits nucléiniques nettement définis (autant du moins que la chose est actuellement possible), obtenir en tous cas des produits toujours comparables à eux-mêmes, grâce à des modes d'extraction rigoureusement déterminés, consciencieusement suivis...

Il semble qu'un des premiers produits à avoir été commercialisés en France a été le nucléinate de fer proposé dans l'anémie par Dumont en 1902 [5]. L'année suivante, dans *Les essais de leucothérapie dans les*

---

[a] Voir *supra* p. 125, 132.

[b] D'après Brown-Séquard, promoteur de l'opothérapie à base d'extraits testiculaires.

[c] C'est-à-dire que l'efficacité de l'opothérapie testiculaire ne reposerait que sur l'augmentation de la quantité de nucléine localement.

infections, Marcel Labbé se montre très sceptique sur la leucothérapie dans les maladies infectieuses déjà constituées [155] :

> … quand on vient à provoquer l'hyperleucocytose après que l'infection s'est déjà développée chez l'animal, il est trop tard ; on n'obtient pas d'effet curatif […]. Ainsi les hyperleucocytoses provoquées dans les infections expérimentales des animaux n'ont guère qu'un effet préventif et ne possèdent presqu'aucune action curative ; même l'effet préventif dure peu. Ces essais de leucothérapie, intéressants au point de vue théorique […] n'ont pas mené jusqu'ici à des conclusions pratiques.

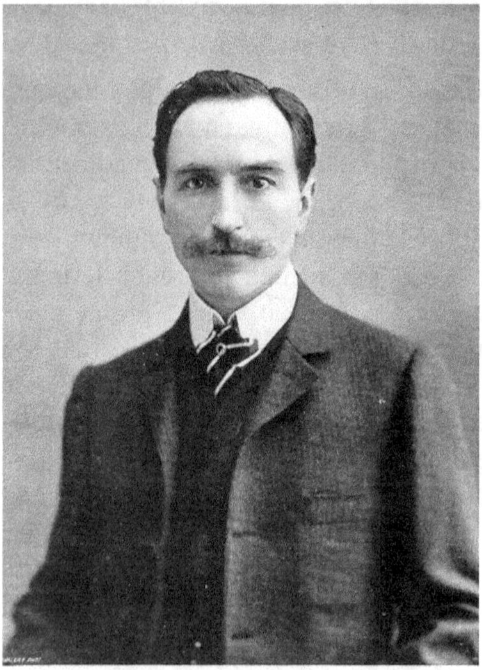

Figure 12 : Marcel Labbé au début du XXe siècle
Image du domaine public
Source : Banque d'images de la Bibliothèque interuniversitaire de santé : CIPH0234

En 1904, dans *Les Médications reconstituantes. La médication phosphorée : glycéro-phosphates, lécithines, nucléines,* Labbé (Figure 12) rectifiera les erreurs chimiques de Martinet [187] :

> Quelque analogie apparente que puissent présenter les lécithines, les nucléines et acides nucléiques, en ce sens qu'ils dérivent tous d'un substratum acide phosphorique, ces corps n'en sont pas moins profondément dissemblables […]. Les lécithines sont des graisses […]. Les nucléines n'ont au contraire aucun groupement gras dans leurs molécules…

Concernant le rôle physiologique des nucléines, Labbé se fait l'écho de leur possible effet détoxiquant non spécifique mis en avant par Kossel et Tichomiroff, à condition qu'elles proviennent du leucocyte :

> Des recherches analogues ou antérieures […] on est donc arrivé logiquement à déduire que la véritable fonction des nucléines était une neutralisation progressive, s'opérant par voie purement chimique des substances toxiques pour l'organisme (poisons) qui, une fois ainsi biochimiquement transformées, peuvent devenir, au contraire, d'utiles agents thérapeutiques. Vis-à-vis des complexes physiologiques et

> chimiques encore si inconnus que sont les toxines, les nucléines du leucocyte semblent bien jouer du reste ce rôle de neutralisateurs progressifs.

Parmi les applications thérapeutiques de la nucléinothérapie, Labbé cite la tuberculose, avec les travaux de Mouneyrat et de Colombet en 1902 sur l'Histogénol[a], association d'acide nucléinique et de méthylarsinate disodique[b] (Arrhénal). Mouneyrat restait dans l'optique de « remédier à l'intense désassimilation phosphorée »[c] mais il aurait bien mentionné la phagocytose, donc un objectif immunologique [141]. Labbé note que A. Colombet avait noté de légères améliorations, sauf si la maladie était à un stade avancé. Les américains, sous l'impulsion de Vaughan, avaient déjà proposé la nucléine dans la tuberculose sur la base hypothétique d'un effet bactéricide extracellulaire[d]. Labbé mentionne également une utilisation dans la neurasthénie[e] :

> Les acides nucléiques ont été employés également dans tous les états producteurs de phosphaturie, tels que la neurasthénie. Les résultats obtenus, quelquefois trop brillamment annoncés, sont encore très incertains.

En 1895, Summers avait déjà mentionné cette application à la neurasthénie[f] [18] qui semble avoir connu une brève vogue aux USA avant 1900. Labbé estime quant à lui, en 1904, que « l'avenir de la médication nucléinique [est] plutôt réservé » [187] d'autant qu'il soulève un problème essentiel, celui de la qualité du produit :

> ...il est des plus difficiles d'extraire un acide nucléique à l'état pur, en le séparant de toutes les matières étrangères albuminoïdes, protéides[g], matières extractives, souvent produits de putréfaction[h], auxquelles il se trouve d'ordinaire mélangé. [...] le commerce vend, sous le nom d'acides nucléiques, des produits qui n'en portent que le nom et ont des teneurs en phosphore inférieures de 50 % et plus à la teneur normale...

---

[a] Voir *supra*, p. 133.
[b] Composé organique arsénié, en principe moins toxique que l'arsenic minéral.
[c] Désassimilation = destruction métabolique ou catabolisme.
[d] Voir *supra*, p. 152.
[e] Forme de dépression d'intensité moyenne, moins sévère que la mélancolie.
[f] Voir *supra*, p. 14.
[g] Protéines.
[h] Une allusion aux ptomaïnes et leucomaïnes.

En dépit de cette vision pessimiste, de nombreux produits contenant de la nucléine, de l'acide nucléinique ou des sels métalliques de nucléinate seront commercialisés en France au cours de la première moitié du siècle dernier.

Le dictionnaire Vidal n'existe pas avant 1914 et les médecins consultent des formulaires et dictionnaires des médicaments aujourd'hui oubliés. L'une des premières traces du nucléinate figure dans le *Formulaire des médicaments nouveaux et des médications nouvelles* de Bocquillon-Limousin en 1894 [158]. Aucun laboratoire pharmaceutique n'en produit car il était alors préparé à l'officine du pharmacien.

Il faudra attendre quelques années pour que des spécialités pharmaceutiques (produits standardisés fabriqués en grande quantités) apparaissent et détrônent peu à peu les préparations pharmaceutiques. Parmi les premières spécialités, on trouve le Rhomnol et le Nucléo-fer Girard, commercialisés autour de 1903[a]. La voie injectable (SC) est utilisée spécifiquement dans la prévention anti-infectieuse. Elle n'est pas encore de pratique courante, comme le note Labbé en 1904 [187] :

> Injections sous-cutanées : La médication nucléinique étant encore de date toute récente, et “en train de se faire”, pour ainsi dire, il n'y a pas encore de tradition clinique et par conséquent de technique pour l'injection des acides nucléiques par la voie sous-cutanée.

La période de transition du XIXe au XXe siècle est celle des tâtonnements empiriques. Malgré une progression du nombre de spécialités contenant du nucléinate utilisées en médecine générale avant 1914, il n'y a pas d'unanimité à son sujet.

En 1911, un célèbre disciple de Metchnikoff, le docteur Eugène-Louis Doyen[b], à la personnalité compliquée [188], l'exécutera à deux reprises dans son ouvrage *Nouveau traitement des maladies infectieuses. L'immunité (en six leçons), septième édition* [189]. Il déclare ainsi que « le nucléinate de soude ne possède pas contre l'infection une action préventive appréciable » (p. 92). Plus loin, il récidive :

---

[a] Des publicités du Nucléo-fer apparaissent en 1903 dans plusieurs revues médicales, comme la *Semaine médicale*, ou *La lancette française*.

[b] Modèle du Dr Cotard, personnage de la *Recherche* de Proust.

> On a prétendu que la découverte de la méthode phagogène[a] [...] ne m'appartenait pas. On m'a opposé le collargol, l'électrargol, le nucléinate de soude. Je me suis déjà expliqué sur ce point. La faillite du nucléinate de soude et des produits analogues a été trop complète pour que ces substances méritent d'être conservées comme agents thérapeutiques.

Le nouveau traitement que défendait Doyen était la Mycolysine, un extrait de levure de bière, censée agir en stimulant la phagocytose. D'après l'auteur, il s'agissait d'une substance protéique différente de l'enzyme permettant la fermentation. Pour vraiment distinguer une protéine d'un acide nucléique il aurait suffi d'examiner la quantité de phosphore, ce que l'auteur a complétement négligé. Doyen voyait dans sa Mycolysine une substance « immunisante » non spécifique contre toutes sortes d'infections, quand il s'agissait peut-être tout bonnement de la nucléine, d'autant que les extraits de levure étaient très leucogènes.

[a] En rapport avec la phagocytose.

IV. Le nucléinate en psychiatrie : 1907-1918

Après celles de Lépine, il ne semble pas y avoir eu d'autre étude clinique du nucléinate dans un trouble psychiatrique relevant de l'aliénation[a] avant 1909. Le dermatologue allemand Carl Stern publie en août 1907 une petite série de cas de syphilis cutanée primaire et secondaire (roséole) sans PG, traités par *nukleinsäure* (acide nucléique) [190]. Lui aussi voit l'intérêt de stimuler la leucocytose et se réfère à Jan Mikulicz. Dans la suite de ce chapitre, nous utiliserons régulièrement le diminutif Nucl pour nucléinate ou acide nucléique.

Avant la première Guerre Mondiale

C'est en 1909 que les choses bougent et que les recherches autour du Nucl se focalisent sur la PG. Le tchèque Oskar Fischer (1876-1942)[b], exerçant à la clinique universitaire psychiatrique allemande de Prague, publie dans un numéro de juillet du *Prager medizinische wochenschrift* un article sur l'utilisation du Nucl dans la PG [191].

Quelques années plus tôt, il avait tenté des abcès de fixation, sans succès. Ses sources d'inspiration sont triples : d'une part, la méthode hippocratique de dérivation par suppuration provoquée du cuir chevelu au moyen du frottement répété avec du tartre stibié, relancée par L. Meyer dans les années 1870[c] ; d'autre part, le travail empirique récent sur les fièvres provoquées par la tuberculine réalisé par l'école viennoise de Wagner-Jauregg, Boeck et Pilcz ; enfin, la voie immunologique leucothérapique s'appuyant sur Metchnikoff et Mikulicz. Il cite le travail de Lépine sur les trois malades tuberculeuses décrites dans le présent ouvrage, tout en se montrant sceptique sur les diagnostics du lyonnais. Il effectue dès 1907 ses premiers essais dans la

---

[a] Il faut nuancer : des auteurs américains l'ont employé dans la neurasthénie dès la fin du XIX[e] siècle (voir *supra*, p. 14, 131, 153, 163). Toutefois, la neurasthénie n'est pas une aliénation, le sujet ayant conscience de son trouble.

[b] Plus connu ultérieurement pour ses travaux dans la démence sénile.

[c] Approche qui avait aussi influencé Wagner-Jauregg. Voir *supra*, p. 128.

PG avec le *natrium nukleinicum* du laboratoire Böhringer. Son protocole prévoit des injections de Nucl dilué à 10 %, sans dépasser 50 cg par injection, répétées tous les trois à cinq jours (jusqu'à 32 chez un même patient). Un total de 22 malades avec PG est ainsi traité en 1909, auxquels sont comparés 22 témoins recrutés par ordre alternant d'arrivée[a]. Parmi les patients traités avec le Nucl, quatre sont déclarés en rémission à la fin du traitement (18,2 %). Cependant l'un est encore en soins à domicile, un autre a dû être réhospitalisé et un troisième n'a pas pu sortir de l'hôpital. En regard de ces quatre « rémissions », quatre décès sont survenus dans ce groupe. Parmi les 22 témoins, on ne compte aucune rémission et le nombre de décès s'élève à huit.

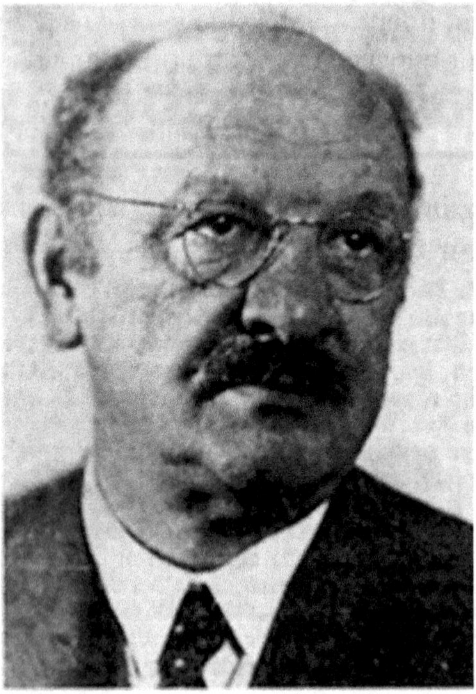

Figure 13 : Oskar Fischer en 1936.
Image du domaine public
Source : Goedert M. Oskar Fischer and the study of dementia.
In : Brain. Pt 4 (132), pp. 1102–11, 2009

Oskar Fischer (Figure 13) conclut pourtant sur un optimisme prudent, appelant à des observations plus nombreuses et plus longues. Il ne mentionne pas d'effets indésirables, évoquant un traitement « parfaitement inoffensif ». En effet, la hausse de température corporelle qu'il observe parfois n'est pas pour lui un effet indésirable, mais bien un moyen thérapeutique selon les travaux de Wagner-Jauregg. Il ne fournit pas de corrélations entre le nombre d'injections, les réactions fébriles et leucocytaires et les évolutions favorables.

Oskar Fischer est le premier à avoir rapporté une série conséquente de traitements au Nucl dans un groupe homogène de patients avec PG.

[a] Il n'y a eu ni double aveugle, ni tirage au sort.

De confession israélite, il sera interné pendant la WW2 au camp de concentration de Theresienstadt où il sera assassiné par les nazis en 1942.

Le deuxième expérimentateur est le hongrois Gyula Donáth (1849-1944), neurologue spécialiste de l'épilepsie à Budapest. Il s'est déjà signalé en 1903 par un essai de traitement de la PG avec une sérothérapie artificielle de *Kochsalzinfusionen*[a], solution salée proche du sérum physiologique [192]. Donáth (Figure 14) s'appuyait alors sur une hypothèse d'auto-intoxication dans la PG, par accumulation de la choline due à une destruction des lécithines[b]. En 1899, les anglais Mott et Halliburton avaient isolé des nucléoprotéines et de la choline dans le LCR de patients avec PG. Lors d'expériences de laboratoire chez des chiens, la choline avait entrainé de l'hypotension artérielle, un signe interprété comme une preuve de toxicité [193].

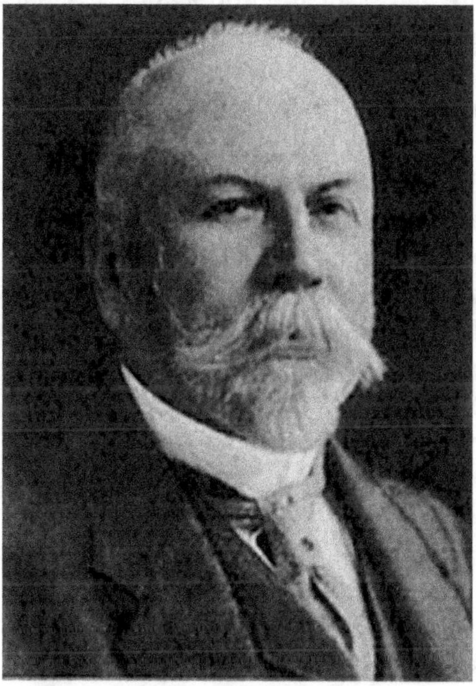

Figure 14 : Gyulia Donáth vers 1928
Image du domaine public
Source : Tolnai Világlapja (1928. Augusztus 29.) 28. évfolyam, 35. Szám.

En 1903 Donáth avait observé que les injections SC de sérum déclenchaient des poussées fébriles allant de 38 à 40 °C, qu'il attribua à des morts cellulaires locales. Le volume injecté était important, de 50 à 100 cm^3, bien qu'un peu inférieur à ce qui se pratiquait dans les grands « lavages du sang » de Cullère[c]. Sur les sept patients avec PG traités, deux avaient été nettement améliorés.

---

[a] Ou sérum de Koch. Nous en avons déjà parlé plus haut. Voir *supra*, p. 123.
[b] La choline a été vue plus haut à propos des ptomaïnes et leucomaïnes (p. 73).
[c] Voir *supra*, p. 123.

Le 23 septembre 1909, il reprend dans l'hebdomadaire *Wiener klinische wochenschrift,* la communication qu'il a présentée au XVIe *Congrès international de médecine* à Budapest, (29 août-4 septembre 1909)[a] sur le Nucl dans la PG [194]. Donáth cherche à dépasser l'effet du sérum artificiel en stimulant l'oxydation produite par la leucocytose. Ce mécanisme a déjà été pointé par Lépine mais le psychiatre hongrois n'en fait pas état. En revanche, il est bien informé des résultats encourageants obtenus avec la tuberculine par Alexander Pilcz (1871-1954), assistant de Wagner-Jauregg, en 1905 [195]. Cependant celle-ci ne permet pas d'agir sur les globules blancs ni sur les oxydations.

Donáth formule son modèle d'effet de la façon suivante : « Le but de cette méthode pyrétique est de détruire les métabolites toxiques qui se forment lors de la paralysie progressive, par hyperthermie et hyperleucocytose et l'oxydation accrue qui en résulte[b] ». Il utilise du Nucl dilué à 2 % dans du sérum salé, ce qui nécessite des volumes importants, de 50 à 100 cm^3. Il inclut 21 patients souffrant de PG, diagnostiqués cliniquement (sans test sérologique) et sans groupe témoin. Dix sont considérablement améliorés (47,6 %), avec possibilité de reprise du travail, cinq ne sont que seulement améliorés (23,8 %) et six ne sont pas améliorés (28,6 %). Donáth est frappé par la disparition de la dysarthrie sévère, un marqueur de gravité depuis Esquirol. S'il note des effets indésirables comme les rougeurs au point d'injection évoluant parfois en abcès, il considère le Nucl comme sans danger. La fièvre souvent observée est ici encore considérée comme un mécanisme d'action positif. Les élévations des leucocytes sont assez bien corrélées aux poussées de température corporelle. Cette étude permet de faire converger la voie empirique des traitements par provocation de fièvre et la voie immunologique des leucothérapies.

Donáth propose un regroupement des deux méthodes sous le nom de « thérapies pyrétiques ». Il reconnait l'existence de rémissions spontanées dans la PG, en doutant néanmoins qu'il s'agisse de vraies PG[c] et croit pouvoir affirmer que la fréquence des améliorations sous Nucl est supérieure à celle observée après des infections naturelles. Son

---

[a] Dans la Section XI, celle de neuropathologie.

[b] Les « métabolites toxiques » se rapportent là encore à l'hypothèse d'accumulation de la choline. L'oxydation était supposée exercer un effet antitoxique.

[c] Le diagnostic manquait encore de validité, à défaut d'identification certaine du tréponème, sérologique ou anatomopathologique.

article est sous presse en avril 1909 lorsqu'il est informé de celui de Fischer.

Lépine assiste lui aussi à ce congrès de Budapest. Il intervient dans une autre section que Donáth, celle de psychiatrie (XII). Le mercredi 1er septembre 1909, il présente une brève communication sur *Les rapports de la tuberculose avec l'aliénation mentale* [30] dans laquelle il cite les effets du Nucl en reprenant ses résultats de 1907-1908. Il rencontre probablement Donáth car il fait état, dans son dossier de titres et travaux de 1911, d'une appartenance à la *Société royale des médecins de Budapest* [29] dont Donáth était un membre très actif.

Wagner-Jauregg est lui aussi présent dans cette section XII, le lundi 30 aout 1909. Il présente un rapport assez général sur le traitement de la PG par la tuberculine [196]. Dans les années 1890, avec son assistant Boeck, à Graz, il avait utilisé la tuberculine comme agent provocateur de fièvre [197] mais son service ne recevait que des cas aigus, susceptibles d'améliorations spontanées[a] [198]. En 1905, à Vienne, Pilcz, son nouvel assistant, avait publié les résultats d'autres expérimentations avec la tuberculine depuis 1900. Lui et Wagner-Jauregg avaient ciblé la PG parmi les psychoses, répété les injections de tuberculine (jusqu'à 12) et veillé à ce que les températures corporelles ne dépassent pas 39 °C. Les résultats avaient été assez bons en termes d'amélioration et de durée de survie [195].

En 1909, Wagner-Jauregg a modifié son protocole. Il a sélectionné des patients moins sévèrement atteints que ceux de l'hôpital puisque recrutés dans sa clientèle privée. Conscient des limites de la tuberculine, il souhaite explorer l'effet d'autres[b] toxines bactériennes (streptococciques, staphylococciques) ou le Nucl, en suivant le travail d'Oskar Fischer. Plus surprenant, il parle aussi de désinfection totale du côlon pour traiter l'auto-intoxication, un sujet qui l'intéresse depuis 1896 [15]. En revanche, Wagner-Jauregg ne cite pas la leucothérapie.

---

[a] Lorsque Wagner-Jauregg a pris la responsabilité de la clinique de Vienne en 1893, Boeck a souhaité vouloir imiter l'effet curatif des maladies infectieuses fébriles en injectant des protéines bactériennes aux malades mentaux ; plus précisément celles des micro-organismes qui produisaient apparemment des effets curatifs dans la PG tels l'érysipèle, la pneumonie, le typhus. Wagner-Jauregg a ensuite infléchi le projet de Boeck vers la tuberculine, connue et facilement accessible.

[b] On avait cru par erreur que la tuberculine était une toxine bactérienne. Wagner ne s'y trompe pas : dans une déclaration de 1895, il différencie nettement toxines et protéines bactériennes.

Pour Michael R. Albert, cette communication n'a sans doute pas eu un grand retentissement [199], pourtant c'est là qu'apparaît à la communauté internationale la bascule de Wagner-Jauregg vers une spécialisation du traitement pyrétothérapique dans la PG.

Simultanément, un grand pas pour traiter la syphilis est accompli en 1909 par Ehrlich qui a synthétisé le composé organique 606 (arsénobenzol ou arsphénamine), commercialisé sous le nom de Salvarsan[a]. Des résultats très prometteurs sont rapportés par de nombreux cliniciens dans la syphilis primaire et secondaire. L'allemand Konrad Alt, encouragé par la découverte d'anticorps antisyphilis dans le LCR des patients avec PG en 1906, explore l'arsénophénylglycine un composé proche du Salvarsan [200]. Dès 1908, il l'administre à 31 cas de PG et s'intéresse à la disparition de la réaction sérologique de Wassermann[b]. Il ne l'observe que chez deux patients, mais paradoxalement, des rémissions apparaissent, sans qu'il n'en communique les chiffres ni les critères cliniques. Parfois la rémission survient alors que la sérologie est encore positive. Le lien entre critère intermédiaire (négativité du test de Wassermann) et critère principal de jugement (la rémission) est donc assez ténu. Cependant, Ehrlich a mis en garde contre des effets indésirables résultant de la destruction massive de spirochètes[c] et s'est montré très réservé sur l'utilité du traitement arsénical spécifique dans la PG [201] :

> Chez les paralytiques sévères, cependant, je crois qu'il est très dangereux de faire des injections. Si quelqu'un pouvait guérir, son cerveau serait tellement détruit qu'il pourrait ne pas être en mesure de devenir un membre utile de la société humaine.

L'année suivante, en 1910, Jean Lépine publie deux articles quasiment jumeaux, l'un dans le *Bulletin de la société médicale des hôpitaux de Lyon* [202], l'autre dans *La presse médicale* une revue à couverture nationale [203]. Il emploie pour la première fois le terme de

---

[a] Qualifié à l'époque de *magic bullet*, car ciblant le tréponème.

[b] Qu'on appellerait de nos jours, critère intermédiaire. Voir *supra*, p. 136. Durant la pandémie de COVID-19, une étude a exploré l'effet de l'hydroxychloroquine associée à l'azithromycine sur un tel critère, la clairance virale, ce qui était insuffisant pour en recommander l'utilisation.

[c] Réaction d'Herxheimer, qui apparaît parfois spontanément ou secondairement à des traitements antibiotiques ciblant des spirochètes (syphilis, maladie de Lyme, fièvre récurrente à poux). Voir https://fr.wikipedia.org/wiki/R%C3%A9action_de_Jarisch-Herxheimer (lien valide le 28/01/2024).

« leucothérapie » et cite les résultats positifs de Fischer et de Donáth, tout en rappelant l'antériorité de son essai de 1907[a]. De 1908 et 1910, Lépine a continué d'utiliser le Nucl et ses résultats, portant sur une cohorte de 71 cas cumulés depuis 1907, sont loin d'être aussi favorables que ceux de ses concurrents de *Mitteleuropa*. Il situe toujours la leucothérapie à cheval des thérapeutiques anciennes, ici qualifiées de « perturbatrices », et des avancées de l'immunologie :

> Ce que nous cherchions c'était une formule moderne de la médication perturbatrice, qui, depuis des siècles, est si souvent apparue comme la ressource suprême de cette thérapeutique décevante qu'est celle de l'aliénation. Aujourd'hui, nous ne nous contentons plus de constater, comme aux temps hippocratiques, que parfois les troubles de la raison s'apaisent à la suite de grandes pyrexies, ou que telle révulsion violente ou telle dérivation opportune ont pu ramener chez le malade un peu de lucidité [...]. L'expression de "médication perturbatrice" s'est précisée du jour où M. Bouchard et son école nous ont montré que cette médication agissait en provoquant et surexcitant les défenses naturelles de l'organisme. Dans ces dernières années, un pas de plus a été fait par l'étude de la polynucléose des infections et des rapports qui existent entre la résistance générale de l'organisme et l'équilibre leucocytaire. De là les hyperleucocytoses provoquées, la leucothérapie et les leucoprophylaxies.

À la différence de ses collègues germanophones le neuropsychiatre lyonnais ne fait pas le lien entre les fièvres consécutives aux injections de Nucl et les bénéfices thérapeutiques. Il explique son choix du Nucl par le bénéfice que les fonctions cérébrales retireraient des « processus généraux d'oxydation, auxquels [sont] nécessairement liés les phénomènes leucocytaires ». Il avait déjà avancé cet argument en 1907 sans fournir de référence bibliographique. Contrairement à Donáth, il ne parle pas de neutraliser la choline cérébrale. Lépine évoque les travaux de Miyake sur la prévention des péritonites post-opératoires et se situe bien dans la perspective leucothérapique. En pratique, à Bron, il utilise des injections de 40 à 50 cg de Nucl[b] dilué à 2 ou à 5 % dans de l'eau ou du sérum salé, répétées avec un espacement de quelques jours. Plus la dilution est faible, plus le volume injecté est important. Ni le nombre moyen ni le nombre maximum d'injections ne sont précisés.

---

[a] Primauté due au fait d'avoir publié sur l'emploi du Nucl chez des aliénés.

[b] Un dosage similaire à celui de Fischer. Donáth a employé des doses plus élevées (au moins 1g par injection).

Certains patients n'ont reçu qu'une seule dose. Selon Lépine, l'injection entraine une brusque hyperthermie, de l'hypertension artérielle, tandis que le nombre des globules blancs et rouges subit une brève diminution, immédiatement suivie d'une augmentation considérable. Ces phénomènes s'accompagnent de modifications de l'état général parfois inquiétantes :

> ...chez des malades qui ont une tension primitive très basse, et par conséquent tendent au collapsus dans le stade initial, ou au contraire qui, ayant une tension élevée et étant congestionnés, risquent des accidents tels que l'ictus au stade suivant.

Il observe des modifications psychiques très variables. Certaines seraient plutôt favorables. Ainsi attire-t-il l'attention sur l'amélioration de la lucidité chez certains patients, bien que parfois transitoire. L'évolution positive de la condition psychique lui semble liée à l'intensité de la réaction physique.

Lépine présente ses résultats pour huit groupes de patients : un groupe de huit confusions mentales aigües et subaiguës, dans lequel il compte sept guérisons et une amélioration ; un deuxième de treize démences précoces (schizophrénies) avec trois légères améliorations ; un troisième groupe de trois états anxieux séniles sans résultat positif ; un quatrième de neuf « délires des dégénérés[a] » avec une guérison et trois améliorations qualifiées de considérables ; un cinquième groupe de trois délires chroniques sans résultat positif ; un sixième de quatre épileptiques sans amélioration ; un septième groupe de treize PMD avec onze améliorations dont huit guérisons ; le huitième groupe comporte dix-sept PG dont Jean Lépine décrit l'évolution de la façon suivante :

> Les 8 cas [de PG] sans résultat n'ont reçu, pour la plupart, qu'une ou deux injections chacun, en raison même des inconvénients qui ont apparu dans les cas suivants. L'expérience est donc insuffisante peut-être en ce qui les concerne, elle n'en a pas moins donné aucun encouragement qui permette de la poursuivre. Les 5 cas aggravés concernent des individus chez lesquels la réaction consécutive aux injections s'est accompagnée de vive congestion cérébrale, de tendance à l'ictus, sans que l'état mental ou l'état organique général aient paru favorablement modifiés [...]. Enfin, nous avons eu 3 morts chez des malades très

---

[a] Délire survenant chez un sujet atteint d'une dégénérescence au sens de la théorie de Morel et Magnan.

> avancés et qui avaient déjà eu de nombreux ictus. Nous avions eu soin cependant [...] non seulement de les décongestionner préventivement, mais encore de n'injecter que la moitié de la dose ordinaire. L'un a pris un ictus mortel 5 jours après la 3° injection et, bien qu'on ne puisse affirmer que celle-ci en était la cause directe, nous l'avons considérée comme telle, pour ne pas nous dissimuler à nous-même les dangers de la méthode. Les deux autres ont succombé : l'une, 8 heures après l'injection, dans le collapsus ; l'autre, 5 jours après, avec une hémiplégie apparue brusquement 20 heures après l'injection...

Le total des huit cas sans changement, des cinq aggravés et des trois décédés aboutit à seize ce qui laisse supposer qu'un seul cas de PG aurait été amélioré (6 %). Fischer avait observé 18,2 % de rémissions et Donáth 47,6 % de « grandes améliorations ». Les résultats sont donc très disparates selon les investigateurs. Lépine explique cette discordance par le fait que les malades de l'asile de Bron étaient internés depuis longtemps, leur état clinique étant plus dégradé que ceux des auteurs germanophones. Toutefois, il a effectué moins d'injections par patient et utilisé des doses faibles. Parmi les 22 patients de Fischer avec PG ayant reçu du Nucl, on déplore quatre décès, un chiffre proche de celui de Jean Lépine (trois décès sur 17 patients PG).

Nous avons vu au début de cet ouvrage que des problèmes de dégradation du Nucl lors de la préparation de l'injection avaient été relevés par Lépine[a]. Ernest Lauquin mentionne ce fait dans sa thèse, soutenue à Lyon en 1910 [204]. Pour éviter ces problèmes lors de la stérilisation des ampoules par la chaleur, Lépine a fait préparer, par les maisons Poulenc-Lavocat à Lyon ou Leprince-Comar[b] à Paris, des solutions « stérilisées » par l'ajout d'Électrargol. Le nucléinate employé n'était donc pas d'une grande pureté.

Lauquin donne des détails sur les 71 cas de Lépine. Les diagnostics posent parfois question : parmi les démences précoces, le cas n° 15 est qualifié aussi de manie chronique, le 16 est signalé comme ayant été infecté par une syphilis[c], le 19 présente une microcéphalie associée. Dans le groupe des états démentiels, il y a deux anciennes PMD et une ancienne démente précoce. Dans celui des « délires des dégénérés », le cas n° 25 nous est présenté comme délirant depuis trois ans, le n° 27

---

[a] Voir *supra*, p. 43.

[b] Maurice Leprince, membre de l'*Académie de médecine* et de l'*Académie des sciences*.

[c] Et pourrait être requalifié *a posteriori* de PG.

depuis quatre ans, le n° 30 depuis cinq ans. Cette évolution longue signifie sans doute que l'expression « délire des dégénérés » se référait non pas à la « bouffée délirante polymorphe des dégénérés » de Magnan (1895), plutôt aigüe, mais à tout délire chez un patient ayant des antécédents familiaux psychiatriques. Le nombre d'injections de Nucl est loin d'être ridicule (allant parfois jusqu'à 10). Les effets indésirables et une faible efficacité refroidissent l'enthousiasme de Lépine. Nous n'avons aucun élément pour dire si d'autres médecins de l'asile de Bron ont employé le Nucl après 1910.

En 1914, dans le chapitre *Médications symptomatiques des troubles intellectuels,* qu'il rédige pour l'ouvrage de thérapeutique de Fleury, Lépine mentionne quatre fois le Nucl et considère la fièvre comme un indice que la méthode fonctionne ce qui laisse entendre qu'il a adopté le modèle d'effet pyrétothérapique [50].

À partir de 1909, le Nucl commence à intéresser plus largement les neuropsychiatres européens. La revue *l'Encéphale* signale dans son numéro du 25 septembre 1910 une étude du grec Palamara parue quelques mois plus tôt, sans en indiquer les résultats[a]. En décembre, Donáth publie un nouvel essai thérapeutique [205]. Il conserve son argumentaire selon lequel l'hyperthermie et l'hyperleucocytose faciliteraient l'oxydation accrue des « substances toxiques[b] », « libérant ainsi les cellules nerveuses et leur donnant plus de chance de retrouver un métabolisme normal ». Reprenant ses chiffres antérieurs, il prétend avoir atteint 70 % de bons à très bons résultats[c] et considère que les lésions neuronales dans la PG ne sont peut-être pas si définitives qu'on ne le croyait. Il a employé le Nucl en association avec un traitement antisyphilitique[d] de type mercuriel chez les patients pour lesquels une syphilis avérée était repérée dans les antécédents. Il commence par 1 g de Nucl[e] dilué à 2 % dans 50 cm^3 de sérum physiologique, les solutions plus concentrées étant caustiques, et augmente progressivement les doses jusqu'à ce que la température corporelle atteigne au moins 38,5 °C. La température maximale est de 40,2 °C, la moyenne étant à 38,6 °C, le retour à la normale s'effectuant en général en moins de 48 h.

---

[a] Article introuvable.

[b] Sans mentionner la choline.

[c] Voir *supra*, p. 175.

[d] Souvent présenté dans les publications comme thérapeutique « spécifique ».

[e] Doses supérieures à celles de Lépine, qui n'a pas dépassé 1 g par injection.

L'hyperleucocytose est comprise entre 10 500 et 25 000 éléments/mm^3. Le neuropsychiatre hongrois fournit les résultats de quinze malades traités : trois ont retrouvé leur ancienne capacité de travail, six sont améliorés, cinq ne le sont pas et un patient est mort d'une hémorragie cérébrale droite.

L'histoire se poursuit dans le reste de l'Europe. On cherche à reproduire les résultats déjà observés, à préciser la valeur des modèles physiopathologiques ou à élargir les indications à d'autres troubles psychiatriques. En 1911, Hans Hussels, exerçant à l'institut psychiatrique Landberg dans le Brandebourg, publie une étude intéressante par rapport à la physiopathologie de la PG [206]. Depuis 1905 on connaît le rôle du *Treponema pallidum* dans la syphilis et le test sérologique de Wassermann existe depuis 1906. Le Salvarsan a été mis au point en 1909. Hussels estime que les dérivés arsenicaux ont jusqu'à présent donné des résultats décevants dans la PG, que ce soit dans l'étude de Spielmayer avec l'Atoxyl[a] [132], celle d'Alt avec l'arsénophénylglycine[b] [200] ou celle de Weintraud avec le Salvarsan. Hussels cite les recherches de Robertson et McRae sur des vaccins ou sérums contre le *Bacillus paralyticans*[c], dont il essaye de théoriser un effet non spécifique [78]. Il étudie ensuite les mécanismes putatifs par lesquels cette syphilis attaquerait le SNC : troubles nutritionnels[d], carence en lécithine, trouble des oxydations. Max Kaufmann a supposé l'existence de perturbations temporaires de l'oxydation dans la PG, aboutissant à l'accumulation de produits chimiques intermédiaires. Hussels ne cite toutefois pas l'hypothèse d'accumulation de la choline de Mott et Halliburton [193]. S'il privilégie un mécanisme d'action antitoxinique du nucléinate comme Donáth, ce ne serait pas dû à un effet direct, comme le pensaient Kossel et Tichomiroff[e], mais plutôt à la leucocytose et à l'hyperthermie. C'est pourquoi Hussels s'intéresse principalement aux fièvres provoquées. Pilcz et Wagner-Jauregg ont avancé un chiffre de 25 % de rémissions avec la tuberculine dans la PG[f]. Hussels cherche à approfondir l'action préventive anti-infectieuse du

---

[a] Voir *supra*, p. 121.
[b] Voir *supra*, p. 172.
[c] Voir *supra*, p. 83.
[d] Les malades souffrant de PG étaient souvent gravement dénutris en fin de vie.
[e] Voir *supra*, p. 157.
[f] Hussels donne trois références, deux ne mentionnant aucun chiffre tandis que la troisième est hélas introuvable.

Nucl qui a été explorée par Gaetano Parlavecchio (1866-1933). Ce chirurgien exerçant à Palerme a publié *Ueber die immunisirende wirkung der nucleinsäure* en 1909[a] [207]. Cet effet « immunisant » de l'acide nucléique n'aurait valu que pour prévenir à court terme (quelques heures voire quelques jours) une infection à venir très prévisible, dans le cadre de l'immunité innée[b]. Parlavecchio a étudié un grand nombre de molécules leucogènes connues et d'autres un peu moins connues : l'acide cinnamique[c], les sels de cantharidine[d], le trichlorure d'iode, la papaiotine[e], l'abrine et la ricine, deux puissantes toxines végétales. Selon lui, d'autres substances auraient des propriétés préventives d'infections tel le sérum sanguin, l'urine, le bouillon. Cependant, le Nucl a sa faveur. Passant à l'expérimentation animale, le chirurgien sicilien a étudié la capacité du Nucl à augmenter la résistance à des toxines bactériennes et noté une certaine efficacité contre la toxine diphtérique. Concernant l'action bactéricide, il pense qu'elle s'exerce *via* le système du complément (alexine/cytase), qu'on croyait alors sécrété par le GraN[f]. Parlavecchio a observé *in vivo* une meilleure survie des animaux traités avec du sérum préalablement « nucléinisé »[g] et une augmentation de l'indice opsonique après chaque injection de Nucl. Il en conclut à l'absence d'effet bactéricide propre[h] du Nucl et à un effet indirect par l'intermédiaire du complément (immunité humorale innée) ainsi que des opsonines et agglutinines (immunité acquise), ce qui était erroné. Chez l'homme, Parlavecchio a testé le Nucl en prévention avant chirurgie (34 cas) ou en mode curatif (trois cas), sans groupe témoin. Les fortes doses de Nucl ont entrainé de la fièvre et une augmentation du pouls.

S'appuyant sur ces hypothèses d'effet immunologique, Hussels teste le Nucl sur cinq patients dont la maladie est déjà bien avancée, sans groupe témoin. Il observe une seule amélioration. Compensant le faible nombre de cas par l'approfondissement des détails cliniques, il explore l'évolution de ses patients. L'un d'eux est ainsi décrit :

---

[a] Sur l'effet immunisant de l'acide nucléique.

[b] Voir *supra*, p. 146.

[c] Propriétés antiseptiques et antifongiques connues depuis longtemps.

[d] Produite par des insectes.

[e] Enzyme extraite de la papaye. Propriétés protéolytiques, comme la pepsine.

[f] Les diverses molécules du système du complément sont produites dans le foie.

[g] L'animal de laboratoire avait reçu préalablement de la nucléine.

[h] Comme le prétendaient Vaughan, Novy, McClintock à la fin du XIX[e] siècle.

> Ne se plaint pas, est debout toute la journée, a l'air beaucoup plus frais. Un examen de contrôle [...] donne le résultat suivant : il a pris 4 kg, la tension artérielle est montée à 120 mm et reste à ce niveau, la tachycardie a disparu. Le pouls est de 75 battements/minute, fort et régulier. Les attaques paralytiques, l'hyperthermie, les troubles de la vessie et des intestins ne se sont pas reproduits. [...] La réaction sanguine de Wassermann est restée fortement positive. La pression de la main est maintenant de 40 dynes[a] à droite et 30 à gauche, le tremblement de la langue et des doigts écartés ont diminué, l'ataxie est inchangée (comparer des échantillons d'écriture) ; les réflexes rotuliens sont les mêmes et augmentés des deux côtés, il n'y a pas de clonus du pied, la démarche est devenue beaucoup plus sûre ; il lit maintenant de manière correcte, mais inarticulée et le trouble de la parole [...] n'est que légèrement amélioré ; [...] Le changement suivant s'est produit mentalement : il peut maintenant décrire correctement les principaux événements de sa vie, il est venu ici parce qu'il souffrait de vertiges et d'excitation depuis longtemps, il a été amené ici de l'hôpital de Francfort. Le patient répond désormais correctement à presque toutes les questions, et en particulier il développe désormais des connaissances scolaires surprenantes. [...] : Luther a été notre réformateur, il a traduit la Bible [...], les sapins restent verts même en hiver, etc. La capacité de mémoire, les associations à rebours, l'addition continue, ainsi que l'arithmétique en général ne montrent pas d'amélioration très significative. Sinon, le patient s'est calmé, il est encore légèrement euphorique, mais ne pense plus à louer une chasse, il veut d'abord observer comment vont ses affaires.

Cette amélioration est donc très relative et Hussels conclut comme d'autres qu'une PG trop avancée ne laisse guère d'espoir d'amélioration majeure. À propos du cas ci-dessus, il note toutefois que « la nature du changement [...] clinique permet d'interpréter que l'organisme a été débarrassé des produits toxiques », une conclusion sans preuve factuelle.

En janvier 1911, Oskar Fischer produit une nouvelle étude [208]. De nombreux auteurs avaient avancé qu'il y avait parfois des rémissions spontanées dans la PG, ce qui posait avec acuité la question de la certitude du diagnostic dans les essais thérapeutiques. Si un malade est inclus par erreur en tant que PG dans une étude, cela peut en fausser les résultats. Jusqu'à une certaine époque, la preuve absolue de la PG était fournie par l'examen anatomopathologique *post mortem*. Tant qu'un malade était vivant on ne pouvait être certain qu'il souffrait d'une PG,

---

[a] Unité de mesure de force, tombée en désuétude.

que sa rémission soit spontanée ou non (par exemple à l'issue d'une fièvre ou d'une suppuration). Comparant ses propres résultats de 1909 à ceux de Donáth, Fischer explique les meilleurs chiffres de celui-ci par la différence de patientèle : asile pour Fischer, hôpital général pour le neuropsychiatre hongrois. Parmi ses cas qui avaient été améliorés, Fischer constate que, de 1909 à 1911, ils ont rechuté, l'un étant mort. 17 sur les 22 cas traités par le Nucl sont décédés *versus* 16 des témoins ; la durée moyenne de la maladie, de l'admission à l'hôpital jusqu'au décès, est de quinze mois chez les patients ayant reçu du Nucl *versus* sept mois chez les témoins.

Fischer a inclus de nouveaux cas, hospitalisés en sanatorium privé, à un stade moins avancé de la maladie que dans les asiles publics. L'étude est comparative avec allocation du traitement alternante[a], chaque patient recevant à tour de rôle le Nucl ou le traitement standard. Dix patients avec PG ont reçu du Nucl, dix autres sont des témoins. Les doses de Nucl injectées en SC sont plus élevées qu'en 1909, de 0,5 à 3 g, concentrées à 10 %. Sur les dix cas traités par Nucl, cinq atteignent la rémission mais rechutent à des degrés variables tandis qu'un seul des patients recevant le traitement standard est en rémission après une fièvre septique imprévue. En dépit de la petitesse de l'échantillon, Fischer considère le résultat comme favorable, non attribuable au hasard et du même ordre de grandeur que ce qui a été observé avec la tuberculine. Il estime que l'ingrédient thérapeutique est plutôt la leucocytose que la fièvre. Il est réservé sur l'efficacité du Salvarsan dans la PG, tout comme Ehrlich et Pick, d'autant qu'il considère la PG comme parasyphilitique[b].

Un mois plus tard, en février 1911, l'allemand Otto Klieneberger, du service universitaire de neurologie et psychiatrie de Breslau, se livre, dans le *Berliner klinische wochenschrift* [209] à une attaque en règle de l'article de Donáth de 1910. Sa première critique porte sur le diagnostic de la PG :

> … pour qu'un remède d'une maladie auparavant considérée comme incurable [soit validé, il faut] : 1) que la maladie […ait] été diagnostiquée sans équivoque ; 2) que l'amélioration ou la guérison [ait] été prouvée sans équivoque ; 3) qu'il [soit] probable que l'amélioration ou la guérison ne se soit pas produite *post* mais *propter hoc*[c]. À notre avis, Donáth n'a pas

---

[a] Et non pas aléatoire (randomisation).
[b] Voir *supra*, p. 62.
[c] Voir *supra*, p. 31.

rempli ces postulats. 1. Dans les cinq cas rapportés [...], le diagnostic est celui de démence paralytique [4 cas] et de taboparalysie[a] [1 cas], sans qu'aucune discussion diagnostique différentielle ne soit menée. [...] le diagnostic n'est pas suffisamment justifié dans tous les cas. [...] le cas n° 1 [de taboparalysie] suggère une combinaison de tabès avec une psychose maniaco-dépressive, [...], le cas n° 4 un processus cérébral organique différent (tumeur, syphilis cérébrale[b]) [...], le cas n° 5 [une] artériosclérose cérébrale ou [une] syphilis cérébrale. Ni l'histoire de la maladie ni les résultats ne sont si caractéristiques de la paralysie dans ces cas [au point] que l'auteur [puisse] s'abstenir de discuter du diagnostic différentiel. [...] ».

Klieneberger enchaîne sur le manque de preuves biologiques en faveur d'une PG, notamment pour le cas de taboparalysie, Wassermann-négatif, qu'il requalifie de tabès avec PMD. La description de Donáth ne comportait pourtant pas d'élément net en faveur de ce trouble. Klieneberger conserve le diagnostic de tabès malgré un Wassermann négatif ce qui peut nous étonner mais l'unification de la neurosyphilis devra attendre quelques années. Le test de Wassermann est alors d'une sensibilité modeste, entre 50 et 80 %[c] [49]. Klieneberger déplore que Donáth n'ait pas fait d'examen biologique du LCR : une lymphocytose et un test de Wassermann positif auraient été des éléments en faveur de la PG. Ces données seront par la suite nécessaires dans le bilan diagnostique. Klieneberger souhaite également que la normalisation des marqueurs biologiques après traitement soit considérée comme un argument en faveur de l'action du traitement.

Une deuxième charge contre Donáth porte sur la définition de la rémission ou de l'amélioration. Les critères cliniques du neurologue hongrois sont imprécis selon lui :

Dans le cas du second patient (constat d'admission : idem, pupilles quelque peu irrégulières, Argyll-Robertson ; léger tremblement de la langue et des mains, mauvaise écriture, mauvaise arithmétique) on note le constat de sortie [...] : belle parole ordonnée, "seulement quelques trébuchements de syllabes avec des mots riches en r" ; l'écriture "ne

---

[a] Association de tabès à une PG.

[b] Le terme de syphilis cérébrale est ambigu, car Klieneberger tend à le différencier du tabès et de la PG. Était-il employé pour qualifier des formes cliniques avec des troubles neurologiques atypiques ?

[c] C'est-à-dire que 50 à 80 % des NS réelles étaient dépistées par ce test.

montre qu'un peu de tremblement ici et là" ; "le calcul mental est devenu pratiquement excellent" ; "La langue et les mains montrent un léger tremblement" ; "Les pupilles montrent maintenant une réponse légère, bien que quelque peu faible". Donáth poursuit : "Le patient était bien [rentré] chez lui depuis un moment (?) lorsqu'il a évoqué des malversations commises par son adjoint. Cela a créé une formidable effervescence, qui a conduit à des excès d'alcool et plus tard (?) à des idées d'expansion (!). Des troubles de la parole sont également réapparus". La réadmission dans le service de neurologie a eu lieu [...] 5 semaines après la sortie et a rapidement ramené le calme. Peut-on vraiment parler d'amélioration ici ? Après le court historique médical, on peut presque croire que la maladie n'est entrée dans une phase aiguë qu'après le traitement. Le cas 3 avait montré à plusieurs reprises des rémissions plus longues et bonnes avant le traitement au *Natrium nucleinicum*. [...] dans le cas 4, des crises d'épilepsie sont également survenues après le traitement, dans le cas 5, Donáth cite une série de déclarations destinées à prouver qu'il s'est effectivement présenté "dans un état considérablement amélioré", mais "il n'est pas encore capable de donner la date complète, [car] il connaît le mois et le jour mais pas l'année" ».

Klieneberger se permet de rappeler que, même sans traitement spécifique de la PG, l'hospitalisation en elle-même peut entrainer des améliorations substantielles. L'éloignement du domicile dans lesquels les causes d'excitation sont inévitables, des conditions de vie ordonnées et équilibrées, l'abstention de l'alcool et une alimentation appropriée, tous ces éléments sont utiles. L'auteur relate l'évolution d'une quinzaine de cas dont les diagnostics ont été appuyés par des tests de Wassermann et l'examen cytologique du sang et du LCR, ayant été traités par Nucl. Ses résultats sont très différents du neuropsychiatre hongrois :

Dans aucun de nos cas traités avec *Natrium nucleinicum*, il n'y a eu d'amélioration supplémentaire, ni mentale ni physique, bien que presque tous les patients prennent du poids pendant leur séjour à la clinique et certains d'entre eux assez considérablement. Nous pensons plutôt qu'après les injections, certains patients [...] ont présenté une détérioration aiguë, bien que généralement temporaire. Les injections étaient constamment ressenties comme très désagréables et des infiltrations très douloureuses se produisaient presque régulièrement. De nombreux abcès se sont formés chez un patient. Nos expériences ne nous ont pas encouragés à poursuivre ce qui est, après tout, une procédure douloureuse.

Donáth répond à la charge du neuropsychiatre allemand dans un numéro ultérieur de la même revue en arguant que les différences proviennent sûrement de la différence d'état d'avancement de la maladie des patients et de leur lieu de recrutement, consultation privée et service de neurologie pour le hongrois, service de psychiatrie pour l'allemand [210]. La critique sévère de Klieneberger ne semble pas avoir infléchi l'usage du Nucl en psychiatrie. Il est peu cité à notre connaissance.

L'année 1911 est riche en publications. Nous passerons rapidement sur un travail du russe Jurmann présenté en congrès à Moscou, cité par Josef Gerstmann en 1925 comme étant plutôt favorable au Nucl dans la PG [211]. Joseph Loewenstein, exerçant au sanatorium de Lewald à Breslau, la même ville que Klieneberger, publie le 17 avril dans la même revue berlinoise un compte-rendu sur treize malades avec PG ayant reçu du Nucl selon la méthode de Fischer [212]. Ses diagnostics de PG sont étayés par les antécédents connus de syphilis et/ou la biologie et l'examen du LCR. Les résultats sont peu encourageants : onze évolutions négatives sur treize. Parmi ces onze cas, six étaient au stade précoce ou relativement précoce de la maladie, c'est-à-dire que le début de la maladie ne datait que de quelques mois ou semaines. Sur ces onze patients, trois sont décédés et les huit autres au stade de démence terminale. Deux cas ont connu une amélioration, observée avant même les injections de Nucl. Les conclusions de l'auteur sont négatives, évoquant de surcroît une certaine dangerosité en raison de deux crises paralytiques et d'une mort sous traitement.

L'allemand Walter Plange du sanatorium et hospice d'État d'Uchtspringe, publie la même année une revue détaillée sur les traitements de la PG, des plus anciens encore imprégnés des traditions hippocratiques (cautères, saignées, sangsues, etc.) aux plus récents, en passant par les toxinothérapies favorisant la fièvre et la tuberculine [213]. Il rapporte des travaux réalisés localement :

> Il y a 4 à 5 ans, Hoppe a fait de telles expériences à Uchtspringe, où il s'est avéré que le nucléinate associé à de l'arsenic stimulait la formation de cellules sanguines, tandis que le nucléinate sodique [seul] n'a[vait] pas obtenu de succès à long terme. Des études qui ont été confirmées par Boruttau, Alt et Hoppe relient les résultats favorables que Fischer a

enregistrés à une teneur accidentelle en arsenic du nucléinate de sodium qu'il utilise. Selon Zernick[a] et Linke[b] une telle teneur existe souvent.

Cette mystérieuse contamination du Nucl par de l'As est à relier à l'existence d'un produit commercial, la Phagozytin, vendu comme du « pur nucléinate de sodium »[c] mentionné par F. Zernik en juin 1908. Contenant 5 cg de Nucl, ce qui est une dose très faible et 2,8 mg d'As assimilable, l'effet antisyphilitique de celui-ci a-t-il pu jouer un rôle dans les améliorations de PG observées [214] ? Jusque-là, l'As sous une forme organique était considéré comme inefficace au stade de la neurosyphilis, mais cette appréciation est à nuancer. Plange observe que l'arsénophénylglycine ne normalise pas le test de Wassermann. Il produit aussi des observations non publiées d'Alt et Hoppe, de Nucl dans la PG, dont les résultats sont eux aussi décevants et analogues à ceux de Klieneberger, Loewenstein et de Lépine.

Avant 1914 nous ne retrouvons pas d'autre étude sur le Nucl dans la PG en France que celle de Lépine. Un entrefilet dans le numéro du 1er janvier 1911 de *l'Encéphale* mentionne une communication de Courbon et Lassablière au *Congrès des aliénistes et neurologistes de langue française* à Amiens en août 1911. Il s'agit d'une étude dans l'asthénie physique et psychique à cent lieues des troubles observés dans les asiles et de la PG. On voit qu'un mouvement s'est enclenché en clientèle privée pour donner du nucléinate dans des dépressions asthéniques ou dans l'asthénie simple.

Il y a peu de traces d'essais thérapeutiques[d] avec le Nucl dans la PG en dehors du continent européen d'après les sources dont nous disposons, même aux USA où son usage médical a été précoce. En 1913, l'américain Charles Ball déclare qu'il utilise le Nucl depuis 1911 en association avec le Salvarsan [215]. Il fournit les résultats pour huit patients sans groupe témoin, la moitié étant améliorés, dont deux très améliorés qui ont pu rentrer chez eux sans toutefois être en mesure de reprendre le travail. Ball reconnait qu'en dépit du caractère spectaculaire de l'amélioration observée pour un patient, les résultats ne peuvent pas être considérés comme un grand succès, même s'il a

---

[a] Franz Zernik.

[b] Pharmacien-chef de la maison de santé de Friedrichshain, à Berlin.

[c] Par Hugo Rosenberg à Charlottenburg en Allemagne. En France c'est le laboratoire Bureau qui la commercialisera, d'après nos sources, avant la WW1.

[d] Nous entendons ici des séries d'observations et non pas des cas uniques.

l'impression que le Nucl a eu un meilleur effet sur les symptômes de la PG que le Salvarsan ou le Hg.

C'est en 1911 que le suisse Walter Itten, de la clinique psychiatrique universitaire de Zürich[a] publie un essai de Nucl dans la schizophrénie [216]. Il se réfère aux travaux de Bruce qui avait distingué en 1906 des folies sans causes toxiques et d'autres avec des causes toxiques [104]. Parmi celles-ci, le groupe I comprenait les folies de causes métaboliques (dont la mélancolie aigüe) et le groupe II[b], les folies de causes bactériennes : mélancolie avec excitation, épisode maniaque avec confusion, folie circulaire[c], catatonie et hébéphrénie. Ces deux dernières catégories ont été regroupées en démence précoce par Kraepelin, renommée schizophrénie en 1911 par Eugen Bleuler, le supérieur hiérarchique d'Itten. Celui-ci cite les travaux de Lépine dont il n'a pris connaissance que tardivement [104]. Reconnaissant le manque d'éléments causaux organiques dans la schizophrénie, il s'appuie pour justifier le nucléinate sur la théorie d'une augmentation des oxydations et de la neutralisation d'hypothétiques toxines bactériennes. Le faible nombre de patients traités, neuf, lui permet de détailler l'évolution de leurs symptômes cliniques et biologiques. Itten ne constate aucune amélioration durable même si des évolutions positives passagères ont été observées, mises sur le compte du fort investissement des soignants pendant l'expérimentation. Considérant ses résultats comme similaires à ceux de Lépine il conclut à l'inefficacité du Nucl dans la schizophrénie.

En 1912 dans une revue de littérature sur la prise en charge de la PG, Ernst Meyer, de Königsberg, rapporte une enquête effectuée auprès de 23 institutions allemandes publiques et privées sur l'utilisation du Nucl [217]. Sur les 85 cas rassemblés, 49 n'ont pas présenté d'amélioration (57,6 %) *versus* 25 légèrement à moyennement améliorés (27,4 %) et 11 en rémission (12,9 %). Le Nucl ne semble donc pas présenter un intérêt majeur dans la PG pour les psychiatres allemands. La même année, une étude du russe Valxer, chroniquée par Serge Soukhanoff dans la *Revue neurologique*[d], ne va pas non plus dans le sens de

---

[a] Dont le directeur était le professeur Eugen Bleuler.

[b] Le groupe III étant celui des folies de causes toxiques externes (alcool, drogues, autres toxiques).

[c] Correspondant à la PMD.

[d] 1912, vol 2, p 360. La publication en russe date de fin 1911.

l'optimisme de Donáth. Celui-ci persiste néanmoins et, en 1913, il cite à l'appui de ses préconisations [218] un travail du grec Tsiminakis dans la PG, publié en 1912 [219] : celui-ci avait recruté quinze cas en clinique privée et en hôpital neurologique, parmi lesquels quatorze avaient eu une syphilis dans le passé et quatorze étaient positifs à la sérologie de Wassermann. Une PL avait été pratiquée chez huit patients, révélant une lymphocytose. Trois injections de Salvarsan avaient été effectuées avant le traitement au Nucl. Un des patients a été amélioré sans que Tsiminakis puisse dire si c'est grâce au Salvarsan ou au Nucl. Sept malades ont eu une rémission visible, six d'entre eux ayant repris leur travail. Trois sont décédés d'attaques d'apoplexie. Pour l'auteur, la rémission n'est pas due au hasard mais au Nucl. Il s'appuie sur le fait, qu'historiquement, les rémissions et améliorations spontanées de la PG sont rares : il rapporte quatre cas d'amélioration spontanée sur 121 patients avec PG soignés à la clinique universitaire de 1904 à 1910. On ne se pose pas encore la question de l'équivalence entre un témoin « historique » et un témoin actuel, la méthodologie des essais cliniques étant rudimentaire à l'époque.

Kraepelin a utilisé du Nucl vers 1912 selon Franz Hauber exerçant au *Heil- und Pflegeanstalt* de Ruffach[a] en Alsace : le célèbre psychiatre allemand a en effet déclaré en 1914 lors d'un colloque à Kiel à propos d'un effet indésirable sérieux sous Nucl [220] :

> La chorée de Huntington[b], qui a été traitée en même temps, a également très mal réagi aux injections d'acide nucléique. Le patient s'est rapidement plaint de maux de tête constants et sévères et une indigestion s'est installée associée à des nausées [...]. Le poids [...] a chuté rapidement. À la fin, le patient a refusé de manger et est devenu physiquement encore plus affaibli en raison d'une soudaine poussée d'excitation.

La même année, les écossais Brown et Ross rapportent leurs travaux sur les leucothérapies dans les pathologies mentales [221]. Eux aussi postulent une origine toxique bactérienne de certaines maladies

---

[a] Sanatorium et hospice de Rouffach, qui était en terre allemande depuis la guerre de 1870, avec l'orthographe Ruffach. Il s'agissait bien d'un établissement psychiatrique. Franz Hauber, médecin directeur de l'asile en 1914, francisera son prénom en François après 1918.

[b] Chorée d'origine génétique et neurodégénérative, à la différence de celle de Sydenham (auto-immune et post-infectieuse).

mentales. Parmi les substances leucogènes[a], en sus du Nucl et des colloïdes métalliques, ils citent la levure de bière riche en nucléine, l'acide cinnamique et ses dérivés (Hétol[b], coumarate de sodium[c], tylmarine[d]). Concernant la tuberculine, celle-ci pourrait non seulement entraîner de la fièvre mais aussi augmenter les oxydations et favoriser une hyperleucocytose. Brown et Ross ne produisent qu'une série de neuf patients dont un seul souffre de PG. Bien qu'amélioré pendant une longue période il succombe à une crise convulsive sévère. En dépit du peu de résultats positifs, les auteurs écossais recommandent l'emploi du Nucl.

En 1913, Ernst Jolowicz, de la clinique universitaire neuropsychiatrique de Leipzig rapporte une nouvelle étude du Nucl dans la PG [222]. Une expérience apparemment positive depuis 1909 sur une dizaine de cas l'a encouragé à combiner le Nucl au Salvarsan. Son apport est ici de vérifier si le test de Wassermann du LCR se normalise sous traitement car les normalisations dans le sérum ne paraissent pas corrélées à des résultats positifs. 24 patients[e] PG en état de démence reçoivent du Nucl[f] en injection intramusculaire à des doses assez élevées de 1,5 à 4 g, espacées de 8 à 14 jours. Des injections de Salvarsan sont pratiquées chez certains d'entre eux. Les patients se plaignent que les injections sont douloureuses. Aucune rémission durable n'est observée, pour deux améliorations modérées durables et deux autres de moindre durée dont une se terminant par un décès, ce qui est peu encourageant. Aucune normalisation franche des tests immunologiques dans le LCR n'est obtenue. Jolowicz conclut que le Nucl n'est pas indiqué lorsque l'état de démence est installé, mais peut éventuellement s'envisager au tout début de la maladie, période où l'on observe également le plus d'améliorations spontanées.

Entre 1907 et 1913, Donáth a cherché à étendre les indications du Nucl à la démence précoce/schizophrénie [218]. Il reprend l'idée de l'auto-intoxication mais au niveau métabolique, en rapport avec la thyroïde : la torpeur catatonique est rapprochée de celle qu'on observe

[a] Voir aussi *supra*, p. 143, 148, 153, 178.
[b] Cinnamate de sodium.
[c] L'acide coumarique est un dérivé de l'acide cinnamique, extrait de la cannelle.
[d] Dérivé de l'acide cinnamique.
[e] L'un est qualifié de témoin et ne reçoit aucun traitement particulier. On administre de la tuberculine à un cas (le n° 6). Des patients reçoivent également du Hg.
[f] Produit par le laboratoire Merck.

dans le myxœdème[a]. Des patients catatoniques déments précoces sont identifiés comme ayant à la fois une thyroïde hypertrophiée et « une capacité à dégrader la glande thyroïde », ce qui fait penser aux thyroïdites auto-immunes, qui ne seront identifiées que bien plus tard. Ce qui suit est dans la même veine :

> [De tels phénomènes d'auto-intoxication] sont également observés contre la substance gonadique, à savoir chez les mâles uniquement contre les testicules et, chez les femelles, uniquement contre les ovaires ; en outre, [de] tels [produits] sont également trouvés ici contre la substance cérébrale.

La dernière proposition est quasi-prophétique par rapport aux encéphalites auto-immunes, dont nous avons parlé précédemment[b]. Donáth connaît les résultats de Lépine et d'Itten, guère encourageants, mais une publication plus favorable de Lundvall de 1912[c] le conforte dans un relatif optimisme. Celui-ci avait employé du Nucl chez 18 patients à des doses de 0,5 g à 3,8 g par injection : quatre avaient été déclarés guéris, neuf améliorés de manière significative, deux légèrement améliorés, et trois sans changement. De son côté, Donáth inclut 14 patients. Il en considère trois comme guéris, cinq comme améliorés et parmi les six non améliorés, il rapporte des améliorations transitoires. Il tente de comparer ces résultats à la fréquence de guérison spontanée, c'est-à-dire à des patients soignés antérieurement, dits témoins « historiques ». Dans les formes catatoniques de la démence précoce (schizophrénie) Kraepelin avait relevé 13 % de guérisons spontanées, 8 % dans les formes hébéphréniques, mais quasiment aucune dans les formes paranoïdes. Donáth cite les chiffres du suisse Hans Schmid qui avait suivi 455 patients de 1901 à 1910 à l'asile de Céry-Waadt et observé 16,2 % de guérisons spontanées, 15,5 % d'améliorations avec déficit cognitif résiduel et 57,9 % de non améliorations. Donáth estime que ses résultats et ceux de Lundvall légitiment la poursuite de l'étude du Nucl dans la schizophrénie. 186.

Franz Hauber[d] en 1914 [220] et Josef Gerstmann, en 1925 [211] signaleront une autre étude, du belge De Block, en 1913, réalisée auprès

---

[a] Insuffisance thyroïdienne.
[b] Voir *supra*, p. 112.
[c] Lundvall Halvar, *Über blutveränderungen bei dementia praecox nebst einem versuche einer art spezifischer therapie*. Nationaltrykkeriet. Kristiania 1912.
[d] Voir *supra*, p. 186.

d'un groupe de dix-huit cas de PG, dont les résultats allaient dans le même sens que celles de Lépine, Löwenstein, Klieneberger, Plange, à savoir l'inefficacité du Nucl dans la PG.

En 1913 le lyonnais Louis Bériel, qui connait bien la littérature médicale sur la PG, conclut lui aussi de façon pessimiste sur le Nucl seul dans la PG [223] :

> Actuellement, la plupart des auteurs qui essayent le traitement avec le nucléinate emploient concurremment le Salvarsan, ce qui dénote bien l'insuffisance de la "leucothérapie" ; et même dans ces essais, les résultats sont trop souvent nuls.

Toutefois, il conserve un optimisme mesuré sur l'avenir des thérapies par fièvre provoquée :

> L'on peut présumer que la réhabilitation d'un système nerveux atteint de la maladie ne se fera pas sans mise en liberté de déchets plus ou moins toxiques, avec réaction générale. Il est donc logique de conserver l'idée d'une perturbation fébrile artificielle, qui ne sera pas facilement obtenue par un remède antisyphilitique.

Une petite étude italienne de Moretti dans trois cas de démence précoce, publiée en 1913[a], conclut à la guérison des malades.

En 1914, Hauber[b] analyse l'utilisation du Nucl dans le *Pflegeanstalt* ou maison de « repos » de Rufach[c] depuis 1910 [220]. Le groupe de patients le plus important, 36 cas, est celui de la PG. Il a aussi inclus 20 cas de schizophrénie et six de PMD. C'est donc 62 cas qui ont été concernés par cette investigation. Hauber a suivi le protocole de Donáth, les injections étant espacées de quelques jours, chaque série permettant d'administrer un total de 20-25 g de Nucl, avec possibilité de répétition jusqu'à un total de 35 à 45 g, des doses élevées par rapport à ce que nous avons vu précédemment. Les cas avec PG ont reçu un traitement antisyphilitique associé (iodure, Hg, Salvarsan). Les patients avec démence précoce ont également reçu soit du fer, de l'As ou des extraits thyroïdiens. Les fièvres ont atteint 38-39 °C.

---

[a] Dans *Rassegna di studi psichiatrici.* Chroniquée par A. Pélissier dans *l'Encéphale* en 1914, page 100 (Gallica/Bnf).

[b] Déjà abordé plus haut. Voir *supra*, p. 186.

[c] Qui deviendra l'asile de Rouffach après 1918.

Les effets indésirables étaient : des douleurs au site d'injection, des infections locales, des réactivations de tuberculose, des tachycardies. Treize patients avec PG sur les 36 traités ont été améliorés à court terme et 11 sont sortis du sanatorium. Les PG étaient plutôt au début de leur maladie. Avec un peu de recul, 18 décès sont survenus (50 %) et seulement 4 patients étaient encore en rémission (11 %). Pour les déments précoces, la moitié d'entre eux, soit 10 cas sont restés inchangés, 7 étant sortis du sanatorium. Concernant les maniaco-dépressifs, les résultats sont médiocres en dépit des assez bons résultats de Lépine dans ce sous-groupe[a]. Un seul des six patients de Franz Hauber (Figure 15) a pu sortir.

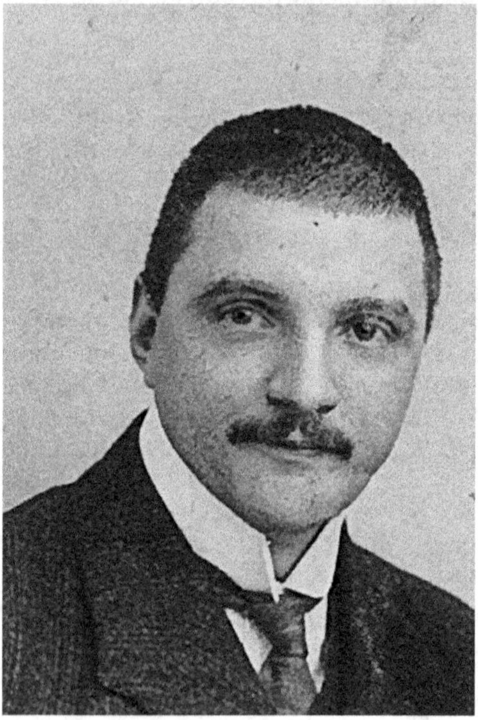

Figure 15 : Franz Hauber en 1913. Source et autorisation de reproduction : M. Philippe Hauber

Ödön Szedlák, du service psychiatrique de l'hôpital Szent János à Székesfóváros (Budapest), inspiré par son compatriote Donáth, publie en mai 1914 un article en hongrois, sur le traitement de la PG par le Nucl [224]. Sa série est l'une des plus importantes de l'époque avec 50 patients. La moitié reçoit du Nucl seul, et l'autre moitié, en association avec du Hg. L'auteur n'explique pas le choix de ce métal toxique alors que le Salvarsan est disponible. Szedlák regroupe le Nucl et la tuberculine parmi les thérapeutiques induisant fièvre et polynucléose, reléguant la phagocytose au second plan derrière les bénéfices espérés des oxydations[b]. Depuis 1909, les auteurs germanophones placent le Nucl en compétition avec la tuberculine,

---

[a] Huit guérisons sur treize cas.

[b] Ce qui est paradoxal car les oxydations sont justement en rapport avec la phagocytose des pathogènes.

dans le cadre des thérapies provoquant de la fièvre. L'avantage du Nucl sur la tuberculine c'est qu'on suspecte celle-ci de réactiver une tuberculose latente[a]. Des tests de Wassermann sont effectués avant l'essai chez tous les patients, dans le sang comme dans le LCR, fluide où l'on recherche aussi les protéines et les lymphocytes. Des injections de 1 à 5 g de Nucl sont réalisées toutes les semaines. En cours de route, les auteurs recourent à la fameuse Phagozytin[b] qui contient un peu d'As. Un patient sous traitement mixte Nucl + Hg arrive à reprendre le travail à sa sortie des soins. Quinze patients sous Nucl + Hg sont améliorés *versus* huit sous Nucl seul. Quatre décès sont observés sous Nucl + Hg *versus* neuf sous Nucl seul. La normalisation des tests de Wassermann n'est observée chez aucun patient.

En août 1914, juste avant la WW1, l'américain Bayard Holmes[c] reprend la problématique du traitement de la démence précoce, s'appuyant sur le travail de Lundvall cité plus haut[d], pour lequel il s'enthousiasme [225]. Holmes nous révèle que le « nucléinate » utilisé par le médecin suédois contenait 1 g d'Hétol[e], 10 g de nucléinate de sodium et…5 mg d'acide arsénieux, ce qui nous rapproche de la *Phagozytin* allemande.

En 1915, Rudolf Fabinyi (1879-1936) médecin-chef de l'asile d'état de Budapest-Lipótmezö et son interne Árpád Selig prolongent les travaux de Szedlák et publient les résultats d'une étude réalisée en 1913 [226]. Ils ont recruté 21 patients avec PG confirmée par des tests sérologiques, sans groupe témoin. La cure associe Nucl et Hg ; deux séries d'injections à 5-7 jours d'intervalle ont lieu pour un total de quinze injections. Les doses de Nucl sont plus faibles (0,20 g par injection) que celles utilisées par Fischer, l'objectif étant d'atténuer la forte réaction locale due à l'association Nucl + Hg. Les injections sont très douloureuses, ce qui est de plus en plus souvent mis en avant. Les températures corporelles atteignent environ 38 °C en moyenne. Les chiffres de la leucocytose sont inégaux mais celle-ci est généralement présente. Les auteurs n'observent aucun changement significatif dans

---

[a] Chez les tuberculeux, la tuberculine peut déclencher une violente réaction allergique inflammatoire.

[b] Voir *supra*, p. 184.

[c] Un chirurgien devenu psychiatre qui pratiquait des interventions chez les schizophrènes, comme Cotton (voir *supra*, p. 96).

[d] Voir *supra*, p. 188.

[e] Cinnamate de sodium, dont la propriété leucogène est connue dès avant 1900.

l'état psychologique des patients, tout au plus les trouvent-ils un peu plus calmes. Ils expliquent ce changement par la fatigue occasionnée par le traitement. Un patient est décédé après les injections. L'autopsie révèlera un cancer gastrique sans lien avec le Nucl ou l'Hg.

Dans une thèse soutenue à Paris en 1914, Gaston Legendre rapporte le résultat de trois ans du traitement du tabès et de la PG dans le service de neurologie de Jules Déjerine et Jules Tinel à la Salpêtrière [227]. L'impression générale est que les traitements mercuriels ne donnent rien et qu'il faut s'intéresser aux antisyphilitiques récents. Ces produits sont le Néo-Salvarsan, arsénical organique, l'Enésol qui combine As et Hg et l'Hectine, un autre arsenical organique. Parmi les 38 observations rapportées, 21 ont reçu conjointement des injections de Nucl. La patientèle du service est plutôt neurologique (29 cas de tabès) que psychiatrique (cinq cas de PG seulement). Parmi les PG, deux patients ont reçu du Nucl en traitement d'appoint dont l'un sous la forme de Nucléatol[a]. Le nombre de cas est évidemment trop faible mais on voit que le Nucl est employé en France en neuropsychiatrie même après l'opinion négative formulée par Lépine en 1910.

L'extension du nucléinate à la neurologie est confirmée par une publication du roumain Buïa en 1914 qui mentionne avoir traité cinq cas de maladie de Parkinson avec des injections SC ou IV, cependant à des doses assez faibles (de l'ordre du dixième de gramme). Les résultats sont présentés de façon optimiste mais le faible nombre de patients, l'absence de groupe témoin et de précisions sur la nature des changements neurologiques en limitent considérablement la portée [228]

L'usage du Nucl ne semble pas se répandre largement en psychiatrie dans notre pays avant la WW1 d'après la littérature médicale explorée[b]. Pourtant de nombreuses spécialités pharmaceutiques contiennent du Nucl, selon le *Formulaire des spécialités pharmaceutiques 1912* (6e édition) du docteur Gardette [229] : l'Arrhénalithine Bureau[c] (association de cacodylate et de nucléinate de lithine[d]) ; l'Hémozol Cisterne (élixir au nucléinate de fer) ; l'Histogénol

---

[a] Glycérophosphate et acide nucléinique. Commercialisé par le laboratoire Robin.

[b] Du moins pour les publications d'envergure qu'on retrouve soit à la BNF/Gallica soit sur Google Scholar.

[c] Cacodylate (arsenic organique) et nucléinate de lithine (lithium). Le lithium deviendra plus tard la thérapeutique de référence de la PMD puis du trouble bipolaire.

[d] Lithine = lithium.

(contenant de l'acide nucléique) breveté par Mouneyrat et commercialisé par Naline ; le Nucléo-fer Girard ; le Rhomnol[a] (contenant de l'acide nucléinique) du laboratoire Leprince ; le Synergyl (contenant du nucléinate de soude) commercialisé par Vadam[b]. Cette liste n'est pas limitative car les compositions des spécialités ne sont pas toujours précisées de façon claire.

Durant la Grande Guerre

La recherche médicale se réoriente dans le sens d'une adaptation à la guerre et à ses dégâts physiques et psychiques. Les facultés de médecine continuent bon an mal an à former des médecins, certains devenant aliénistes ou neuropsychiatres. À Lyon, plusieurs thèses sur des sujets de psychiatrie sont soutenues par des élèves de Lépine. Lui-même est nommé médecin-chef du centre de psychiatrie de la 14e région (Lyon) dont il publie le rapport d'activité en 1916 [230]. Il rédige un petit nombre d'articles dans des revues de neurologie ou psychiatrie, liés ou non au contexte de la guerre. En 1917, son livre *Troubles mentaux de guerre* [231], connait un certain succès. Dans cet ouvrage, nous retrouvons le Nucl en leucothérapie de la confusion mentale :

> Très souvent et surtout quand il y aura un élément infectieux caractérisé, des inhalations d'oxygène auront un heureux effet. On a même préconisé, avec moins de succès peut-être, des injections sous-cutanées d'oxygène. Dans le même ordre d'idées, le nucléinate de soude sous la peau (0,30 centigrammes en solution à 1/20) produit une brusque décharge leucocytaire qui est surtout utile dans les cas traînants et prolongés.

Cependant, dans ces confusions mentales si fréquentes après les combats, la priorité reste pour lui au repos et à la désintoxication : purgatifs, réalimentation, nettoyage de la bouche et des dents, tisanes et eaux diurétiques en dehors des repas pour ne pas aggraver l'atonie gastrique, lavage d'estomac.

Les thèmes des thèses de médecine en rapport avec la PG ou les pyrétothérapies sont minoritaires par rapport à ceux liés à la guerre.

---

[a] Nucléinate de sodium. Voie injectable possible.
[b] Méthylarsinate, nucléinate de sodium, cacodylate de strychnine. Voie injectable possible.

Nous avons déjà cité les thèses de Papastratigakis[a] [51] et de Chaumier[b] en 1917 [48]. Ces écrits donnent un aperçu de la transformation laborieuse des théories sur la cause de la PG depuis 1913. Papastratigakis est en faveur de l'hypothèse d'une bactérie pathogène unique et des effets d'une toxine. Ce modèle toxinique ne vaut que pour les lésions des méninges et du liquide céphalo-rachidien[c]. En revanche, il estime que les lésions cérébrales sont causées directement par le tréponème, selon le modèle de Noguchi. Cette physiopathologie est donc encore hybride. Chaumier doute du lien exclusif syphilis-PG, continuant d'évoquer une toxine produite par le tréponème [48]. Il conclut que la syphilis est un facteur causal nécessaire mais pas suffisant de la PG, reflétant une position assez répandue chez les psychiatres de l'époque. Cette théorie toxinique partielle de la PG était indépendante de celle supposant une destruction des lécithines cérébrales et une accumulation de choline sous l'effet du tréponème proposée par Mott et Halliburton [193].

Edwin Goodall, médecin-chef à Cardiff, parle du Nucl dans une conférence sur les aspects modernes de la thérapeutique psychiatrique, publiée en décembre 1914 [232]. Il nous apprend que le russe Jurmann, mentionné plus haut[d], aurait obtenu en 1911 sept améliorations chez dix-sept patients avec PG grâce au Nucl. Goodall paraît optimiste sur les effets dans la schizophrénie en dépit des nombreux résultats décevants. Il croit remarquer dans ce qu'il qualifie de psychoses d'origine toxique, la manie-mélancolie, la confusion mentale et le délire aigu, que les résultats de Lépine et de ses compatriotes Brown et Ross avaient été favorables[e]. Goodall souligne l'effet leucothérapique et signale les études réalisées avec des extraits de leucocytes par Hiss et Zinsser en 1908. Ces extraits auraient des effets bactéricides et antitoxiniques similaires à ceux supposés pour le Nucl, une histoire qui rappelle celle de l'Hémoplase[f]. Goodall cite évidemment la tuberculine

---

[a] Voir *supra*, p. 65.
[b] Voir *supra*, p. 63.
[c] Le tréponème pâle est une bactérie très discrète, qu'on a pu qualifier d'agent « pathogène furtif » : pas de toxine, très peu de facteurs de virulence.
[d] Voir *supra*, p. 183.
[e] Ceux de Lépine dans la PMD l'étaient. Ils n'avaient pas été confirmés par Franz Hauber (voir *supra*, p.186).
[f] Voir *supra*, p. 131. On sait maintenant que les granulations du GRAN contiennent des molécules antibactériennes dont des défensines (Voir *supra*, p. 102).

de l'école viennoise dont les résultats récemment publiés en termes de rémission sont intéressants. Il la rapproche d'une leucothérapie, même si l'on observe plutôt une lymphocytose qu'une augmentation des GraN.

À l'automne 1915, les américains C. Eugene Riggs et E.M. Hames interrogent par écrit 26 de leurs confrères sur leurs pratiques thérapeutiques dans la PG [233] : Dana et Barrett rapportent avoir employé le Nucl, sans avoir observé de résultats convaincants. Certains disent avoir injecté des germes actifs d'érysipèle 25 ans plus tôt, une des propositions du jeune Wagner-Jauregg[a], sans résultats positifs. Les psychiatres américains semblent plus intéressés par les nouveaux arsénicaux et notamment par leur administration intrarachidienne, proposée depuis le début de la décennie 1910.

L'anglais Colin McDowall, de l'asile de Warwick, publie en avril 1916 une étude sur douze cas traités avec du Nucl, six d'excitation et six de dépression [234]. Il signale des effets positifs dans l'excitation mais pas dans la dépression. En décembre de la même année, Arthur Kielholz, du sanatorium et hospice de *Königsfelde* en Suisse, reprend le flambeau du traitement de la démence précoce/schizophrénie par le *natrium nucleinicum* [235]. Il a déjà tenté d'associer du Salvarsan au Nucl, à l'exemple de Friedländer et d'Hauber. Il emploie cette combinaison chez dix-huit patients. Certains interprètent les injections de manière délirante comme une tentative d'empoisonnement ou une procédure punitive. Kielholz signale que tous les patients mutiques recommencent à parler dès la première injection même si, parfois, il ne s'agit que de mots isolés et de phénomènes de courte durée. L'auteur considère que cette amélioration à court terme recouvre bien d'autres aspects :

> Les injections nucléiques avaient un effet similaire, presque spécifique, sur le refus alimentaire. Souvent, après des semaines d'alimentation par sonde, le patient a recommencé à manger spontanément après le début de la cure et la sonde n'a que rarement dû être réutilisée pendant la cure. Cependant, nous avons observé un succès similaire après des perfusions de solution saline physiologique. Le réveil de la stupeur se traduisait également par une accessibilité accrue, un retour au travail, une diminution de la malpropreté et d'autres manières gênantes. Les patients excités sont rapidement devenus plus calmes,

[a] Voir *supra*, p. 120.

> [moins confus] plus clairs ; chez les patients hallucinés, les hallucinations ont reculé ou ont complètement disparu. L'insomnie a également disparu. L'effet roboratif, qu'Hauber avait également fait remarquer, était le plus frappant chez les patients précédemment très agités avec un apport alimentaire insuffisant. Malheureusement, les succès à long terme correspondaient rarement aux effets immédiats prometteurs de la cure. Nous n'avons pas pu observer une guérison complète.

Le traitement se montre sans effet chez les patients catatoniques évoluant depuis plus de deux ans. Parmi ceux dont la catatonie est moins ancienne, soit neuf cas (50 %), quatre ont connu une rémission, ayant pu sortir et reprendre le travail. Sur trois cas d'hébéphrénie, deux sont en rémission prolongée. Il faut pondérer ces résultats relativement optimistes par les effets indésirables : la douleur est fréquente ; un abcès et une syncope sont survenus en cours de traitement.

En avril 1917, lors d'un débat sur le traitement de la syphilis, G. Mac Gowan, de Los Angeles mentionne que le Nucl est conseillé en Angleterre dans la PG par Gordon Lane et J.E.R. McDonagh [236].

Jusqu'à présent le modèle leucothérapique est encore assez populaire. En 1918 à Paris, Titus Konteschweller soutient sa thèse *Pyrétothérapie* [19], condensant en un seul mot la « thérapie pyrétique » de Donáth. Ce terme connaitra le succès sans qu'on puisse dire si Konteschweller a été à l'origine de sa diffusion ou s'il était déjà dans l'air du temps. Des traitements par la fièvre sont déjà utilisés en médecine depuis les années 1890. Deux voies ont été suivies : les vaccins, dans lesquels figure la tuberculine[a], bien que celle-ci n'en soit pas un ; les « médications colloïdales » où Konteschweller range le Nucl, ainsi que le lait par voie injectable, riche en protéines. Le colloïde n'est plus ici un métal mais une protéine en suspension.

Toutes ces substances causent une fièvre lorsqu'elles sont injectées surtout par la voie IV. Des essais thérapeutiques ont été menés dans le RAA, l'érysipèle et le psoriasis[b], la tuberculose, le rhumatisme blennorragique (gonococcique), le trachome[c], l'anémie pernicieuse[d]. Konteschweller mentionne aussi des travaux en psychiatrie : Wagner-Jauregg avec la tuberculine ; Donáth et Fischer avec le Nucl ; Otto

---

[a] Promue par Pilcz et Wagner (voir *supra*, p. 177).

[b] Affection cutanée récidivante.

[c] Une atteinte bactérienne de l'œil.

[d] Le RAA, le psoriasis, l'anémie pernicieuse ne sont pas des maladies infectieuses.

Binswanger[a] avec les colibacilles[b] et les deutéroalbumoses[c] ; Friedländer, avec des cultures de *Salmonella typhi*[d] tuées, puis avec la tuberculine.

Depuis les années 1910, les protéines et les peptones sont à la mode pour traiter les infections, semblant agir par la fièvre provoquée. Konteschweller cherche une peptone fiable pour traiter le rhumatisme gonococcique[e]. Il remarque que certains produits du commerce ne déclenchent pas de fièvre. L'observation microscopique lui montre que les peptones pyrogènes sont contaminées par des microbes. Des auteurs avaient déjà suggéré que l'effet pyrogène du lait en injection SC serait dû aux microbes qu'il contient[f]. La question des impuretés dans les préparations injectables est fondamentale. Konteschweller émet aussi des doutes sur la qualité des colloïdes métalliques. Leurs propriétés pyrogènes résideraient dans les adjuvants (peptones, gélatine) stabilisant la préparation ou dans la présence de microbes morts. Concernant le Nucl, il évoque également des impuretés, sans pouvoir en préciser la nature et parfois sans qu'aucun microbe ne soit visible au microscope.

La convergence des pyrétothérapies et de la leucothérapie, déjà avancée par Fischer et Donáth en 1909, venait d'être renforcée par l'américain Joseph L. Miller en 1917 [237]. Il estimait que l'agent thérapeutique des vaccins non spécifiques en IV était la fièvre. Des résultats similaires avaient été obtenus avec des substances non vaccinales (Nucl, colloïdes métalliques, protéines, injections de lait). Aux USA, des protéines dites « étrangères[g] » comme les vaccins antityphoïdiques[h] et la protéose[i] avaient été employées pour traiter une variété d'infections aigües, tandis qu'en Allemagne c'était plutôt du lait ou du Nucl. Konteschweller reprend l'idée que « la thérapeutique par la

---

[a] Voir *supra*, p. 135.

[b] *Escherichia coli*. Probablement des bactéries tuées ou inactivées (« vaccins »).

[c] Protéines en partie découpées par des enzymes.

[d] En association avec du Salvarsan.

[e] La gonococcie ou blennorragie (« chaude-pisse » du langage populaire) est une infection bactérienne de l'urètre sexuellement transmissible. Parfois, elle se complique d'atteintes articulaires.

[f] Travaux de von Descatello et Bessau en 1915, 1916.

[g] N'appartenant pas au répertoire des protéines de l'individu.

[h] Cultures bactériennes tuées contenant des endotoxines.

[i] Protéines et peptides du lait.

fièvre (*pyrogenic therapy*, *fieberbehandlung*), […] correspond à la *médication leucogène* ».

Une autre réaction aux agents non spécifiques injectables semblait être une leucopénie rapide suivie d'une leucocytose et d'une hypertension artérielle transitoires. La leucocytose comme mécanisme d'action pouvait-elle rester en piste ? L'américain Jobling [238] avait montré que ces thérapies n'entrainaient pas d'augmentation des anticorps mais aussi que la leucocytose était inconstante et non corrélée avec la phagocytose. Ces propos auguraient d'un déclin de l'hypothèse leucothérapique. Jobling interrogeait également le rapprochement effectué par certains entre l'effet des protéinothérapies (incluant les vaccins non-spécifiques) et l'anaphylaxie. Celle-ci est spécifique d'un antigène, ce qui n'est pas le cas des traitements non spécifiques. Nous y reviendrons[a]. Jobling postulait que les traitements non spécifiques agissaient pas l'intermédiaire des leucocytes, qui neutraliseraient les endotoxines bactériennes[b] en sécrétant une leucoprotéase, enzyme fragmentant les protéines[c]. Ultérieurement, par un renversement de situation, on verra que les endotoxines étaient en cause dans les fièvres induites par les protéinothérapies. Finalement, si l'hypothèse d'une leucothérapie efficace *via* la phagocytose semble perdre du terrain face à l'effet pyrétothérapique, le lien intime entre les deux mécanismes persiste, bien que reposant sur des hypothèses alors erronées.

Toujours en quête de traitements pour les rhumatismes gonococciques, les urétrites et les salpingites et déçu par les peptones, Konteschweller se tourne vers les micro-organismes du kéfir[d]. Son emploi avait été préconisé quelques années auparavant par Metchnikoff pour augmenter la longévité. Ici, le jeune médecin injecte le kéfir par voie IV. L'effet pyrogène est bien là et les résultats semblent favorables. L'expérimentation, sans groupe témoin, ne peut être concluante, mais l'auteur est optimiste pour le rhumatisme blennorragique et la salpingite. La pyrétothérapie semble dorénavant bien partie pour résumer l'effet de nombreuses thérapies. Le nucléinate est menacé dans son statut.

---

[a] Voir *infra*, p. 214, 222.

[b] Découvertes pas l'allemand Richard Pfeiffer (1858-1945) dans les années 1890, le terme « endotoxines » n'apparaissant sous sa plume qu'en 1903.

[c] Les endotoxines, de nature lipopolysaccharidiques (LPS), échappent aux protéases.

[d] Voir *supra*, p. 94, 97, 118.

Revenons à la psychiatrie. En 1918, Jules Joseph Modeste Pierre Cazamian (1879-1963)[a], chef du service de neuropsychiatrie de l'hôpital militaire de Brest, publie quatre articles dans les *Archives de médecine et de pharmacie navales*. Le thème général en est le traitement du tabès et de la PG par l'association d'Énésol[b] en IV et de Nucl par voie SC. Le premier article acte la disparition de la parasyphilis et de la théorie toxinique de la NS depuis la découverte de Noguchi et Moore [239]. Le deuxième aborde la question de l'efficacité des antisyphilitiques[c] dans la NS par leur voie IV habituelle [240]. Le problème sur lequel on bute à cette époque est la BHE[d] qui empêche le passage de l'As et du Hg dans le cerveau et le LCR. On pense alors que cette barrière perd de son étanchéité lors des méningites aigües mais se referme dans les méningites chroniques comme la NS.

Le troisième article décrit trois groupes de traitements spécifiques antisyphilitiques classés selon l'enseignement de Déjerine à la Salpêtrière[e] [241]. Le premier est celui des sels de Hg, qui ne franchissent pas la BHE et ne pénètrent donc pas dans le LCR. Le deuxième comprend Hectine, Hectargyre[f], Enésol à petites doses, Néosalvarsan en injections concentrées. Ceux-ci atténueraient les crises douloureuses du tabès mais seraient sans effet dans la PG. Le troisième groupe rassemble des produits plus actifs : Salvarsan, Néosalvarsan en solution diluée et Enésol à fortes doses. Les injections entraînent souvent des effets indésirables[g] plus importants chez les patients souffrant de PG que chez les tabétiques. L'examen du LCR montre une hausse de la leucocytose et parfois des traces d'As, ce qui témoignerait d'une augmentation de la perméabilité méningée. Il a déjà été proposé avant la WW1 de contourner la BHE en introduisant les antisyphilitiques Salvarsan ou Néosalvarsan directement dans le LCR. La méthode a été qualifiée de « barbare » par Tinel à la Salpêtrière. On a même cherché à introduire ces produits directement dans le cerveau

---

[a] Futur médecin-général et directeur de l'école de santé navale.
[b] Legendre nous a déjà familiarisés avec l'Énésol. Voir *supra*, p. 192.
[c] Médicaments souvent qualifiés de « spécifiques » ou « spirillicides ». Nous emploierons plutôt « antisyphilitiques » ou « antitréponémiques ». Tous les spirilles ne sont pas des tréponèmes.
[d] Voir *supra*, p. 114.
[e] Voir *supra*, p. 192.
[f] L'Hectine est un dérivé arsénié. L'Hectargyre contient du Hg en plus.
[g] Fièvre, nausées, douleurs, diarrhée et hyperleucocytose.

des malades par trépanation, une méthode évidemment encore plus barbare.

Cazamian se demande si l'on pourrait augmenter la perméabilité méningée en produisant une inflammation aigüe tout en injectant simultanément un produit antitréponémique par la voie IV normale. Selon lui, les leucothérapies, notamment le Nucl en SC, entraineraient une lymphocytose dans le LCR[a] ce qui témoignerait d'une diminution de la BHE. Cazamian privilégie la piste leucothérapique, s'appuyant sur le fait que Pilcz, ancien assistant de Wagner-Jauregg, aurait énoncé que ce n'était pas la fièvre qui expliquait l'effet du Nucl, mais bien la leucocytose[b]. Cazamian élimine la peptone de Witte[c] ou le sérum de cheval, pyrogènes sans action leucogène, considérés comme inefficaces dans la PG. De plus, le choc parfois causé par les peptones[d] s'accompagne de leucopénie, l'inverse d'une leucocytose. Le protocole de Cazamian place les antisyphilitiques au premier plan et le Nucl au rang de traitement adjuvant. Il emploie de l'Enésol[e] en IV et des doses assez faibles de Nucl en SC. Différents paramètres seront suivis chez les patients : température, leucocytose sanguine, nombre de lymphocytes et quantités de Hg et d'As dans le LCR, ce qui suppose plusieurs PL par individu, lesquelles sont douloureuses…

Le quatrième article détaille les observations effectuées de 1913 à 1914 [242]. Sept malades sont traités dont cinq avec PG. La durée de suivi est courte car les patients avec PG étaient vite redirigés vers des asiles départementaux. Trois seront orientés vers celui de Quimper en dépit d'une rémission. Deux malades avec tabès et un souffrant de taboparalysie, également améliorés, retourneront à leur domicile. Le cas n° 6, le plus détaillé, semble confirmer l'intuition de l'auteur : à sa quatrième PL, de l'As est retrouvé dans le LCR. Le malade, amélioré, est encore à l'hôpital de Brest en mars 1914 lorsque le récit se termine. Cazamian a utilisé chez ce patient une variante curieuse de son protocole : il a réinjecté à quatre reprises de petites quantités du LCR

---

[a] Une assertion non documentée dans l'article.

[b] Référence non fournie par Cazamian.

[c] Une préparation commerciale de peptone très connue alors.

[d] Ce n'était pas un choc anaphylactique qui aurait supposé une exposition préalable à l'antigène, entrainant une sensibilisation. On a parlé à cette occasion de « choc peptonique ». Voir *infra*, p. 215.

[e] 38,46 % de Hg et 14,4 % d'As.

en SC[a]. L'objectif est de réveiller l'immunité envers des toxines syphilitiques hypothétiques qui pourraient être présentes dans le LCR mais absentes du sang du fait de la BHE. Malheureusement, on le sait maintenant, le tréponème ne sécrète pas de toxine. Le septième patient, un quartier-maître infirmier atteint de PG, est lui aussi amélioré, bien qu'encore sous traitement en mars 1914. Cependant son test de Wassermann sanguin est toujours positif. Ce patient, sans doute instruit par son expérience professionnelle, s'opposera formellement à toute PL. Cazamian, bien que conscient de quelques limites de son étude, conclut sur une note optimiste. À notre connaissance, il ne donnera aucune suite, du moins sous une forme publiée, à cette expérimentation. Ses travaux semblent avoir eu peu d'influence car on ne trouve pas d'article les ayant cités.

Le thème du passage de la BHE a cependant été largement exploré. En septembre 1915[b], les américains Edgar Stillman et Homer Swift ont examiné les conséquences d'injections intrarachidiennes de plusieurs molécules sur le passage dans le LCR d'As administré en IV [243]. Après des expérimentations animales, ils concluent :

> L'injection sous-durale de solution saline normale, de sérum normal, de sérum salvarsanisé *in vivo* ou de solutions faibles de cyanure de mercure n'augmente pas de façon démontrable la perméabilité de la moelle épinière ou du cerveau pour le Salvarsan qui circule dans le sang au moment de l'injection sous-durale.

Ce résultat sans appel n'a cependant pas empêché de nombreux médecins de continuer à injecter par voie intrarachidienne des produits inefficaces voire dangereux.

Globalement, il y a peu de publications sur le Nucl en psychiatrie pendant la guerre. Son usage s'est sans doute poursuivi là où on en avait eu une expérience positive avant le conflit. Le polonais Antoni Mikulski publie en 1918 une étude avec d'assez fortes doses de nucléine dans le projet d'obtenir des fièvres autour de 39 °C [244]. Bien qu'ayant traité plus de 120 patients, il ne donne des résultats que pour un sous-groupe : sur 19 cas de PG, 12 auraient été améliorés (dont 4 en rémission) mais les patients avaient tous été également traités au Hg.

---

[a] Ce patient a subi pas moins de sept PL.

[b] À cette date, Cazamian avait peut-être déjà soumis ses articles et attendait leur publication. En tout cas, il ne fait pas état des travaux de Stillman et Swift.

Par ailleurs, le nucléinate continue sa carrière en médecine générale dans la prise en charge des infections en l'absence d'alternatives efficaces. Un progrès majeur dans la prévention des pathologies infectieuses est toutefois accompli avec l'adoption du vaccin spécifique contre la typhoïde et les paratyphoïdes A et B par les armées françaises en 1916. Celui-ci permettra de faire chuter de façon massive la létalité de ces maladies durant la guerre.

À la fin de l'été 1918, Wagner-Jauregg publie ses premiers essais de malariathérapie dans la PG [245,246]. Dans son argumentaire, il distingue les traitements spécifiques reposant sur la causalité syphilitique désormais établie de la PG et les non spécifiques, à base empirique. Les observations de PG améliorées après des maladies infectieuses aiguës en sont la base. Selon lui, les méthodes non spécifiques :

> ...recherchent artificiellement les effets des maladies infectieuses auxquelles ce succès est attribué, comme la fièvre, les leucocytes (tuberculine et autres produits bactériens, nucléinate sodique, injections de lait, etc.).

A ce stade, dans son esprit, les leucocytes jouent un rôle lié à celui de la fièvre. Il divise les méthodes non spécifiques en trois groupes : a) substances sans rapport avec un micro-organisme (nucléinate, injection de lait)[a] ; b) substances en rapport avec un micro-organisme (tuberculine, vaccin antistreptococcique ou antistaphylococcique)[b] ; c) maladies infectieuses vraies.

Son idée initiale (en 1887) consistait à inoculer une maladie fébrile bénigne et facilement contrôlable, la malaria étant l'une des options possibles. Nous avons vu qu'il connaissait bien les travaux de Rosenblum et Motschutkoffsky[c] [7]. Le hasard intervient en 1917 :

> En juillet 1917, j'ai d'abord inoculé trois patients atteints de paralysie progressive [avec le sang] d'un patient qui souffrait de paludisme de type tierce et avait déjà eu plusieurs crises très typiques (les plasmodes avaient été détectés au microscope dans son sang) de telle sorte que le sang [était] prélevé dans une veine du bras lors d'un accès de fièvre et appliqué sur de petites scarifications du bras du patient à traiter. Afin d'éviter de

---

[a] Qui reproduisent les symptômes de maladies infectieuses, soit avec de la fièvre, soit avec une hyperleucocytose.

[b] Dont il a alors une expérience assez importante.

[c] Voir *supra*, p. 68.

> mettre la région en danger par la transmission indésirable du paludisme, j'ai fait attraper de nombreux moustiques dans les jardins entourant la clinique et je me suis assuré que seuls les moustiques *Culex* et aucun anophèle n'étaient trouvés dans la région. Sur les trois paralytiques qui ont été inoculés en premier, deux ont réussi ; dans un cas, la contamination a échoué. Du sang a ensuite été prélevé deux fois dans la veine du bras du même paludéen qui avait donné le matériel pour cette première inoculation [...] et injecté par voie sous-cutanée à raison de 1 cm^3 sous la peau du dos du paralytique à inoculer. Toutes ces inoculations ont réussi. À partir des trois cas de patients paralytiques souffrant de paludisme, d'autres patients paralytiques ont été infectés par injection sous-cutanée et à partir d'un des patients de ce groupe deux autres patients [l'ont été à leur tour]. Les plasmodes étaient déjà passés par trois personnes avant eux. Toutes ces nouvelles inoculations ont réussi. Dans tous les cas, la présence de plasmodes tertiaires dans le sang a été mise en évidence au microscope lors de la crise de fièvre.

Après sept à douze crises fébriles on met fin aux épisodes de malaria par de la quinine pendant une quinzaine de jours. Notons bien que du Néosalvarsan est ensuite administré par voie IV à tous les patients malarisés[a]. Cinq d'entre eux reçoivent des injections supplémentaires de vaccin antistaphylococcique. Trois rémissions complètes sur neuf cas sont observées ce qui est assez remarquable. Un décès survient avant la fin du traitement. Au moment de la publication, le recul avoisine un an.

[a] Malarisation et impaludation seront employés comme synonymes.

V. Le nucléinate face au choc de la concurrence dans l'entre-deux-guerres

La fin de la WW1 est caractérisée par une double pandémie, celle d'encéphalite de von Economo (1915-1926) puis la grippe espagnole, de mars 1918 à la deuxième moitié de 1919, qui mobilisent fortement le corps médical. Les soldats et médecins qui les soignent regagnent leurs domiciles à partir de 1919, les choses étant plus compliquées pour les pays d'Europe centrale dont les frontières ont été redéfinies après la chute de l'empire Austro-Hongrois. La psychiatrie s'est transformée : la constatation d'innombrables et gravissimes traumatismes psychiques non explicables par la dégénérescence bouleverse les conceptions antérieures. On assiste à une montée en puissance de la théorie psychanalytique. L'après-guerre verra les premières traductions françaises des œuvres de Freud, ainsi que les premières tentatives maladroites d'application thérapeutique de cette théorie.

Après les balbutiements expérimentaux de la Belle Époque autour des sérothérapies, vaccinothérapies, toxinothérapies et abcès de fixation en psychiatrie, le Nucl et la tuberculine occupaient une place importante dans le traitement de la PG et de la démence précoce à partir de 1907-1909[a]. Pourtant leurs preuves d'efficacité laissaient à désirer et les mécanismes d'action étaient incertains et fluctuaient entre leucothérapie et pyrétothérapie. Les découvertes de Noguchi confirmant le rôle nécessaire et suffisant du *Treponema pallidum* dans l'apparition de la NS avaient conduit neurologues et psychiatres à associer de plus en plus un antisyphilitique spécifique aux traitements non spécifiques (Nucl, tuberculine, vaccins, sérums). L'efficacité en a été jugée décevante dans la PG et la recherche d'une plus grande perméabilité de la BHE n'a rien donné de concret. Les protéinothérapies

---

[a] La tuberculinothérapie a été employée par Wagner-Jauregg à partir de 1890. Les premières expérimentations de son assistant Boeck dans plusieurs pathologies mentales ont été stoppées pour des problèmes de tolérance avant d'être reprises en 1893 et publiées par Wagner-Jauregg en 1895.

bénéficient de l'engouement pour le modèle de l'anaphylaxie et l'usage des peptones dans le traitement de l'infection s'est répandu durant la WW1. Tout ce mouvement convergera au milieu des années 1920 vers le supergroupe des thérapies dites de choc au prix de glissements sémantiques et d'erreurs d'interprétation.

La diffusion initiale de la malariathérapie

De 1919 à 1920, l'information sur cette nouvelle méthode dans la PG circule essentiellement dans la littérature médicale germanophone, à l'exemple de Weichbrodt en 1919 [247], Plaut en 1919 [248] et Gerstmann en 1920 [249]. Ce dernier (Figure 16), alors assistant de Wagner-Jauregg, donne un compte-rendu de l'évolution des neuf premiers patients impaludés en 1917-1918 :

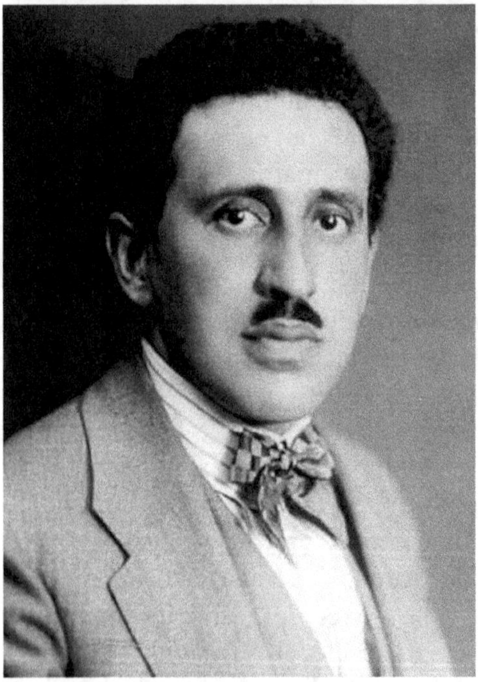

Figure 16 : Josef Gerstmann vers 1930
Photographie Max Schneider
Image du domaine public
Source : Wikipedia (Medizinischen Universität Wien)

En sus du décès d'un patient avant la fin du traitement, un deuxième malade, sorti de l'hôpital insuffisamment amélioré, s'est suicidé. Un seul des quatre patients qui étaient en rémission en 1918 l'est encore deux ans plus tard. Les autres ont rechuté mais l'un d'eux est de nouveau en rémission après un séjour en clinique. Parmi les cas qui n'étaient pas en rémission à la sortie de la clinique de Wagner-Jauregg, l'un s'est finalement amélioré au point d'être considéré comme en rémission. Avec le recul de deux ans, les résultats de la malaria ne sont pas aussi spectaculaires qu'en 1918. De plus, le fait que les patients aient reçu un traitement associé avec du Néosalvarsan[a] obscurcit le rôle propre de la malaria, même si l'efficacité des traitements antisyphilitiques en IV dans la PG était jugée douteuse[b]. Enfin, il n'est pas précisé si le décès du patient a été attribué au traitement expérimental ou à une autre cause.

Dans la littérature médicale francophone, les premières mentions de la malariathérapie apparaissent en octobre 1920, lorsque Philippe Pagniez en informe les lecteurs de la *Presse médicale*, suivi par Eugène Minkowski[c] en janvier 1921 [250] qui reprend l'article de Gerstmann :

> Les expériences de M. Gerstmann concernent vingt-cinq cas nouveaux. Le traitement consiste en huit à douze accès de fièvre tierce, inoculée au paralytique général. Les résultats suivants furent obtenus : dans deux cas, aucune amélioration ; dans deux autres cas, interruption rapide du traitement en raison du mauvais état général des malades ; dans deux cas, interruption du traitement après quelques accès seulement, en raison d'une aggravation rapide de l'état ; les deux malades moururent quelque temps après ; un septième malade succomba une fois le traitement terminé à la paralysie générale, très avancée déjà. (N'y aurait-il pas lieu, en présence de ces cas, de discuter tout au moins les dangers de la méthode ?) Une amélioration fut constatée dans dix-huit cas ; ceux-ci se répartissent comme suit : 1° dans sept cas, rémission complète, c'est-à-dire, sans déficit intellectuel et avec entière aptitude professionnelle, 2° onze[d] cas de rémission incomplète, dont : a) six avec déficit intellectuel peu avancé ; b) cinq avec déficit plus considérable et plus apparent, mais compatible avec la vie en dehors de l'asile. Conformément à ce qui a été constaté antérieurement par M. Wagner-Jauregg, l'amélioration ne se produit pas toujours immédiatement après le traitement ; elle peut apparaître ou réaliser de nouveaux progrès quelque temps après la fin de celui-ci.

Minkowski fait preuve de prudence, à juste titre, car la malariathérapie est bien une maladie supplémentaire. Pour la qualifier de curative, il faudrait être sûr de son efficacité dans la PG. Minkowski relève d'ailleurs l'absence de parallélisme entre l'amélioration clinique et les modifications biologiques : le test de Wassermann dans le LCR n'a été normalisé que chez deux des malades de Gerstmann. Or, la

---

[a] Cinq patients ont également reçu trois injections de vaccin antistaphylococcique.
[b] Ce qui n'empêchait pas de très nombreux auteurs d'utiliser cette classe de produits.
[c] Célèbre pour ses travaux de phénoménologie sur le temps vécu.
[d] Une erreur s'est glissée dans l'article original, qui parle de deux cas de rémission incomplète.

persistance d'une réaction positive hypothèque l'avenir, car il n'est pas exclu que le tréponème persiste dans le cerveau.

En 1920, la malariathérapie diffuse en Allemagne, l'année suivante en Hollande et Amérique du sud pour atteindre Grande-Bretagne, Italie et Tchécoslovaquie en 1922, selon Magda Whitrow [251]. En Angleterre, on peut lire un entrefilet d'E.W. Scripture dans le *British medical journal*, puis un article de Templeton dans le même journal [252]. Tous les patients ayant été inoculés avec la malaria ont été ensuite traités avec de la quinine puis du Néosalvarsan intraveineux. Les rémissions ne sont pas immédiates et plusieurs semaines ou mois sont parfois nécessaires pour les observer. Templeton rapporte que, sur les 350 cas compilés par Gerstmann en février 1923[a] [253], il y a eu 112 rémissions complètes (32 %), ce qui serait intéressant pour une maladie considérée comme toujours mortelle. Toutefois des rémissions spontanées de la PG avaient été décrites depuis des décennies. Les critères de rémission englobent de plus en plus la normalisation du test de Wassermann dans le LCR, qui peut prendre plusieurs mois. Gerstmann note même que ces normalisations nécessitent parfois quelques années.

Sur le continent américain, Honorio Delgado, exerçant à Lima au Pérou, est l'un des premiers à utiliser la malariathérapie en 1922. Il avait déjà été pionnier dans l'introduction du Nucl pour les états d'agitation en 1917, selon Alarcon [254]. Il connaitra la célébrité après avoir écrit le premier livre en espagnol sur la psychanalyse. Son expérience de la malariathérapie se déroule à l'asile « colonial » Larco Herrera, à Magdalena del Mar. Delgado s'appuie sur les résultats de Mühlens, Weygandt et Kirschbaum publiés en 1920. Ceux-ci ont rapporté 30 évolutions positives sur 38 patients, obtenues soit avec la malaria classique (*Plasmodium vivax*) soit avec une malaria tropicale (*Plasmodium ovale* ou *malariae* ?) soit avec une fièvre récurrente (*Borreliae*). Sur les 30 cas améliorés, les auteurs allemands ne donnaient de détails que pour 21 patients, la durée d'observation des neuf autres étant jugée insuffisante. Parmi ces 21, six souffraient d'une PG avancée au début du traitement, les 15 autres étant des cas plus récents. Quatre patients sur 21 sont morts de « causes extérieures à l'infection provoquée » et douze considérés en rémission (32 % des 38 malades inclus au départ).

---

[a] Les résultats ont déjà été présentés en 1922 et l'article n'en fait qu'une mise à jour.

Delgado pense que le facteur thérapeutique de la malariathérapie est la fièvre, d'après les travaux de R. Weichbrodt et F. Jahnel en 1919. Après avoir exposé des lapins infectés par le tréponème[a] à une chaleur intense, ceux-ci avaient observé la mort de la bactérie [255].

Delgado (Figure 17) procède à l'impaludation de cinq malades avec PG. Un patient ayant été contaminé accidentellement par la malaria est la source du *Plasmodium* pour les autres malades. Sur les cinq cas, deux sont en rémission quelques mois après le traitement, dont un chez lequel le test de Wassermann du LCR s'est normalisé. En revanche le cas N° 3, un homme de 41 ans, traité depuis le 11 mai 1920, décède le 12 juillet. Il était très affaibli au départ, entré à l'asile après avoir présenté un AVC, quasiment dans le coma, couvert d'ecchymoses et d'escarres. Un état d'anémie et une large escarre apparaissent vers la fin de sa vie. Delgado évoque l'hypothèse que le traitement a pu hâter sa mort[b]. Il avait pris la précaution d'informer la famille avant l'expérimentation du caractère désespéré de l'état de leur proche et obtenu leur accord préalable.

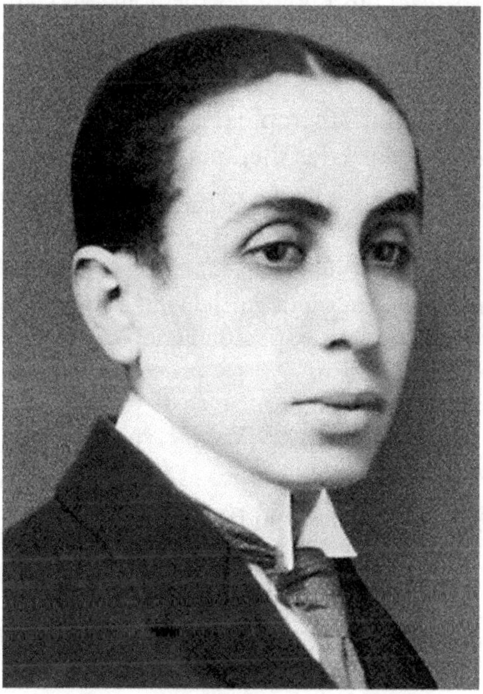

Figure 17 : Honorio Delgado en 1920
Image du domaine public
Source Wikipedia.
https://es.wikipedia.org/wiki/Honorio_Delgado_Espinoza

En France, les premières impaludations à objectif thérapeutique sont signalées en 1924. Au *Congrès des aliénistes et neurologistes de langue française* de 1925 à Paris, Auguste Marie et V. Kohen présentent *La malaria et la récurrentothérapie dans la paralysie générale*. Ils évoquent en premier lieu leur usage des

[a] Présentant une syphilis primaire (chancre).

[b] L'anémie peut éventuellement être imputée à une hémolyse secondaire à la quinine.

pyrétothérapies « protéiniques » classiques, notamment le Nucl, qui n'est pas une protéine, et la tuberculine, en association avec un antisyphilitique, le bismuth [256] :

> Nous-mêmes avons employé chez une centaine de PG les injections de tuberculine (de 0,0005 à 3 grammes), de nucléinate (de 0,25 à 4 gr.)[a] ou de lait stérilisé (de 2 à 40 cc.) par série de 20 alternées avec des piqûres de bismuth[b] [...] ces améliorations [...] sont accompagnées d'une atténuation parallèle de toutes les réactions humorales (benjoin colloïdal, lymphocytose et albuminose rachidiennes, réactions de [...] Wassermann).

Ensuite, la décision de passer à la malariathérapie repose sur une part de hasard et sur une insatisfaction à l'égard des thérapeutiques citées :

> Devant l'impossibilité matérielle de nous procurer les grandes quantités de tuberculine que nécessite le traitement de nos nombreux PG de l'Asile Sainte-Anne, qui, par ailleurs, étant trop avancés, réagissaient rarement aux injections de lait ou de nucléinate, nous avons remplacé dans la plupart des cas ces produits par l'inoculation malarique. Notre premier PG a été inoculé le 1er août 1924 à Bruxelles, dans le Service du Professeur A. Ley, à l'hôpital Saint-Jean, avec du plasmodium vivax provenant du Service du Professeur Pilcz, de Vienne, après passage par celui du Professeur Bouman, d'Amsterdam.

Par la suite, c'est le professeur Henri Claude qui facilitera la malariathérapie dans son service à Sainte-Anne.

L'âge d'or des pyrétothérapies : Le nucléinate bousculé

La tuberculine

Un retour temporaire avant la WW1 s'impose. La tuberculinothérapie, lancée par Wagner-Jauregg puis Boeck, est une méthode très utilisée dans les psychoses[c], du moins en Europe centrale. C'est au tournant du siècle que Wagner-Jauregg a remarqué un effet spécifique intéressant dans la PG. Entre 1900 et 1901 il traite 66 patients PG[d] avec de la tuberculine et les compare à 66 témoins.

---

[a] Ces chiffres globaux ne nous donnent pas la proportion de patients traités par Nucl.
[b] Le bismuth a été proposé comme antisyphilitique en 1921 par Sazerac et Levaditi.
[c] Voir *supra*, p. 135, 167, 171.
[d] Initialement 69 malades, dont il n'a pu suivre que 66 jusqu'au bout.

Les résultats, publiés en 1905 par Pilcz (Figure 18) montrent, qu'après trois ans de recul, huit patients traités par la tuberculine (12,1 %) ont survécu, *versus* cinq parmi les non traités (7,6 %) [195]. La différence est faible mais encourageante[a]. En 1907, Pilcz conclut un article en énonçant « qu'on est loin de pouvoir compter avec certitude sur des rémissions étendues à la suite d'un traitement tuberculinique. De trop nombreux cas ne montrent aucune influence bénéfique » [257]. On imagine la déception derrière ce constat lucide.

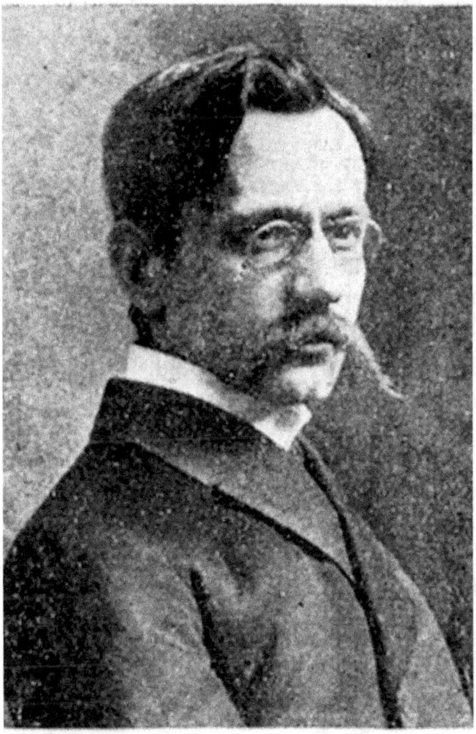

Figure 18 : Alexander Pilcz
Licence Creative Commons
Image du domaine public
Source : Wikimedia

L'école viennoise cherche donc d'autres solutions. On utilise depuis longtemps l'iode et le Hg, éléments chimiques simples mais toxiques pour traiter la syphilis. En les employant dans la PG, Wagner-Jauregg observe des améliorations lui suggérant que ces produits permettraient de dépasser les limites de la tuberculine. Il fait déjà le lien causal entre syphilis et PG, qui n'est pas encore formellement prouvé.

On a vu que Wagner-Jauregg avait présenté les résultats de ce nouveau protocole en 1909 au congrès de Budapest[b] : tuberculine en SC associée à un traitement antisyphilitique (Hg ou iode) chez des patients au stade précoce de la PG [258]. Un entrefilet de *l'Encéphale* de 1910 (p. 470) mentionne, lors d'une séance de la *Société de psychiatrie*, la réception d'un mémoire de Pilcz sur le *Traitement des paralytiques par la tuberculine*. L'intérêt pour les travaux des viennois

[a] On n'emploie pas encore de tests statistiques à cette époque.
[b] Voir *supra*, p. 171.

a été probablement stimulé par les meilleurs résultats observés avec ce nouveau protocole tuberculine-antitréponémique : 25 % de rémissions annoncées dans un article publié en 1911, hélas introuvable. En 1913, A. Pélissier commente dans *l'Encéphale* un article de l'italien De Paoli sur l'utilisation de la « cure de Pilcz-Wagner » (p. 96). La même année, cette revue publie un bref compte-rendu d'une intervention de Pilcz sur la tuberculinothérapie dans la PG lors du *Congrès international de neurologie et psychiatrie à* Gand (p 387-388). Dans *l'Encéphal*e de 1914, à l'occasion de la recension de la 8e édition du *Manuel de psychiatrie* de Kraepelin, nous apprenons que celui-ci n'est pas très favorable à l'égard de la tuberculinothérapie ou de la nucléinothérapie (p. 277-283). En France, l'introduction de la tuberculinothérapie se fait avant-guerre à l'initiative du psychiatre bordelais Anglade. Elle est décrite dans la thèse de son interne M. Boulos, soutenue en 1918 [259].

Revenons à l'entre-deux-guerres, plus précisément au *Congrès des aliénistes et neurologistes de langue française* de Bruxelles en 1924. Lors de la discussion de la présentation du belge Auguste Ley sur la malariathérapie, deux médecins bordelais, Molin de Teyssieu et Anglade s'expriment sur la tuberculinothérapie [260]. Le premier déclare avoir employé largement cette méthode dans la PG, sans adjonction d'un antitréponémique quelconque. Son impression est favorable à condition que la fièvre provoquée soit élevée, mais il reconnait ne pas avoir observé de guérison véritable. Anglade est un peu plus pessimiste :

> … je dois dire que je n'ai pas obtenu […] la stérilisation du liquide céphalo-rachidien ni même la disparition dans ce liquide de l'albuminose et de la lymphocytose. J'ai, non pas abandonné, mais perdu une partie de ma confiance dans le traitement par la tuberculine, à cause des soucis qu'il m'a occasionnés. Les malades que je savais non guéris me demandaient de reprendre leur situation sociale et conjugale et je n'ai jamais cru pouvoir les déclarer guéris.

L'année suivante, au même congrès, à Paris, Auguste Marie et V. Kohen présentent *La malaria et la récurrentothérapie dans la paralysie générale* [256]. S'ils voient d'un bon œil la malariathérapie, ils estiment qu'il faut :

> … essayer d'abord les pyrétogènes les plus bénins comme le lait stérilisé ou le nucléinate ; si le malade ne réagit pas et s'il n'a pas de tuberculose avérée, ce qui est très rare chez les PG, on peut essayer les injections de tuberculine à doses progressivement croissantes (en commençant par un demi-milligramme) alternées avec le bismuth.

La tuberculine continuera d'être utilisée dans l'entre-deux-guerres comme alternative à la malarisation, par exemple en l'absence de donneur de *Plasmodium*. En 1926, Pascal et Davesne en ont une expérience limitée à seulement sept malades [21].

Ailleurs dans le monde on a déjà exploré d'autres thérapeutiques, les vaccins, esquissés plus haut[a], dont on n'attend pas un effet immunologique spécifique, mais plutôt une réaction inflammatoire non spécifique, avec fièvre.

Vaccinothérapies non spécifiques

Vers 1910, un peu déçu par la tuberculine dans la PG, Wagner-Jauregg avait commencé à employer des vaccins antistaphylocoques à base de cultures de bactéries tuées, en IV. Il avait observé des rémissions nettes chez 20 patients sur 33 (61 %) mais seulement cinq avaient pu reprendre leur travail et quinze avaient rechuté [261]. Autour de 1914, il teste le vaccin antityphoïdique d'Alexandre Besredka[b] [262], constitué de bactéries vivantes atténuées. En 1925, Gerstmann déclarera que ce vaccin a longtemps été utilisé à Vienne, parfois en association avec la pilocarpine comme agent leucogène[c], ou avec un antisyphilitique tel le Hg ou le Néosalvarsan [211]. Il le trouve remarquablement efficace :

> Le vaccin contre la typhoïde s'est avéré un agent fébrile très efficace [...] employé en particulier dans les cas où la tuberculine ne peut pas être utilisée pour des raisons externes [...] Le nombre, l'étendue et la durée des rémissions ont considérablement augmenté après l'introduction des vaccins polyvalents antityphoïde dans le traitement de la paralysie.

Après la WW1, on emploie également un vaccin anticolibacille. En 1926, Pascal et Davesne mentionnent le vaccin du docteur Delbet, ou Propidon (ou stock-vaccin) constitué de staphylocoques, streptocoques et bacilles pyocyaniques tués, qu'ils n'emploient que dans des indications restreintes [21]. En 1927, arrive le vaccin antichancrelleux[d], commercialisé par le laboratoire Poulenc sous le nom de Dmelcos. Il est proposé comme pyrétothérapie dans la PG, par voie IV, par Sicard

---

[a] Voir *supra*, p. 18, 128, 213.
[b] Successeur de Metchnikoff à l'institut Pasteur.
[c] Croisée déjà à plusieurs reprises (voir *supra*, p. 148, 150, 151, 153)
[d] Destiné à prévenir une maladie vénérienne plus bénigne que la syphilis, le chancre mou, dû au bacille de Ducrey.

et coll. [263]. De nombreux investigateurs recherchent alors une alternative à la malariathérapie afin ne pas rajouter une maladie à la PG. L'une des opinions dominantes de l'époque est que le protozoaire de la malaria ne joue pas un rôle spécifique et que la fièvre suffit. Dans l'article de Sicard et coll., le mot « choc » apparait dans les locutions « choc thermique », « choc humoral », « choc pyrétique ». La promesse du Dmelcos en IV est de produire des hyperthermies de façon régulière sans que la répétition des injections n'entraine d'atténuation de la fièvre ni de sensibilisation anaphylactique d'où le terme de « pyrétothérapie réglée ». Selon les auteurs ce sont les protéines bactériennes qui déclenchent l'hyperthermie. Le Dmelcos n'entraine pas de chute tensionnelle majeure, donc pas de *shock* cardiovasculaire Malgré l'association à des produits arsénicaux, ce vaccin non spécifique ne semble pas permettre la normalisation du Wassermann dans le LCR.

La transition par le modèle anaphylactique : peptones, protéines, injections de lait

Déjà pendant la WW1, nous l'avons vu avec Konteschweller[a], les protéinothérapies ont commencé à « phagocyter » une bonne partie des substances pyrétothérapiques et entrainé une véritable *hype* en se rapprochant du modèle anaphylactique.

Après-guerre, des protéines non spécifiques hétérogènes, c'est-à-dire provenant d'autres espèces que l'homme, comme les peptones ou le lait en injection, sont proposées par des psychiatres, en s'inspirant de leur usage en médecine[b]. Les protéines étant omniprésentes dans les extraits du vivant (tuberculine, vaccins, antisérums, nucléine), la protéinothérapie est un modèle à tendance englobante. Ici on parlera surtout des peptones, anciennement nommées albumoses, issues de l'hydrolyse de protéines alimentaires. Leur composition varie selon les aliments d'origine. L'un des produits commerciaux les plus célèbres, existant depuis la fin du XIX[e] siècle, la peptone de Witte, est obtenue à partir de fibrine[c].

---

[a] Voir *supra*, p. 197. Konteschweller ne mentionne toutefois pas l'emploi du choc peptonique et reste prudent sur l'anaphylaxie.

[b] Des travaux pionniers ont été menés dès la fin du XIX[e] siècle, pour soigner la typhoïde avec des vaccins spécifiques (1890) ou non spécifiques (1893).

[c] Protéine impliquée dans la formation du caillot lors de la coagulation du sang.

En psychiatrie, les peptones ont été initialement employées dans la renutrition par voie orale ou SC lors des phases de refus alimentaire des malades, comme Régis le décrit en 1906 [68]:

> Les liquides nutritifs, préparés à l'avance et chauffés à la température du corps, doivent être constitués par des mélanges variés de lait, bouillon, œufs, peptones, lécithine, somatose[a], jus et poudres de viande, aliment complet, chocolat, vin, huile de foie de morue, etc., auxquels on ajoute, suivant les cas, des toniques, des ferrugineux...

Des chercheurs avaient très tôt exploré l'effet des peptones par voie IV. Schmidt-Muhlheim en avait décrit les symptômes chez le chien en 1880 : hypotension artérielle, troubles de la vigilance et de la respiration, retard de la coagulation. En 1887, Ott et Colmar avaient observé que les peptones injectées par voie IV entraînaient parfois de la fièvre[b]. Pour autant on semblait plutôt s'intéresser aux modifications sanguines. Des travaux confirmèrent la diminution de la coagulabilité du sang et l'hypotension artérielle. En 1899, l'irlandais Thompson [264] montre que l'effet hypotenseur de la peptone de Witte en IV est dû à une vasodilatation. On parle alors d'intoxication peptonée ou « d'empoisonnement peptoné ».

La découverte de l'anaphylaxie et de la sensibilisation allergique par Richet et Portier en 1902 puis de son remède par Besredka en 1907, la désensibilisation, entrainent un changement de paradigme. La sensibilisation est une réaction immunitaire particulière spécifique d'un antigène (allergène) auquel le sujet a été exposé. Le risque majeur de l'anaphylaxie est le choc (*shock*) dont on décrit actuellement quatre niveaux de gravité[c]. L'hypotension artérielle brusque avec tachycardie réflexe peut évoluer en collapsus cardiovasculaire, avec un risque mortel.

---

[a] Une forme de peptones.

[b] Konteschweller montrera que ces fièvres étaient irrégulières et liées à des contaminations bactériennes.

[c] Le grade I ne comprend que des symptômes cutanéomuqueux ; érythème, urticaire, urticaire géant avec ou sans œdème angioneurotique ; le grade II comprend, en sus, une atteinte modérée d'au moins deux organes, baisse de la pression artérielle, tachycardie, hyperréactivité bronchique (toux, difficulté ventilatoire et à déglutir). Des troubles digestifs (nausées, vomissements, diarrhées) sont possibles ; le grade III est une atteinte multiviscérale sévère menaçant la vie du patient : collapsus, tachycardie ou bradycardie, troubles du rythme cardiaque, bronchospasme ; le grade IV est un arrêt circulatoire et/ou respiratoire.

La similarité de l'intoxication peptonée avec le choc anaphylactique est signalée par de Waele en 1907, puis par Bield et Kraus en 1909. Cette ressemblance était factice, l'anaphylaxie étant un phénomène immunitaire qui n'apparait qu'après exposition préalable à la substance sensibilisante[a]. Dans « l'empoisonnement peptoné » en revanche, la vasodilatation et la chute de pression artérielle peuvent survenir dès la première injection. L'analogie est donc trompeuse et on s'y laisse prendre : l'autrichien Moritz Loewit observe du bronchospasme, un symptôme plutôt typique de l'anaphylaxie, dans l'intoxication peptonique et emploie pour la première fois le terme de *peptonshock* en 1911 [265]. En revanche, il ne signale pas de fièvre.

Il est assez étonnant qu'au vu de ces risques, des investigateurs se soient lancés sur la piste de la peptone injectable. On a commencé de les employer de façon importante durant la WW1, à titre anti-infectieux : le premier fut Hermann Lüdke en 1915. On connait déjà les effets de vaccins antityphoïdiques et anticolibacilles en IV dans la fièvre typhoïde : élévation thermique initiale suivie d'une décroissance brusque de la température (frissons) souvent associée à une guérison de la typhoïde. Lüdke s'aperçoit que des protéines non bactériennes, les deutéroalbumoses, produisent cette baisse de température (défervescence), sur laquelle il se focalise car ses patients avaient presque tous 39 °C avant traitement. À ce stade, l'auteur ne se laisse pas prendre à la fausse analogie avec l'anaphylaxie [266] :

> La chute brutale de température après l'injection intraveineuse pourrait laisser supposer qu'il s'agit d'une chute de température anaphylactique. Les expériences sur les animaux m'ont appris que cette interprétation était fausse. On sait aussi que l'anaphylaxie bactérienne est aussi spécifique que l'hypersensibilité sérique. Les vrais processus anaphylactiques ne devraient donc pas jouer ici un rôle.

En 1915, Holler essaye les peptones dans la rougeole et la scarlatine. D'autres s'intéressent au traitement de rhumatismes. En 1917, le belge Pierre Nolf teste les peptones dans les septicémies chirurgicales. Deux ans plus tard, lors d'une conférence à la faculté de médecine de Paris, il relate son expérience des peptones injectables dans les pathologies infectieuses fébriles. Il précise que le refroidissement corporel peptonique succède à une hyperthermie immédiate, qui est le

[a] Il existe des chocs anaphylactoïdes, sans exposition préalable, ne reposant pas sur les immunoglobulines de type E impliquées dans le choc anaphylactique.

phénomène premier [267][a]. Il a fréquemment observé de l'hypotension avec tachycardie, nausées, vomissements, accélération de la respiration. Ces symptômes sont également présents dans le choc anaphylactique[b], mais il recommande de ne pas aller jusqu'au stade du choc lors de l'utilisation thérapeutique des peptones injectables :

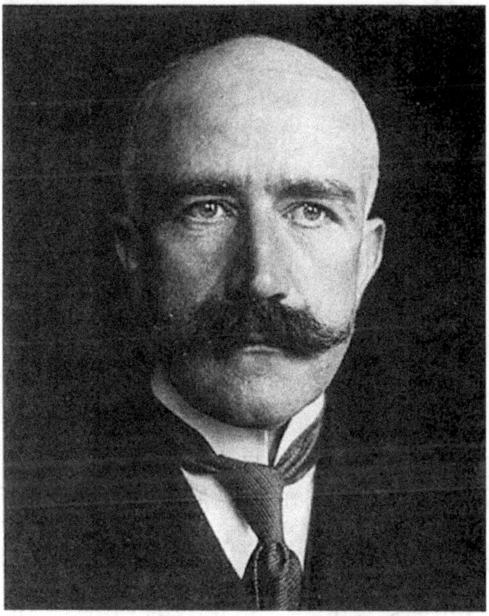

Figure 19 : Pierre Nolf
Licence Creative Commons
Image du domaine public
Source Wikipedia

> Il convient de faire ici une distinction nette entre ce que j'ai appelé l'effet de peptone au cours de cette leçon et le *shock* peptonique. Le *shock* est le résultat de l'introduction rapide dans le torrent circulatoire d'une dose trop élevée de peptone. Dans ses formes intenses, c'est une réaction désagréable, brutale, malfaisante qu'il faut éviter. L'effet de peptone, tel que je viens de l'exposer, s'obtient par [...] une quantité de peptone inférieure à celle qui produit le shock.

Nolf (Figure 19) ne semble pas avoir eu connaissance des contaminations des peptones du commerce observées par Konteschweller mais il est conscient que la variabilité de l'effet pourrait être liée à des dégradations du produit ; il envisage plutôt des processus de putréfaction mais n'insiste pas sur les bactéries qui en seraient la cause.

Il y a donc eu un glissement sémantique du choc peptonique vers le choc anaphylactique, popularisé en 1920 par les travaux des infectiologues Fernand Widal, Pierre Abrami et Etienne Brissaud [268]. Ceux-ci accordent une grande importance aux phénomènes cliniques et

---

[a] Il y a donc une différence nette entre l'hypothermie brève du choc anaphylactique et la défervescence consécutive à l'hyperthermie causée par les peptones IV.
[b] Cependant dans le choc anaphylactique, on observe aussi de l'urticaire, des œdèmes, du bronchospasme qui ne font pas partie des symptômes observés après injection de peptones.

biologiques sanguins de l'anaphylaxie, qu'ils nomment « choc hémoclasique », précédant selon eux les symptômes du choc proprement dit[a]. Au sens étroit, l'hémoclasie est l'équivalent de l'hémolyse, une destruction de globules rouges, qu'on ne voit pas dans le choc anaphylactique, mais dans l'hémoglobinurie paroxystique *a frigore*[b] qu'ils étudiaient également.

Le sens que Widal et coll. donnent à la « crise hémoclasique » est celui d'un « déséquilibre des constituants du sang », regroupant : hypotension artérielle, trouble de la coagulation, leucopénie, inversion de la formule leucocytaire, baisse du nombre de plaquettes[c]. Pour eux, les symptômes survenant après l'injection de peptones ne relèveraient pas d'une toxicité chimique mais plutôt d'un effet physique : une rupture d'équilibre dans « l'état physique des colloïdes du plasma sanguin ». L'état colloïdal se rapporte ici au fait que les protéines sanguines sont plus ou moins solubles et en suspension dans le plasma. Besredka avait énoncé en 1907 que « les phénomènes d'anaphylaxie et d'antianaphylaxie[d] se réduisent aux actions de précipitation et d'adsorption qui régissent les rapports des colloïdes entre eux ».

C'est Pierre Nolf, semble-t-il, qui propose en 1909 d'effectuer des injections répétées de petites doses de peptones, d'abord dans des maladies hémorragiques (l'hémophilie) puis dans l'hémoglobinurie paroxystique *a frigore*. De faibles chocs anaphylactiques ou peptoniques exerceraient un effet de désensibilisation à l'égard d'un éventuel choc anaphylactique ultérieur[e], à condition de maitriser les doses. C'est ce que déclarent Widal et coll. en 1921 [269] :

> Dans les états qui relèvent de la colloïdoclasie[f], lorsqu'on se propose soit de prévenir un choc imminent, soit même, quand il s'agit d'un état anaphylactique, de désensibiliser l'organisme, la protéinothérapie est tout aussi inoffensive et souvent encore plus simple dans son application.

---

[a] Hypotension artérielle avec tachycardie, symptômes du spasme bronchique.

[b] Rare maladie auto-immune où une hémolyse se produit après exposition au froid.

[c] Ainsi que l'aspect rutilant du sang veineux et une variation brusque de l'indice réfractométrique du sérum.

[d] Désensibilisation.

[e] Se dessine ici une analogie possible entre désensibilisation et vaccination.

[f] Signifiant une rupture d'équilibre dans l'état physique des protéines plasmatiques.

Dans ce passage, Widal et coll. parlent sans doute de peptones par voie orale. L'expérience n'est pas très concluante. Les auteurs reconnaissent que ces « désensibilisations non spécifiques » de patients allergiques par des petites doses répétées de peptones[a] sont peu encourageantes :

> Toutefois, à côté des succès ainsi obtenus, la méthode présente des incertitudes qu'il est indispensable de connaître. D'une part les résultats thérapeutiques du choc sont impossibles à prévoir : tel malade guérit, alors que chez tel autre un choc pourtant identique reste sans effet ou ne produit qu'un succès incertain. D'autre part, le médecin n'est pas maître des réactions de choc qu'il provoque : celles-ci peuvent revêtir parfois une violence impressionnante.

Les moyens de désensibilisation non spécifique ne se limitent pas aux peptones et englobent les vaccins non spécifiques, le propre sang (autohémothérapie) ou sérum du patient (autosérothérapie), voire une simple solution de sérum physiologique.

La notion de choc peptonique et l'analogie avec l'anaphylaxie ne font pas l'unanimité. L'anglais Gow fait observer en 1920 [270] que l'injection IV de peptones ne produit pas de choc (ou *shock*) dans la définition chirurgicale classique :

> Le stade de "shock" se caractérise principalement par une température inférieure à la normale, une fréquence de pouls élevée et une pression artérielle abaissée. À cela succède la "réaction", qui consiste en un retour de la température à la normale et une chute de la fréquence cardiaque. La réaction [à l'injection de peptone] ne rentre pas non plus dans le cadre du soi-disant "choc anaphylactique", qui est provoqué dans le corps de l'animal par la réinjection d'une protéine étrangère après l'écoulement d'un certain laps de temps. Après l'injection initiale ou de sensibilisation, l'animal peut devenir "hypersensible" à la protéine spécifique, de sorte qu'il réagit d'une manière particulière à une seconde dose [...]. Une telle réaction peut parfois ressembler à celle du "choc protéique" par certains traits importants, mais en diffère par d'autres aspects essentiels.

---

[a] Une désensibilisation s'effectue avec la protéine allergisante, à doses faibles, qu'on augmente petit à petit.

Les réactions biologiques secondaires à l'injection de fragments de protéines non spécifiques ressemblent donc partiellement à ceux du choc anaphylactique mais en diffèrent[a].

C'est surtout dans le traitement de l'infection que les peptones et protéines tendent à s'imposer. Ne disposant d'aucun agent anti-infectieux à usage interne, des médecins traiteront des infections graves, parfois au prix d'un risque important, avec des méthodes de « choc » insuffisamment testées et dont la physiopathologie est obscure :

> …d'autres, comme Boidin[b], Bertheaux[c] et Beyrand, obtenaient la guérison d'une septicémie indéterminée par la production d'un choc dramatique, à la suite de l'injection intraveineuse de sang humain total [269].

Les travaux sur les peptones, les protéines microbiennes, les sérums antibactériens, s'enchaînent. Pourtant, leur effet anti-infectieux n'est pas réellement prouvé et leur mécanisme d'action insuffisamment étayé. La séquence hyperthermie-hypothermie est due aux contaminants bactériens des peptones injectables, mais on ne le sait pas encore. Le lait stérilisé en injection, comportant une importante fraction protéinique, est inclus dans les protéinothérapies.

La première application des peptones injectables en psychiatrie est en réalité assez ancienne et remonte à 1895 à l'initiative de Max Matthes, exerçant à Iéna [271]. Après des essais chez l'animal, il expérimente sur lui-même ainsi que sur son assistant (M. Boden). Tous deux s'injectent une faible dose de deutéroalbumose en SC :

> Une demi-heure après l'injection, nous avons tous les deux eu le visage rouge et un léger malaise, surtout une sensation de vertige, qui est passée rapidement. Vers le soir, environ 8 heures après l'injection, les bras ont commencé à faire mal, et une rougeur et un gonflement graves de type érysipèle se sont développés, qui se sont étendus à tout l'avant-bras et étaient un peu plus intenses dans mon cas que dans celui de M. Boden. Les cordons lymphatiques de la partie supérieure du bras étaient nettement rougis, […]. Sinon, notre état général était complètement

[a] Pour le choc anaphylactique, c'est un mécanisme immunitaire, la chute de pression artérielle étant dû à une libération importante d'histamine, libérée par les mastocytes (cellules dérivant des granulocytes basophiles).

[b] Louis Boidin.

[c] Berthaux.

> intact, [...]. M. Boden n'a jamais eu plus de 37,2 °C, moi-même j'ai eu une fois 37,8 °C le soir. Le lendemain, la rougeur et l'enflure augmentèrent, mais il n'y avait pas de fièvre du tout, et l'état général était excellent. Au cours des jours suivants, les parties précédemment rougies virent légèrement au bleu-vert, comme décolorées par le pigment sanguin qui s'était échappé et était en train d'être absorbé[a].

Il décide de tester des doses un peu plus élevées chez des patients chroniques dont deux considérés comme hystériques. La deutéroalbumose provoque une fièvre comme la tuberculine, laquelle coûte cher et se conserve mal. Matthes suggère de la remplacer par des peptones. Otto Binswanger, neuropsychiatre dans la même ville, aurait utilisé des peptones dans la PG[b] en 1897, d'après Friedländer[c] [272]. Wagner-Jauregg n'aborde les peptones qu'en 1918[d], dans sa typologie des pyrétothérapies, distinguant les méthodes chimiques (Nucl, peptones, lait) de celles provenant de micro-organismes (tuberculine, vaccins) [245].

C'est après-guerre que le « choc peptonique » gagnera en popularité dans le corps médical, avant que la psychiatrie ne l'adopte vraiment. En 1922, dans leur livre *Protein therapy and non specific resistance*, Petersen et Miller n'accordent pas une grande place à la psychiatrie qu'ils citent pour la PG, essentiellement à propos de la tuberculine, des vaccins et de la nucléine [273]. Laignel-Lavastine présente l'emploi du choc peptonique chez des patients mélancoliques dans *l'Encéphale* de 1923 (p 60). En 1926, Pascal et Davesne, reprenant leur expérience des peptones chez 24 malades, mentionnent des résultats moyens [21]. Ils considèrent les colloïdes métalliques comme des protéines, en raison des adjuvants protéiniques présents dans les spécialités commercialisées. L'un des auteurs en avait eu une petite expérience lors de la grippe « espagnole » fin 1918 et aurait observé des améliorations chez des patients souffrant de confusions mentales post-infectieuses. Il est difficile d'évaluer à quel point les psychiatres français se sont

---

[a] Lors de cette réaction locale, une vasodilatation intense a sans doute favorisé une extravasation de globules rouges, d'où cette évolution ressemblant à celle d'une ecchymose.

[b] Et aussi des vaccins anticolibacillaires, comme nous l'avons déjà vu plus haut.

[c] Voir *supra*, p. 135, 197. O. Binswanger est célèbre pour avoir soigné Nietzsche.

[d] En revanche, dès 1895, son assistant Boeck mettait l'accent sur le fait que la tuberculine était une protéine.

emparés des protéinothérapies tant les méthodes étaient diverses et leur regroupement fluctuant.

Des abcès de fixation à l'idée des « traitements de choc » en psychiatrie, en passant par l'anaphylaxie

Après 1920, Constance Pascal, alors psychiatre à l'asile de Prémontré, et son interne Fernand Laurent décident d'appliquer largement la méthode des abcès de fixation, dont ils donnent un premier compte-rendu en 1922 [274]. Cette thérapie, peu utilisée en psychiatrie en France avant la WW1, a un assez long historique en médecine. Elle a été employée lors des pandémies de grippe « espagnole » [139] et d'encéphalite léthargique. Selon Pascal et Laurent, ce serait Henry Roziès qui en avait relancé l'emploi après-guerre. L'article qu'on lui attribue[a] évoque l'objectif de profiter « des actions diastasiques[b] leucocytaires » [275]. Parmi ces enzymes nous retrouvons les oxydases auxquelles s'était intéressé Lépine. Selon Pascal et Laurent, Roziès aurait observé de bons résultats des abcès de fixation dans les confusions mentales et les « psychoses toxi-infectieuses ».

Toutefois, à Prémontré, cette pratique se révèle décevante : « En l'état actuel de notre expérimentation, nous n'avons enregistré aucun cas de guérison net, mais il nous a été permis de constater des faits d'une importance capitale ». Un peu plus loin, le bilan semble moins négatif :

> Dans les maladies mentales où nous l'avons expérimentée [la technique de l'abcès de fixation] son effet s'est borné à la neutralisation des troubles surajoutés dus à l'excitation et à la dépression [...]. L'abcès de fixation permet d'évaluer la déficience du fond mental et de nous donner la mesure du niveau mental réel. [...] Il constitue un traitement excellent de l'excitation maniaque, quelle que soit la cause. Son action sur les troubles mentaux est de courte durée et rapide, mais il est préférable à la camisole de force et à l'hyoscine, etc. [...] L'abcès de fixation réalise un excellent procédé de modification de la nutrition générale. Chez les malades les plus cachectiques, il se produit une véritable régénération organique. Chez la malade N.., l'effet biologique a été excellent ; les escarres se sont cicatrisées ; les troubles de la circulation se sont modifiés ; l'assimilation est devenue meilleure. Chez

---

[a] En mai 1921, un article des *Annales médico-psychologiques* intitulé *A propos des abcès de fixation* figure sans nom d'auteur. La table des matières indique que l'auteur serait Dezwarte, et non pas Roziès.
[b] Enzymatiques.

la malade J.., l'effet a été tardif et curatif. Les troubles mentaux ont commencé à s'améliorer à la fin de la résorption de l'abcès ; les modifications organiques ont subi une marche parallèle. Chez d'autres malades déprimés (mélancolie chronique, etc.) l'abcès de fixation a amélioré l'état général sans influencer l'état psychique.

Les auteurs détaillent les mécanismes d'action théoriques des abcès de fixation : après une courte référence hippocratique à la dérivation, ils proposent trois pistes plus scientifiques qui font la part belle aux oxydations et mettent au premier plan l'immunité non spécifique *via* le rôle des granulocytes/polymorphonucléaires :

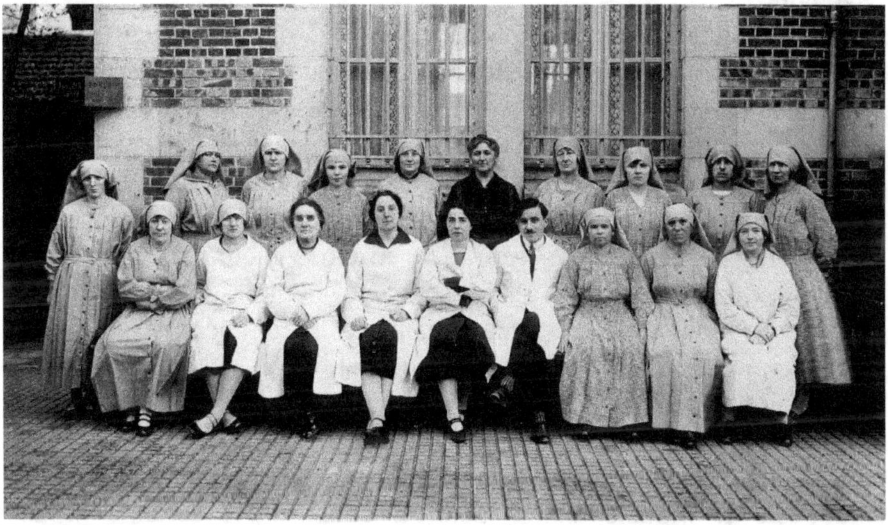

Figure 20 : Personnel médical et infirmier de l'Institut Médico-Pédagogique de Châlons-sur-Marne. Au premier rang, cinquième en partant de la gauche, Constance Pascal et, à ses côtés, Jean Davesne. Source et autorisation : Margaret Pascal Rees.

Son mode d'action est quadruple : 1° procédé de dérivation chimique ; 2° production de diastases leucocytaires et autolyse ; 3° oxydation directe des microbes et de leurs toxines, par l'ozone du térébenthène ; 4° oxydation indirecte par l'oxydase contenue dans les leucocytes.

En 1926, Pascal et Davesne (au premier rang au centre de la Figure 20) donnent les résultats de 257 abcès de fixation [276]. Le nombre de patients n'est pas indiqué car deux techniques différentes ont été employées : l'abcès unique à forte dose et les petits abcès répétés. On note en général de la fièvre[a], une hypotension artérielle, une leucocytose. Fièvre et leucocytose semblent corrélées. Les résultats seraient meilleurs (75 %) avec les abcès ouverts à la peau qu'avec ceux qui ne le sont pas (67 %). Toutefois l'ouverture à la peau est une décision médicale sujette à des variations d'interprétation[b]. L'agitation, les hallucinations seraient influencées favorablement, mais les chiffres ne sont pas interprétables, car ils sont donnés en fonction du nombre d'abcès plutôt que du nombre de patients. Les catégories de troubles comprennent, en sus des troubles psychiatriques, des maladies neurologiques et organiques, ainsi que des simulations de trouble psychique.

En regroupant PG et syphilis cérébrale, dix-neuf abcès ont été pratiqués, dont sept auraient donné des résultats favorables, mais les critères de jugement clinique sont imprécis. Pascal et Davesne estiment que ce sont les états psychiatriques aigus qui pourraient le plus en bénéficier. Ce sont aussi les plus susceptibles d'amélioration spontanée et, sans groupe témoin, il est périlleux d'être affirmatif. La méthodologie comparative, répandue en expérimentation animale au début du XXe siècle, tarde à s'imposer chez l'homme.

Dans un mouvement de dépassement des pyrétothérapies, Pascal et Davesne incluront en 1926 les abcès de fixation et le Nucl au sein des « traitements par les chocs » [21]. La guerre a certes contribué à la popularisation du « choc », avec le *shell shock*, trouble émotionnel consécutif aux bombardements. Toutefois, le « choc peptonique » calqué sur le modèle anaphylactique, connait une certaine mode[c]. Pascal et Davesne s'intéressent notamment à un travail d'Édouard Joltrain de 1917 qui avait noté une analogie entre les signes biologiques du choc émotif et ceux des « crises hémoclasiques » de l'anaphylaxie : des modifications du sang comprenant une leucopénie. *A priori* il y a peu de symptômes communs entre un choc émotionnel et un choc anaphylactique si ce n'est la peur et le mal-être physique. Les symptômes cardiovasculaires sont différents. Dans l'état de stress aigu il y a une tachycardie initiale liée à la sécrétion d'adrénaline[d],

---

[a] Nous avions vu que, 25 ans plus tôt, Catala ne signalait pas toujours la fièvre.

[b] Cela ne confirme en aucune façon la théorie de la dérivation. Plus probablement, l'ouverture à la peau, qui soulage la douleur, diminue aussi le stress des patients.

[c] Voir *supra* p. 215, 217, 219, 221.

[d] Dans le cas du stress aigu, l'adrénaline est une hormone déversée dans le sang par la glande surrénale. Dans le système nerveux sympathique, c'est un neuromédiateur.

l'hormone du stress, et une hausse de pression artérielle. On est donc aux antipodes du choc anaphylactique où la chute de cette pression représente le risque majeur. Certaines émotions peuvent déclencher une bradycardie due à un excès d'acétylcholine[a] libérée par le système parasympathique (nerf vague). Il en résulte une baisse de pression artérielle qui peut déboucher sur une brève perte de connaissance, syncope vagale ou vasovagale. La bradycardie est vite compensée par un réflexe du système nerveux sympathique qui sécrète plus d'adrénaline. Le choc anaphylactique se caractérise de son côté par une brutale vasodilatation causée par l'histamine[b] libérée lors de la dégranulation des mastocytes[c] après une réaction antigènes-anticorps. Il en résulte une hypotension sévère de longue durée avec tachycardie réflexe[d].

Une parenthèse à propos des variations tensionnelles des « chocs » émotionnels s'impose. Au cours de la WW1, des symptômes émotionnels étaient fréquemment associés aux commotions cérébrales dues à l'onde de choc des bombes. De l'hypotension artérielle était souvent observée chez les commotionnés, parfois due à des causes physiques (déshydratation, perte de sang) plutôt que psychologiques. Des réflexes du SNA peuvent déclencher des chutes tensionnelles importantes lors d'émotions intenses, par exemple à la vue du sang ou de blessures, chez des sujets sensibles, mais sur des durées assez brèves[e]. En revanche, c'est de l'hypertension artérielle qui tend à apparaitre à long terme dans l'état de stress post-traumatique, trouble psychiatrique prolongeant le traumatisme initial.

La « crise hémoclasique » comme marqueur biologique (leucopénie et inversion de la formule leucocytaire[f]) et clinique (hypotension artérielle) commun entre choc émotionnel et choc anaphylactique, est donc une fausse piste. La leucopénie est probablement secondaire à la sécrétion d'adrénaline lors du stress occasionné par le choc

---

[a] Dont le précurseur est la choline, déjà vue comme ptomaïne.

[b] L'histamine a déjà été abordée en tant que ptomaïne. Voir *supra*, p. 97, 98.

[c] Cellules immunitaires spécialisées dans l'allergie, issues des granulocytes basophiles.

[d] Par réaction du SNA sympathique, qui agit à l'inverse du système parasympathique.

[e] Syncope (perte de connaissance) dite « vaso-vagale ». La bradycardie vagale (liée à la stimulation parasympathique) est rapidement compensée par un réflexe du système sympathique dont le neuromédiateur est l'adrénaline.

[f] Baisse des polymorphonucléaires et hausse des autres leucocytes.

anaphylactique[a]. L'implication de l'histamine dans l'anaphylaxie ne sera pleinement comprise qu'en 1929 après Sir Henry Dale.

Le modèle anaphylactique ou de sensibilisation qui apparait en psychiatrie dans les années 1920 doit un peu à Jean Lépine. En 1910, dans *Folies périodiques*[b] *et anaphylaxie cérébrale* [277], il s'interrogeait sur les facteurs déclencheurs des épisodes maniaques ou dépressifs :

> Les derniers accidents [maniaques, mélancoliques] sont survenus sans raison, mais les premiers, il y a dix ans, quinze ans, ont été déterminés par des causes tangibles. Plus il y a eu de rechutes, plus elles se sont faites facilement, plus la réceptivité de l'organisme est accrue, plus les périodes intercalaires ont été courtes, et plus l'amélioration qu'elles marquaient a été incomplète. Ainsi, les choses se sont passées comme si la psychose récidivante était un phénomène d'anaphylaxie cérébrale. L'analogie est-elle forcée ? Ne voyons-nous pas avec quelle facilité peuvent survenir des rechutes dans les circonstances les plus aptes à provoquer des réactions biologiques de la nature de l'anaphylaxie, c'est-à-dire dans les psychoses toxiques et infectieuses ?

Lépine a bien noté cette sensibilisation progressive des patients aux événements de vie[c] dans ce qu'on nomme maintenant les troubles bipolaires[d]. Il fait école pendant quelque temps : le professeur Rémond, de Metz, reprend son hypothèse en 1914, dans *De la valeur anaphylactique du syndrome mélancolie*, en l'infléchissant dans un sens impliquant les ovaires et la puberté [278]. En 1916, Lagriffe, médecin-chef de l'asile d'Auxerre, met en garde contre le rapprochement trop rapide de symptômes psychiatriques à l'anaphylaxie et appelle à plus de travaux de laboratoire [279]. Trois ans après, Philippe Pagniez évoque l'anaphylaxie dans l'épilepsie [280]. L'idée d'une importation des mécanismes anaphylactiques en psychiatrie est donc dans l'air. Elle ne va toutefois pas de soi.

Les faits cliniques à l'appui de l'analogie du choc émotif et du choc anaphylactique étaient plutôt maigres, mais Jules Tinel (1879-1952) et Daniel Santenoise (1897-1970) avaient préparé le terrain dès 1922, dans

---

[a] L'adrénaline entraine une baisse du nombre des leucocytes. Dans le stress aigu, c'est une hormone sécrétée dans le sang par la glande surrénale.

[b] Terme de la nomenclature française d'avant 1900, synonyme de PMD.

[c] Les épisodes se déclenchent pour des évènements de vie de plus en plus faible intensité au cours du temps. Kraepelin avait déjà pointé ce fait avant 1900.

[d] Nom qui a remplacé celui de PMD dans les années 1980.

Vago-sympathique et anaphylaxie dans les crises paroxystiques d'anxiété, de manie et d'épilepsie [281][a] : ils avaient relevé une inversion de la formule leucocytaire (baisse des GraN, montée des lymphocytes) considérée comme un marqueur des « crises hémoclasiques », juste au début des crises d'angoisse, de manie ou d'épilepsie[b]. En 1926, dans *Le rôle du choc dans les crises d'excitation, d'anxiété ou de confusion*, les mêmes auteurs proposaient une conception du choc proche de celle de Pascal et Davesne [282]. Ces derniers projettent le modèle anaphylactique et sa crise hémoclasique (réduite à la leucopénie et à l'hypotension) et colloïdoclasique[c] sur les troubles psychiques. Ils créent la notion de « psychocolloïdoclasie » [283] qu'on peut traduire par « conséquences psychiques[d] de la rupture de structure des protéines cérébrales ».

Dans la phrase « les psychoses traumatiques de guerre, émotionnelles, commotionnelles et combinées, sont des syndromes psychocolloïdoclasiques par choc protéinique », le choc protéinique serait lié à des mouvements spontanés des protéines lors de l'émotion. Au niveau cérébral, ce serait le versant biologique des émotions qualifiées de sensibilisatrices. Bien que le concept biologique soit erroné, l'émotion lors d'un traumatisme psychique majeur est bel et bien sensibilisatrice. Les marqueurs périphériques en seraient l'hypotension artérielle et la baisse des GraN, donc ceux de l'hémoclasie mais sans le retard de coagulation. Cela rend de ce fait le terme d'hémoclasie plus (trop ?) inclusif. Reprenons ce que déclaraient Pascal et Davesne à propos de la psychocolloïdoclasie [283] :

> …l'anaphylaxie mentale exige pour se produire une sensibilisation plus générale et plus complète des réactions psychiques et organiques. Son étiologie est complexe : elle englobe la pathologie générale ; elle peut être due à des causes spontanées (fièvre protéinique, traumatisme, etc.), à des chocs provoqués (pénétration d'albumines étrangères etc.) ; elle est surtout due aux chocs émotionnels. On peut poser en principe que sans

---

[a] La thèse de Santenoise a pour titre : *De l'anaphylaxie et du déséquilibre du système organo-végétatif dans la folie intermittente*. Paris, 1922. « Folie intermittente » est également un terme synonyme de PMD utilisé par les français avant 1900.

[b] Sans doute expliquées par le stress et la sécrétion d'adrénaline.

[c] Terme introduit par Widal, Abrami et Brissaud. Voir *supra*, p. 218.

[d] Ou bien par « terrain favorable à ces conséquences plus ou moins troublées, sur le modèle de l'allergie ».

émotion il n'y a pas d'anaphylaxie mentale ; seule l'émotion joue le rôle spécifiquement localisateur dans le psychisme.

L'analogie du choc émotionnel avec le choc protéinique est facilitée par la polysémie du terme « choc » et par le rapprochement avec les travaux de Widal et coll. : « Le choc émotionnel est un choc psychocolloïdoclasique *sine materia* qui doit être rangé à côté des chocs par agents physiques et particulièrement le froid »[a]. Les conditions particulières des traumatismes de guerre ont favorisé cette assimilation du choc émotionnel au choc anaphylactique et au choc protéinique, les facteurs causaux émotionnels et organiques se cumulant, sans compter l'exposition au froid dans les tranchées. Pour Pascal et Davesne, ainsi que pour Tinel et Santenoise, la pratique des [petits] chocs vise une désensibilisation, non spécifique et polyvalente, destinée à prévenir le [grand] choc. Ce point de vue nous conduit donc assez loin de ce que nous considérons actuellement comme des traitements de choc. Le « choc » à l'insuline de Sakel, le « choc » au cardiazol de von Meduna et l'électrochoc (ou sismothérapie) de Cerletti n'entrainaient pas de symptômes « anaphylactiques » (œdème, urticaire, bronchospasme, hypotension artérielle par vasodilatation), ni de troubles de la coagulation, mais plutôt une perte de conscience :

- La cure à l'insuline entrainait une hypoglycémie déclenchant un état de malaise, parfois un coma[b] et un état de choc cardiovasculaire lors d'un surdosage d'insuline ce qui n'était pas si rare ;
- La cure au Cardiazol donnait des symptômes d'angoisse très désagréables suivis d'une perte de connaissance brève due à des convulsions, sans choc cardiovasculaire initial ;
- L'électrochoc[c] causait une perte de connaissance directe et des convulsions, sans état de malaise précurseur et sans choc cardiovasculaire.

Le seul point commun des chocs protéiniques, des pyrétothérapies et des pertes de connaissance provoquées recensées ci-dessus réside dans

[a] L'hémoglobinurie paroxystique *a frigore* étudiée par Widal et coll.

[b] Interrompu par le resucrage, obtenu par perfusion de sucre dans le sang. Cette sortie progressive du coma hypoglycémique et la passivité qui lui était attachée, propice à l'atténuation des mécanismes de résistance, facilitait la psychothérapie.

[c] Pratiqué de nos jours essentiellement dans les dépressions réfractaires et sous anesthésie générale.

l'effet de secousse, de rupture soudaine du cours normal de la vie du patient. On prenait des risques pour sa santé, ou plus précisément on lui faisait courir des risques au nom de sa santé. Les argumentaires des thérapies « de choc » à visée désensibilisatrice des années 1920 et des méthodes de « choc » ultérieures, suspendant la conscience, étaient donc foncièrement différents.

En 1926, Pascal et Davesne ont proposé une typologie des chocs thérapeutiques qui permet de repérer la place relative des pyrétothérapies :

- Le choc émotionnel thérapeutique, qui sort du cadre de cet ouvrage.
- Les chocs protéiniques spontanés, qui sont théoriques.
- Les pyrétothérapies : inoculation de maladies fébriles (malariathérapie), tuberculinothérapie.
- Les chocs par « injection première » (peptonothérapie, choc colloïdal, choc vaccinal, choc par injection de lait ou galactothérapie) regroupent les protéinothérapies[a].
- Les chocs leucogènes, regroupant abcès de fixation et nucléinate de sodium[b]. Ce sont ceux qui nous intéressent. C'est l'une des rares occasions où abcès de fixation et Nucl sont réunis sous l'étiquette leucothérapique qui est du registre immunothérapique non spécifique. Les auteurs évoquent toutefois d'autres mécanismes, comme une hypothétique « saignée leucocytaire » par soustraction de leucocytes chargés de toxines. L'abcès de fixation est inclus dans les chocs du fait de la fièvre provoquée. La phase de suppuration est également considérée comme « une suite de chocs par résorption d'albumines hétérogènes ». Est ensuite abordé le sujet du « choc nucléinique ».
- Les trois dernières modalités, les chocs sériques et sanguins, les chocs glandulaires (opothérapie), et les chocs par agents physiques, radioactifs et chimiques, sont intermédiaires entre les pyrétothérapies et les méthodes de choc ultérieures que nous connaissons mieux. Nous les abordons peu après.

La nucléinothérapie est ici revenue sous sa première bannière leucothérapique en étant qualifiée de thérapie de choc. Cela reste

---

[a] Qui sont aussi pyrogènes, même si c'est de façon irrégulière.

[b] Également pyrogènes.

fluctuant, car on peut noter que, parmi les pyrétothérapies, les auteurs recommandaient simplement la tuberculine et le Nucl[a], qui présentaient l'avantage de l'antériorité. L'impact du livre de Pascal et Davesne est difficile à mesurer, même s'il a obtenu le prix de l'académie de médecine. Il est brièvement mentionné dans le *British medical journal* du 29 janvier 1927 (p. 194) avec une appréciation selon laquelle ce livre avait été écrit dans un esprit « d'espoir et d'enthousiasme ». Joseph Wortis, de New York, y fait référence en 1939 dans *The management of shock treatment*. Il note que la plupart de ces méthodes sont tombées en désuétude après l'apparition de la cure de Sakel à l'insuline en 1933 [284]. Henri Claude procède à une courte recension du livre en 1926 dans *l'Encéphale* (p. 733) en terminant par ces deux phrases, où il hésite entre scepticisme et marque d'intérêt :

> Peut-être serait-il prématuré de poser des indications thérapeutiques bien précises dans les diverses psychoses et de classer celles-ci sous le nom d'états psychocolloïdoclasiques [...]. Cet enthousiasme d'apôtres, s'il est tempéré par une modération dans l'action thérapeutique, n'est-il pas préférable au scepticisme désabusé dont nous connaissons les effets ?

Redalié le cite dans *l'Encéphale* en 1929 (p. 828), à propos des facteurs déclenchants externes des psychoses. C'est cet aspect qui sera retenu *a posteriori*. En 1932, Jacques Lacan mentionne dans sa thèse à propos de la psychocolloïdoclasie : « On connaît par ailleurs les travaux théoriques de Mlle Pascal et de ses élèves sur les psychocolloïdoclasies et les psychoses de sensibilisation » [285]. La postérité du livre de Pascal et Davesne résiderait plus dans un nouvel accent placé sur les causes externes des maladies mentales que sur les thérapies de choc. Le texte, dense et touffu, a peut-être rebuté, ou bien cette notion de choc, en perdant de sa spécificité, s'est-elle un peu évanouie ?

Toutefois on ne comprenait pas le mécanisme d'action de ces fièvres consécutives à des injections, y compris de sérum physiologique. Konteschweller avait intelligemment pointé les contaminations bactériennes des peptones. La voie était ouverte pour vérifier si ce phénomène était plus général et concernait également les sérums physiologiques ou pseudospécifiques, les colloïdes, les produits

---

[a] Leur appartenance au groupe des pyrétothérapies était claire pour la tuberculine, tandis que le nucléinate était également classé dans le groupe des leucothérapies.

sanguins, etc. Hélas, il fallut attendre des années pour qu'on comprenne le rôle essentiel des contaminants d'origine bactérienne.

Sérums et sang

Il s'agit ici des traitements de chocs - au sens de Pascal et Davesne - non pyrétothérapiques, car la fièvre n'en est pas l'objectif principal. Des produits sanguins, sérums non spécifiques ou sang entier, sont injectés par voie IV, parfois après prélèvement chez le patient lui-même.

Les protéinothérapies ou colloïdothérapies[a] alors à la mode les revendiquent en leur sein, bien que les fluides d'origine sanguine ne soient pas constitués uniquement de protéines. On y trouve en effet également des glucides, des lipides, des acides nucléiques, des hormones, des sels minéraux, des gaz dissous et, pour le sang total, des globules. Pascal et Davesne qualifient de « spécifiques » les sérums obtenus chez l'animal après injection de produits sanguins de patients psychiatriques. Nous avons vu qu'il s'agissait seulement de sérums pseudospécifiques[b]. Ces injections de produits dérivés du sang n'étaient pas sans risques, exposant, on le sait maintenant, à celui de transmettre des micro-organismes pathogènes. Celles de sang total, par autohémothérapie (réinjection du sang du malade) ou homo-hémothérapie (injection de sang de malades en rémission), n'avaient été appliquées qu'à de petits nombres de patients par Pascal et Davesne au moment de la rédaction de leur livre en 1926. C'est donc un peu rapidement qu'ils concluent que « l'injection de sang humain total, non modifié, de malades en rémission ou en convalescence, est supérieure [...] aux autres thérapeutiques sériques et sanguines ». Michel Caire a consacré des pages très documentées aux transfusions sanguines dans son ouvrage [13]. Leur histoire est très ancienne et, en les adoptant, la psychiatrie n'a fait que prolonger le cheminement entrepris depuis les premières sérothérapies.

L'autohémothérapie est une variante où le propre sang du malade lui est réinjecté. Cette méthode a été peu utilisée en psychiatrie par rapport à d'autres disciplines médicales, la dermatologie notamment[c]. Tinel l'emploie en 1925 dans la PMD et lui trouve des ressemblances avec

---

[a] Le terme « colloïde » s'appliquant ici à la structure des protéines.

[b] Voir *supra*, p. 133.

[c] Dans la plupart des livres et thèses citant l'autohémothérapie celle-ci est employée dans des disciplines médicales hors du champ psychiatrique.

les « autres méthodes antichoc, car il semble bien que l'injection du sang retiré de la veine provoque chaque fois un léger choc protéique ». Un autre mécanisme est invoqué : « antitoxique, et capable dans certains cas de réaliser une sorte d'autovaccination » [286]. Dans sa thèse soutenue à Lyon en 1929, Agnès Chiarli attribue à Pascal et Davesne la priorité française de son utilisation en psychiatrie [287]. En fait, les premières expérimentations de Tinel et Santenoise et celles de Pascal et Davesne sont quasi-contemporaines. En 1931, Desruelles et Chiarli notent que la fièvre après injection de sang n'est pas automatique d'où leur proposition de considérer cette méthode comme une protéinothérapie non pyrogène [288]. L'aspect spectaculaire du prélèvement de sang et de sa réinjection était peut-être l'ingrédient le plus actif de cette méthode. La vue du sang entrainait peut-être des malaises chez certains sujets, par les mécanismes rapportés plus haut.

Une modalité particulière des réinjections de fluide d'un patient à lui-même est la phlycténothérapie proposée en 1928 par Tinel [289]. Une phlyctène est une vésicule résultant de l'irritation de la peau, le décollement de celle-ci étant dû à l'exsudation liquidienne lors de la réaction inflammatoire locale. Ces bulles peuvent être produites par différents moyens d'irritation, notamment des vésicatoires[a], comme le tartre stibié[b]. Tinel suggère d'employer la cantharide[c]. Le liquide d'exsudation lui paraissant des plus riches en GraN de tous ceux qu'on obtenait avec des vésicatoires, il proposait de le réinjecter au malade, par voie sous-cutanée. L'effet en était une fièvre avec polynucléose. Tinel considérait cette méthode comme pyrétothérapique et leucogène ainsi qu'autovaccinante. En dépit de ces supposés atouts, l'auteur n'a pas noté de résultats supérieurs aux « injections de nucléinate de soude, de lait, de caséine, ou de petites doses de tuberculine ».

Comment expliquer la fièvre lors de la réinjection du propre sang du malade, si ce n'est du fait d'une substance présente dans le matériel de prélèvement et d'injection ? Comment ne pas évoquer une contamination par une bactérie ou un produit bactérien ?

---

[a] Voir *supra*, p. 126.
[b] Voir *supra*, p. 128.
[c] Coléoptère, dont l'extrait est à la fois vésicant et aphrodisiaque. Sade fut condamné pour avoir proposé des bonbons à la cantharide à jeunes femmes.

Un dernier concurrent redoutable : l'hyperthermie externe

À la fin des années 1920, les inconvénients et risques de la malariathérapie, les difficultés pour se procurer les souches de plasmodium, conduisent médecins et chercheurs à rechercher une alternative. Ils s'intéressent alors à l'hyperthermie externe, consistant à appliquer une source de chaleur extérieure au corps. Pas d'injection de micro-organisme vivant, ni de solution potentiellement contaminée.

Ces méthodes s'appuient sur l'effet propre de la chaleur sur la vitalité du tréponème, découvert par les allemands Weichbrodt et Jahnel en 1919 [255][a] et confirmé par les américains Schamberg et Rule en 1926 [290]. La chaleur semble détruire les tréponèmes à condition d'atteindre des niveaux élevés et de répéter les séances. Toutefois, ils résistent probablement bien lorsqu'ils sont logés dans des tissus profonds. L'hyperthermie externe locale et non générale avait déjà montré une efficacité dans la syphilis primaire. En 1896, Charles Mauriac avait signalé des études menées par les russes Vasily Borowski et Peter Iacovlevich Kalashnikoff, en 1889 à Saint-Pétersbourg avec des bains chauds [291].

L'hyperthermie externe du corps entier est déjà employée depuis longtemps en médecine, en applications chaudes (bain, air) plus ou moins localisées. Au début des années 1930, des technologies modernes apparaissent permettant une hyperthermie stable du corps entier à des niveaux élevés, afin de neutraliser le tréponème. La méthode est parfois relativement simple, telle celle de Franz Walinski à Berlin en 1933 : du sérum salé hypertonique[b] en IV pour réduire la sudation, un bain chaud suivi d'une couverture chauffante [292]. Parmi les sources de chaleur utilisant l'électricité, symbole de la modernité, on peut citer la radiothermie[c], la diathermie[d], la lumière infrarouge, les cabines équipées de lampes à filaments de carbone, les couvertures électriques chauffantes et les cabines à air conditionné de Kettering [293]. Les techniques diffèrent notamment selon les longueurs d'ondes employées : ondes longues des courants à haute fréquence, ondes moyennes ou courtes des appareils type TSF. La diathermie par air

[a] Voir *supra*, p. 260.

[b] Concentration en chlorure de sodium supérieure au sérum physiologique.

[c] Ondes électromagnétiques dans la gamme de fréquence de la radiodiffusion.

[d] Chaleur générée par des courants électromagnétiques.

chaud, employée d'abord en médecine (infectiologie, neurologie, rhumatologie), commence à être mentionnée dans *l'Encéphale* dans les années 1910 et en 1926 dans ses applications neurologiques et psychiatriques. Le terme d'électropyrexie est utilisé par certains comme synonyme de diathermie. En 1932 la *Gazette des hôpitaux civils et militaires* mentionne la création de la *Société française d'électropyrexie* (p. 1418). Les applications de l'hyperthermie externe dans le traitement du cancer datent de cette période. Les français Paul Schiff et coll. publient en 1932 un article sur l'application de la diathermie à la PG [294] en s'inspirant des américains Neymann et Osborne (1929). Le passage suivant de Schiff et coll. montre à quel point l'espoir thérapeutique peut biaiser l'appréciation des résultats, mais aussi les nombreuses difficultés humaines et matérielles rencontrées avec la diathermie en psychiatrie :

> Nous-mêmes, dès 1927, nous avions pratiqué chez un paralytique général [...] plusieurs séances de diathermie localisée, c'est-à-dire transcérébrale, selon l'axe fronto-occipital. L'effet thérapeutique de ces brèves séances avait été négatif, mais nous avions eu l'impression qu'un traitement de ce genre retentissait sur l'organisme du malade, car, immédiatement après chaque séance, se manifestait une agitation intense, et d'autre part le liquide céphalo-rachidien, dès la deuxième séance, montra une augmentation de la lymphocytose [...]. Nous avions interrompu cet essai à cause des obstacles matériels : l'appareillage diathermique n'existant pas encore à Henri-Rousselle[a], nous avions trop de difficultés à transporter dans un institut éloigné et non adapté aux malades mentaux (l'institut municipal d'électroradiologie) des sujets turbulents, parfois violents. Cette turbulence et ces violences [...] nous paraissent encore un sérieux obstacle à l'emploi de la méthode : il suffit d'un peu d'indocilité de la part d'un malade pour produire chez lui un déplacement d'une électrode, qui peut entrainer très vite de vastes brulures profondes. Chez notre premier malade, [les séances de diathermie] n'allèrent pas très loin, car il rompit brusquement ses fils et brisa des appareils couteux. L'acquisition d'un appareil de diathermie par l'hôpital Henri-Rousselle a permis de reprendre ces essais plus commodément. Pour éviter les désordres graves produits par un courant de haute fréquence passant par une électrode de petite surface comme les électrodes frontale et nucale précédemment employées, nous avons pensé à faire de la diathermie généralisée, méthode qui avait aussi

[a] L'hôpital Henri Rousselle sera rattaché en 1941 à l'hôpital Sainte-Anne.

l'avantage de nous placer dans les conditions les plus proches de la malariathérapie.

Les résultats de Schiff et coll. sur seulement trois patients n'ont évidemment pas beaucoup de sens. Un seul malade a été amélioré, un autre restant dans un état stationnaire, qui sera finalement impaludé[a]. Les auteurs proposent de réserver la diathermie ou électropyrexie aux contre-indications de la malarisation, où elle devient une concurrente du Nucl et des vaccins non spécifiques. L'avantage est ici à ces derniers, même si la régularité des pics thermiques est loin d'être garantie. Dans la discussion de la communication de Schiff, Henri Claude pense que l'hyperthermie n'est pas l'élément le plus curatif dans la malariathérapie et il insiste sur des variations humorales mystérieuses. L'électropyrexie connait un engouement certain en médecine et en psychiatrie[b], bien plus net aux USA qu'en France. En 1935, Louis Pasteur Valléry-Radot signale dans la *Revue des deux mondes* sous le titre *La fièvre curatrice* [295] que la diathermie est d'actualité depuis 1933 à la suite des travaux de Wagner-Jauregg. On peut en effet considérer que la malariathérapie, en tant qu'hyperthermie interne provoquée ayant montré une efficacité thérapeutique, a pu favoriser la diffusion de l'hyperthermie externe en dehors du champ psychiatrique.

L'électropyrexie est employée dans plusieurs spécialités médicales : neurologie (SEP, encéphalite de von Economo), infectiologie (syphilis, tuberculose), rhumatologie (rhumatisme gonococcique), pneumologie (asthme), d'après Robert J. Streitwieser en 1935 à propos de la machine de Kettering [296].

L'avantage principal de l'hyperthermie externe est sa sécurité d'emploi. Aucun décès n'est à déplorer dans la série de 353 patients de Walinski. En 1936, l'américain Clarence A. Neymann effectue une synthèse de 742 cas (représentant 28 publications) remontant à 1927 [297]. Dans cinq études (116 cas) Neymann est l'auteur principal, ce qui peut être une source de biais. On estimait à l'époque que 30 % des PG étaient améliorées ou en rémission avec les pyrétothérapies classiques, incluant la malariathérapie. La létalité de celle-ci était importante, de 10 à 30 %. Qu'observe-t-on avec l'électropyrexie selon

---

[a] Ou malarisé (synonyme). Traité par malariathérapie.

[b] Un article de Dide, Drouet, Barrère, Aujaleu en parlerait : L'électropyrexie en psychiatrie, *Bulletin et mémoires de la société de radiologie médicale de France*, 1932, n° 193, p 607-610.

Neymann ? D'abord une baisse de la létalité directe, qui n'est plus que de 2,5 %, bien que les données à long terme fassent défaut. On ne sait pas en effet si la létalité à court terme due à la malaria est compensée par une survie plus longue à moyen ou long terme. Neymann estime que 62,7 % des patients sont améliorés ou en rémission après électropyrexie, ce qui est flatteur. Toutefois, la sérologie du LCR semble peu affectée pendant les premiers mois de suivi, ce qui laisse planer un doute sur l'avenir. Neymann relève néanmoins, avec le recul de quelques années sur ses 100 premiers patients traités par diathermie, que 50 % sont améliorés ou en rémission. Toutefois, lorsqu'on ne retient que les rémissions, moins sujettes à interprétation, elles ne concernent plus que 29 % des malades.

En 1937, à New York, au premier Congrès international sur la *Fever therapy*, cette nouvelle méthode est abordée dans de nombreuses communications [298]. On se met d'accord sur une conclusion : les pyrétothérapies ne sont d'aucune utilité dans la schizophrénie.

L'histoire n'en reste pas là concernant la PG : le canadien Joseph R. Warren détaille les travaux du *Cooperative clinical group* (CCG), regroupant en 1929 les plus importantes cliniques de la syphilis aux USA [299]. En 1940, le CCG publie dans le JAMA[a] une synthèse de 1100 cas de NS traités par la malaria et 320 traités par hyperthermie externe. Les critères sont rigoureux : diagnostic, description de l'état du patient au début du traitement, évolution. Malgré cela il n'y a pas eu de randomisation des traitements. La rémission était définie comme un état permettant au patient de retrouver son niveau socio-économique antérieur. Elle a été obtenue pour 22,8 % des patients impaludés *versus* 30,3 % de ceux traités par hyperthermie externe, ce qui est proche des résultats de Neymann en 1936 [297]. Plus surprenant, pour les formes graves de PG, la rémission ne concernait que 1 % des patients impaludés *versus* 12 % de ceux exposés à l'hyperthermie externe. La létalité de la malaria était évidemment plus élevée que celle de la fièvre artificielle. Il y avait de quoi se poser des questions.

Un peu avant la WW2, des doutes s'expriment sur le facteur thérapeutique dans les pyrétothérapies : la chaleur ou un autre ingrédient, de nature chimique ou physique ? Dans les années 60-70, les méthodes d'hyperthermie externe feront l'objet d'études sur leurs mécanismes d'action. Ceux-ci s'avèreront intéressants *a posteriori* pour

---

[a] Voir *supra*, p. 152.

comprendre les médiateurs chimiques de l'effet thérapeutique de toutes les pyrétothérapies.

Chocs opothérapiques préfigurant la cure de Sakel

La typologie des thérapies de chocs de Pascal et Davesne comprenait également les « chocs glandulaires » (opothérapie[a]), obtenus à l'aide d'extraits de glandes endocrines[b] administrés par voie orale ou injectable [21]. Leur utilisation se répand en médecine puis en psychiatrie, sans que leurs modèles d'effet soient bien clairs. C'est une époque où l'on fait feu de tout bois, mais si la science a fait des progrès, l'évaluation des thérapeutiques est encore rudimentaire. De réels chocs cardiovasculaires sont parfois observés après les injections opothérapiques, hâtivement qualifiés d'anaphylactiques[c]. Konteschweller avait découvert que les risques de contamination bactérienne des produits injectés étaient élevés ; il n'avait pas été entendu. On sait maintenant que les endotoxines bactériennes peuvent causer de vrais chocs, si elles pénètrent par la voie IV. Ces chutes de tension artérielle font suite à une vasodilatation due à la forte réaction inflammatoire générale de l'organisme, reposant sur les cytokines émises par les cellules de l'immunité innée.

La mention de « choc » consécutif à une opothérapie figure dans une communication de Tinel à la *Société de psychiatrie [de Paris]* du 16 octobre 1924, à propos du traitement de l'anxiété par des extraits hypophysaires et l'insuline [300]. L'objectif est alors d'essayer d'augmenter le tonus vagal ou parasympathique :

> … n'ayant plus alors [d'extraits] d'hypophyse, j'ai eu recours, pour provoquer à nouveau l'état vagotonique[d] à des injections sous-cutanées d'insuline [...] pratiquées chaque matin avec ingestion de 50 grammes de glucose. Les résultats de l'insuline ont été sensiblement les mêmes que ceux de l'hypophyse. [...] on a constaté à nouveau la disparition de l'état anxieux [...]. On continue actuellement le traitement à l'insuline qui se

---

[a] Voir *supra,* p. 125, 132, 161, 229.

[b] Qui sécrètent des hormones directement dans le sang. L'opothérapie a précédé de plusieurs décennies l'extraction d'hormones pures.

[c] Dans ce cas c'est l'histamine qui est responsable de la vasodilatation et de l'hypotension artérielle rapide.

[d] État résultant d'une stimulation du nerf pneumogastrique ou nerf vague. Jules Tinel cherchait à compenser un tonus sympathique trop élevé responsable, selon lui, de l'anxiété de sa patiente.

> montre cependant moins efficace que l'extrait hypophysaire, peut-être à cause du choc plus marqué que provoque la piqûre.

C'est une des premières fois que le terme de « choc » est associé à l'insuline[a], une décennie avant Sakel.

Juste après cette communication, Tinel discute l'intervention de Laignel-Lavastine et Ernest Coulaud sur l'injection d'extraits hypophysaires à des malades mélancoliques [301] : il précise que presque tous les extraits glandulaires provoquent une sorte de choc, lequel peut modifier - de façon imprévisible - l'effet direct de l'hormone. Le fait aurait été établi par Garrelon et Santenoise avec l'extrait hypophysaire et pour l'insuline en particulier. Ces derniers ont écrit en 1924, dans *Action de l'insuline sur l'excitabilité du pneumogastrique* [302], que l'insuline potentialisait la stimulation du nerf pneumogastrique (ou nerf vague)[b], augmentant le tonus parasympathique, avec bradycardie et hypotension importantes. Ils assimilent ces symptômes à un choc, bien que l'effet de courte durée évoque plutôt une syncope (perte de connaissance rapide et brève[c]). Les auteurs pensent que ces troubles n'étaient pas dus à une hypoglycémie sévère mais à la présence de protéines dans les flacons d'insuline. On pourrait évoquer des contaminants bactériens et un choc dû aux endotoxines mais la fièvre n'est pas signalée. La seule stimulation du parasympathique aurait pu entraîner une syncope avec tachycardie réflexe[d]. Il est peu probable qu'il se soit agi d'un choc anaphylactique[e]. Un choc anaphylactoïde, qui peut survenir sans sensibilisation préalable, était peut-être en cause.

Les injections d'insuline pratiquées par Tinel, Santenoise et Garrelon entrainaient donc des « chocs » différents de ceux de la cure de Sakel dix ans plus tard : dans ce dernier cas, la forte dose d'insuline entraine une hypoglycémie qui provoque un état de malaise pouvant

---

[a] La découverte de l'insuline par Banting et Best date de 1922.

[b] Stimulation obtenue par la compression des globes oculaires ou de la carotide.

[c] Lors de la stimulation du nerf vague, l'acétylcholine libérée au niveau du cœur peut entraîner un bref arrêt cardiaque. Cependant l'automatisme cardiaque redémarre au bout de quelques secondes.

[d] Par sécrétion excessive d'acétylcholine au niveau cardiaque.

[e] Qui repose sur une libération excessive d'histamine par les cellules de l'immunité allergique et suppose une exposition préalable.

aller jusqu'au coma. Un resucrage est nécessaire à ce stade pour éviter l'évolution vers un vrai choc cardiovasculaire (*shock*)[a].

Entre les traitements évoqués ci-dessus centrés sur le système nerveux végétatif[b] et la cure de Sakel en 1934, d'autres recherches témoignent d'une période de transition. Dès 1923, les américains Cowie, Parsons et Raphael explorent l'absorption du glucose après injection d'insuline dans la dépression, sans rechercher ni choc ni hypoglycémie [303]. Les français Targowla et Lamache explorent l'effet de l'insuline dans la renutrition des patients psychiatriques en 1926 sans aller jusqu'à l'hypoglycémie ; ils ne mentionnent ni fièvre ni hypotension [304]. Caire signale que Feissly a utilisé l'insuline dans une indication similaire chez des anorexiques en 1926 [13]. En 1929, les américains Appel, Farr et Marshall essayent l'insuline pour faciliter la reprise de poids chez 33 patients psychotiques. Les auteurs ne réagissent pas tant que les symptômes d'hypoglycémie sont légers mais cherchent absolument à éviter le coma [305]. En 1926, Edith Klemperer, travaillant dans le service de Wagner-Jauregg, utilise l'insuline dans le *delirium tremens*, partant de l'idée qu'il y a une insuffisance de l'assimilation du glucose chez les alcooliques chroniques [306]. Une de ses patientes fait apparemment une hypoglycémie après 16 unités d'insuline ; Klemperer emploie le terme de *kollaps* (effondrement) sans qu'il soit bien clair que la patiente ait eu un vrai collapsus cardiovasculaire. On la recharge en glucose par une tasse d'eau sucrée. Si son agitation est moindre après cet épisode, ses hallucinations sont intactes et son état nécessitera par la suite un transfert en hôpital psychiatrique pour hallucinose des buveurs[c]. Un deuxième patient fait un malaise après 23 unités d'insuline et présente de la fièvre pendant quatre jours suite à ces injections, rapportée à une pneumonie. Un quatrième cas est cité, celui d'un homme qui reçoit un total de 27 unités d'insuline en 24 h, fait un malaise et meurt, sans doute d'un coma hypoglycémique compliqué d'un choc cardiovasculaire. L'expérience, on le voit, n'aurait pas trop donné envie de recommencer. Un certain Miskolczy, cité par Appel et coll. [305] a essayé l'insuline dans des conditions neurologiques et psychiatriques variées ; il n'a

---

[a] Voir *supra*, p. 228.

[b] Dont les médiateurs chimiques sont l'acétylcholine (ralentissement du rythme cardiaque et hypotension) et l'adrénaline (accélération de ce rythme et hypertension).

[c] Une pathologie neuropsychiatrique durable, séquellaire.

obtenu que trois bons résultats. Les travaux de Hans Steck dans la psychose, à la fin des années 1920, rappelés par Missa et Caire [13,159], conduits au départ avec un objectif nutritionnel, s'infléchissent dans le but de réduire l'agitation des patients psychotiques. Lors de son intervention sur *Le traitement des agitations psychosiques aiguës [...] par l'insuline* au *Congrès des aliénistes et neurologistes de langue française* de Rabat en 1933, Steck déclare [307]:

> ...le résultat optimal [s'obtient] le quatrième jour avec des doses de 20 à 40 unités par jour ; [...] II va sans dire qu'il faut éviter les accidents hypoglycémiques par une surveillance armée [...] d'injection intraveineuse de glucose. D'autre part, il est intéressant de signaler qu'à l'occasion, un choc hypoglycémique léger peut également avoir un effet thérapeutique comme nous l'avons vu quelquefois.
>
> Enfin, nous avons vu des agités catatoniques sitiophobes non seulement abandonner leur refus de nourriture mais se calmer progressivement.

Dans ce passage, « choc » ne se rapporte plus au référentiel peptonique ou anaphylactique mais à une perte de connaissance induite, comme le fera Sakel à partir de ses observations de 1928 [308].

Un dernier type de choc, selon Pascal et Davesne, est celui provoqué par des agents physiques, radioactifs et chimiques. Le froid est brièvement évoqué avec l'assimilation des douches froides, utilisées depuis longtemps en psychiatrie, à des thérapies de choc. Des essais de sérum radioactivé, d'injections de thorium sont rapportés, entrainant parfois hypotension et hypothermie. Il n'y aura pas de transition entre ces agents et les thérapies de choc des années 1930.

De même, lorsque les auteurs abordent les agents chimiques : le chlorure de calcium[a] est supposé créer « une crise antichoc par le blocage immédiat du système végétatif, qui enraye le développement des grandes réactions anaphylactiques maniaques et mélancoliques ». On pourrait à la rigueur voir dans l'effet du chlorure de calcium une préfiguration des antihistaminiques mais c'est une fausse piste. Le chlorure de calcium peut certes entrainer une vasodilatation périphérique et une hypotension artérielle mais pas un choc cardiovasculaire. Il est dénué d'effet antihistaminique ou anticholinergique. En revanche, la recherche sur les antihistaminiques

---

[a] Employé de nos jours comme absorbeur d'humidité ou pour le salage des routes mais aussi dans le traitement des hypocalcémies.

et sur le blocage du système végétatif conduira aux neuroleptiques dans les années 1950, comme le signalent Patrick Clervoy et coll [309].

Une place résiduelle pour le nucléinate en psychiatrie ?

Quel espace reste-t-il pour le Nucl comme traitement psychiatrique dans l'entre-deux-guerres ? Les données directes manquent pour en apprécier la réalité quantitative, les dossiers des patients d'asile étant souvent pauvres en renseignements sur les traitements appliqués. De plus, à supposer que du Nucl ait été employé, ce pouvait être pour traiter des infections intercurrentes.

En 1923, Pierre Kahn signale dans l'Encéphale de 1923 (p. 61) que, dans la mélancolie, il a observé des améliorations avec le Nucl. Cette même année, Tinel rapporte un cas d'idées délirantes d'énormité corporelle qu'il a traité avec du Nucl et de l'hypophosphite de chaux [310]. En 1925, P. Marie et V. Kohen déclarent avoir testé plusieurs méthodes de pyrétothérapie dans la PG, en alternance avec le bismuth comme antitréponémique [256] : 22 cas ont reçu du lait ou du Nucl, 80 de la tuberculine, 103 ont été malarisés, 30 inoculés par une fièvre récurrente. Ils formulent une recommandation :

> Après trois années d'expérimentations, nous sommes arrivés à la conviction qu'il faut essayer d'abord les pyrétogènes les plus bénins, comme le lait stérilisé ou le nucléinate ; si le malade ne réagit pas et s'il n'a pas de tuberculose avérée [...], on peut essayer les injections de tuberculine[a] à doses progressivement croissantes [...] alternées avec le bismuth.

Ces recommandations sont plutôt favorables au Nucl et à la galactothérapie. La même année, Mignot et coll. publient l'observation d'un patient avec PMD qui a reçu en 1913 et 1921 plusieurs injections de Nucl décrites comme très douloureuses [311]. En 1926, à propos des traitements chimiothérapiques de la PG, Sézary et Barbé déclarent avoir employé le Nucl comme pyrétogène parmi plusieurs traitements d'appoints [312,313]. Le Nucl, le mésothorium[b], l'huile camphrée leur semblent apporter des bénéfices momentanés mais sont considérés comme totalement inefficaces lorsqu'utilisés seuls.

En 1926, Pascal et Davesne présentent l'histoire de la nucléinothérapie de façon optimiste. Ils citent les guérisons obtenues

---

[a] En cas de tuberculose active, les réactions à la tuberculine peuvent être importantes.
[b] Produit de la désintégration radioactive du thorium (CNRTL).

par Lépine mais omettent les réserves qu'il a formulées [21]. Les auteurs semblent avoir une expérience du Nucl de lithium[a] : ils rapportent une centaine d'injections et comme chaque patient reçoit six à douze injections, nous supposerons qu'une dizaine de patients a été ainsi traitée. C'est peu mais les auteurs recommandent cette thérapie qu'ils considèrent avoir un avenir en psychiatrie. En 1928, G. Petit et Montassut, puis ce dernier en solo en 1929, rendent compte du cas d'un patient halluciné qui a connu une certaine amélioration après traitement par Nucl [314]. Par la suite, aucune publication psychiatrique française n'évoque un usage concret du Nucl. Lors du *Congrès des aliénistes et neurologistes de langue française* de 1928, à Anvers, Dujardin et Targowla présentent un rapport de thérapeutique sur la PG, où la malariathérapie se taille la part du lion et le Nucl une simple mention [315]. En 1937, Montassut mentionne le Nucl comme stimulant, dans *Traitement physique de la dépression constitutionnelle*, efficace selon lui sur les symptômes obsessionnels [316]. C'est peu.

Le Nucl a-t-il définitivement sombré dans le mythe ? La poursuite de son usage en France est pourtant attestée dans les années trente. Le premier indice est une déclaration datant de 1998 du psychiatre Louis le Guillant évoquant les pratiques de la fin des années 1930 [317] :

> … lorsque j'administrais du nucléinate de soude à la plupart des malades de la "Maison spéciale de santé" de Ville-Evrard, nous obtenions de bons résultats fréquents, souvent inattendus et parfois spectaculaires. Il en va de même pour vingt autres thérapeutiques. Mais la cause profonde de leurs heureux effets ne nous était pas vraiment connue. Empressés à nous en satisfaire ou à les proclamer, nous n'allions pas très loin dans la recherche des mécanismes, ni même dans le respect des règles les plus élémentaires qui devraient cependant présider à l'établissement d'une corrélation.

On voit que le nucléinate était très employé au même titre que d'autres thérapies, sans que les mécanismes de leur action soit bien connus. Cette attitude pragmatique n'est pas très éloignée de celle qui règne encore aujourd'hui, où on se contente parfois d'explications schématiques sur telle ou telle synapse[b]. Le deuxième indice d'une persistance d'emploi du nucléinate en psychiatrie, cette fois-ci en

---

[a] Probablement la Physiosthénine décrite comme sérum leucogène dans le Vidal 1923.

[b] La synapse est le point par lequel un neurone agit sur un autre par l'intermédiaire de substances chimiques, les neuromédiateurs.

dehors du cadre des asiles, figure dans un rapport sur *La thérapeutique par les chocs en neuro-psychiatrie,* paru en 1933. Il a été rédigé par Noël Péron au nom d'une commission de psychiatres réunissant également Capgras, Demay, Levy-Valensi et G. Petit [318]. Il s'agissait de répondre à une demande de la *Confédération des syndicats médicaux français* (CSMF) transmise par le ministre du travail. Ses conclusions, qui s'apparentent à des recommandations médicales par consensus, sont :

> La thérapeutique par les chocs "à l'aide de méthodes biochimiques" peut être employée dans certaines affections neuropsychiatriques. 1° Cette méthode thérapeutique ne peut être mise en œuvre que sur le conseil et sous le contrôle de médecins spécialisés : aliénistes et neurologistes. 2° Elle peut être indiquée : a) dans certains états initiaux et prodromiques, dans certaines formes confirmées de démence précoce et dans certaines psychoses périodiques ; b) dans la syphilis nerveuse et tout spécialement dans la paralysie générale où elle peut compléter l'action de la malariathérapie ; c) dans certains processus aigus ou chroniques du système nerveux à base organique. 3° Les agents biochimiques à conseiller sont : des vaccins engendrant de la fièvre (Dmelcos[a], vaccins T. A. B[b]., Propidon[c], etc.) ; des substances protéiques (nucléinate de soude, peptone, etc.) ; des substances colloïdales (argent, or colloïdal). Accessoirement, on peut assimiler à la thérapeutique par les chocs, l'emploi de l'abcès de fixation, la phlycténothérapie, l'autosérothérapie et toute méthode agissant par les réactions déclenchées dans l'organisme.

Le Nucl est assimilé à une protéinothérapie, comme c'était souvent le cas à l'époque. L'aspect immunitaire est à l'arrière-plan des « réactions déclenchées dans l'organisme » mais sans précision sur les mécanismes. Le fait qu'un syndicat de médecins généralistes ait sollicité cet avis et l'insistance sur la nécessité d'un contrôle par des spécialistes des « chocs biochimiques » effectués chez des patients psychiatriques, laissent supposer que certains médecins généralistes en avaient une pratique régulière.

Les publications psychiatriques françaises sur le nucléinate se raréfient vers la fin des années 1930. Qu'en reste-t-il à Lyon, point de départ de cette étrange thérapie ?

---

[a] Voir *supra*, p. 21, 213, 214.
[b] Vaccin antityphoïdique, actif également sur les paratyphoïdes A et B.
[c] Voir *supra*, p. 213.

Nucléinate et pyrétothérapies en psychiatrie à Lyon

À l'asile de Bron, futur hôpital psychiatrique du Vinatier, a-t-on continué d'utiliser du Nucl après les résultats décevants obtenus par Lépine en 1910 ? Les données objectives font défaut : les rapports médicaux de l'entre-deux-guerres sont introuvables, ainsi que les états de pharmacie. Les traitements ne sont pas souvent mentionnés dans les rares dossiers médicaux préservés. Il nous reste les indices indirects figurant dans les publications de Jean Lépine ou de ses collègues.

En 1921, Louis Bériel synthétise dans le *Lyon médical* les résultats des thérapies proposées dans l'encéphalite épidémique de von Economo : sérums de convalescents ou de cheval supposés spécifiques, abcès de fixation, vaccins non spécifiques, peptones et d'autres encore [319]. Aucune de ses approches ne lui semble prometteuse[a]. Le nucléinate ne remporte pas son adhésion « en raison de son inefficacité dans la paralysie générale où il avait autrefois donné des espoirs (?) en tant que médication "perturbatrice" ».

C'est l'occasion de nous arrêter un instant sur ce dernier terme, employé par Lépine en 1910[b] [203] et par son père à propos des « phénomènes réactionnels » en médecine [152]. La notion de « perturbation » est une référence hippocratique, qui est un peu l'inverse de la « nature médicatrice » (*natura medicatrix*), attitude qui privilégie les processus d'autoguérison et de laissez-faire. La médecine perturbatrice vise à contrarier le cours habituel de la nature, un peu comme on le ferait de l'écoulement d'une rivière. En psychiatrie, la perturbation peut être simplement l'effet de surprise et/ou de peur. Lorsque Jean Lépine emploie l'expression de « secousse salutaire capable de réveiller la nature médicatrice », celle-ci a un sens biologique. On peut trouver dans le *Dictionnaire des sciences médicales* de 1820, une rubrique « médecine perturbatrice » [320] et une autre intitulée « perturbation » [321].

En 1925, Lépine rédige le chapitre sur la PG dans le *Nouveau traité de médecine* de Roger, Widal et Teissier [52]. Dans la partie consacrée au traitement, il exécute le Hg et se montre très réservé sur les autres

---

[a] Nous ne rapportons ici que les produits à visée immunitaire ou pyrétothérapiques. D'autres sont cités mais aucun n'émerge favorablement.

[b] Voir *supra*, p. 173.

antisyphilitiques, même le Néosalvarsan administré de façon quotidienne pendant deux mois. Parmi les pyrétothérapies, il expédie le Nucl aux oubliettes, invoquant ici une tendance à l'ictère[a]. Ses craintes sur les effets indésirables semblent exagérées par rapport à ce que d'autres ont relevé.

Lépine dirige plusieurs thèses de médecine entre 1919 et 1944, certaines portant directement ou non sur la PG : celles du polonais Menarche Orlinski [46], de Robert-André Martin [322], d'André Boccard [323], d'Henry Christy[b] [324], de Louis Izac [325], de Raymond Aigrot [326], de Jean Turin [327] et de Pierre Moreau[c] [328]. La thèse d'Armand Triolet en 1934 a pour thème la pyrétothérapie hors PG [329]. Parmi les thèses sur les traitements, celle du médecin militaire Martin, en 1925, porte sur *l'Acétylarsan dans le traitement de la syphilis nerveuse* [322]. Revisitant l'historique des traitements de la PG, Martin cite la malariathérapie, les injections de Nucl, de peptones, de lait, de sérum [pseudospécifique] de cheval et l'or colloïdal en IV. L'Acétylarsan a succédé en 1923 au Salvarsan et au Néosalvarsan, laissant espérer une diminution des effets indésirables des arsénicaux organiques. En 1927, André Boccard présente une *Contribution à l'étude du traitement de la paralysie générale par le Stovarsol*, un autre arsénical organique produit par la maison Poulenc [323]. Il n'évoque déjà plus le Nucl. Après une première phase où les Lyonnais ne semblent pas choisir l'une des pyrétothérapies du début du XXe siècle, ils s'intéressent à l'impaludation et au vaccin antichancrelleux Dmelcos. La malarisation a été introduite à Lyon autour de 1927 selon Christy, alors interne de l'asile de Bron, dans sa thèse *Contribution à l'étude de la malariathérapie de la paralysie générale* [324].

En 1928, comparant indirectement le Dmelcos à la malarisation et au Nucl, Lépine et ses élèves évoquent ce dernier au passé [330] :

> Ces résultats [du Dmelcos] ne valent pas ceux que l'on obtient par la malariathérapie. Mais le germe du paludisme est difficile à se procurer et il donne des accidents parfois très intenses. En outre, le Dmelcos a un

---

[a] De cause hémolytique probable si on se rapporte à l'article du *Lyon médical* de 1907. À d'autres occasions il a plutôt mis en avant le risque d'ictus (AVC) ou celui de collapsus cardiovasculaire.

[b] Chef de clinique de Jean Lépine puis médecin-chef à l'asile de Bron.

[c] Chef de clinique de Jean Lépine puis médecin-directeur d'une clinique privée.

> avantage, c'est qu'il ne vaccine pas contre le choc, comme le faisait autrefois le nucléinate de soude.

La dernière phrase mérite une explication : la répétition des injections de Nucl entraînait une atténuation progressive de la réponse physiologique (fièvre, variations de la tension artérielle), attribuée à une immunisation antinucléinate. Il ne s'agit plus ici d'immunité innée phagocytaire mais d'immunité adaptative portée par des anticorps. Ceux-ci ciblaient-ils le nucléinate ? l'ADN utilisé n'appartenant pas à l'espèce humaine (extrait de levure, laitance de poisson) on pourrait penser que les cellules immunitaires le repèrent comme non-Soi et que des anticorps soient produits. En raison de la longue évolution adaptative des mammifères, les récepteurs TLR humains reconnaissent l'acide nucléique de bactéries ou de virus dangereux pour l'homme. Ils ne sont pas programmés pour repérer de l'ADN ou de l'ARN de levure ou de laitance de poisson. Tout au plus peut-on imaginer que des séquences communes à celles de virus et bactéries déclenchent une réponse immunitaire. En revanche, les protéines étrangères associées à l'ADN dans les produits pharmaceutiques (protamines, histones, peptones associées aux colloïdes métalliques, résidus de contamination bactérienne[a]) sont directement reconnues comme non-Soi et immunisantes.

La même année, le dermatologue Jean Gaté et Henry Christy, alors interne de l'asile, communiquent sur le Dmelcos, récemment introduit à Lyon [331] et proposé comme moyen d'obtenir une pyrétothérapie « réglée » c'est-à-dire régulière. Ils décrivent un patient avec PG qui meurt d'un AVC après avoir reçu six injections de Dmelcos. Observation inquiétante et décevante, car les accès de fièvre n'ont pas été aussi constants que la réclame l'annonçait. Quelqu'un demande aux orateurs s'il y a d'autres médicaments pyrogènes et Gaté cite le Nucl. L'année suivante, Christy résume dans sa thèse l'expérience accumulée dans le traitement de la PG par les services de neurologie et psychiatrie de Lépine[b] [324] : le Nucl est pour lui « difficilement maniable chez les PG ». Trois traitements émergent du lot : le Stovarsol, la malariathérapie et le Dmelcos. L'absence du Nucl laisse penser qu'il n'était plus employé dans les services de Lépine.

---

[a] Surtout les endotoxines LPS comme on le verra par la suite.

[b] Un service de neurologie en hôpital général et un service de psychiatrie à l'asile de Bron.

En 1929, celui-ci écrit deux articles sur la malariathérapie avec ses collaborateurs dans le *Lyon médical* : l'un sur des malades de la Clinique neurologique de l'hôpital général de Grange-Blanche [332], l'autre sur des patients de la Clinique psychiatrique de l'asile [333]. Les résultats de la malarisation y sont différents, meilleurs à l'hôpital général qu'à l'asile où les patients arrivent au stade de démence évoluée. Une troisième publication recense les indications et contre-indications de la malaria [334]. Celle-ci est créditée de 25 % de succès, ce qui n'empêche pas les lyonnais de la préférer dorénavant au Dmelcos, en dépit d'une létalité majeure : neuf décès sur 80 sujets impaludés (11,2 %).

La concurrence entre les pyrétothérapies s'intensifie. En 1930, le grenoblois Louis Izac soutient sa thèse à Lyon, *Pyrétothérapie dans la paralysie générale* [325]. Il retrace l'histoire de ces thérapies et rappelle l'usage du Nucl. En sus de la malaria, de la tuberculine, des vaccins, du sang, des colloïdes et du Dmelcos, il détaille des pyrétothérapies plus ou moins exotiques comme le sulfate de caséine[a], la levure de bière[b], le Neuro-yatren[c], l'huile soufrée (Sulfosine) et le Phlogétan. Ce dernier, mis au point par Oskar Fischer en 1922, est du nucléinate dont les chaines d'ADN ont été cassées. On n'y trouve plus ni acide nucléique ni protéines [335]. Izac signale qu'à Bordeaux, Anglade utilise le Pyrifer par voie IV, selon la méthode de Siemerling [336]. Alors que l'hyperthermie externe commence à connaitre le succès à la fin des années trente, son utilisation à Lyon n'est pas documentée.

En 1931, Lépine et son chef de clinique Larrivé publient sur la nouvelle pyrétothérapie de Sulfosine en IM, sans présenter de résultats durables, signalant juste la bonne réponse fébrile [337]. En 1932, Raymond Aigrot se focalise sur la malariathérapie et ne fait aucune allusion au Nucl [326]. La thèse d'Armand Triolet en 1934 porte sur les pyrétothérapies dans les psychoses non syphilitiques [329] : on y retrouve le « choc thérapeutique » et les pyrétothérapies sont présentées selon la typologie de Pascal et Davesne, l'huile soufrée et l'électropyrexie en sus. Triolet cite longuement le Nucl mais au passé,

---

[a] Une protéinothérapie.

[b] Dont Martinet déclarait en 1902 : « la levurothérapie ainsi interprétée deviendrait le type le mieux caractérisé de la nucléinothérapie ».

[c] Une combinaison de bactéries tuées avec du Yatren, un antiseptique. Une pyrétothérapie.

ce qui semble indiquer qu'il est définitivement entré dans le mythe local. Dans ces psychoses non syphilitiques, Triolet propose la malariathérapie, le Dmelcos et l'huile soufrée.

En 1937, la thèse de Jean Turin, interne à l'asile de Bron, *Considérations critiques sur les thérapeutiques modernes de la paralysie générale,* donne des statistiques très complètes sur l'emploi de la malarisation à l'asile [327] : les résultats proviennent uniquement des services masculins (professeur Lépine et Docteur Requet). Le Nucl n'est plus mentionné. Idem dans la thèse de Pierre Moreau, en 1938, où ne sont plus cités que la malaria, les arsénicaux, le Muthanol (une forme de bismuth) et le cyanure [328].

À notre connaissance, la nucléinothérapie n'est plus pratiquée dans les services dont Jean Lépine est responsable[a]. Elle est parfois évoquée au passé, comme un mythe, avant de tomber dans l'oubli.

Par contre, des médecins, des généralistes notamment, ont continué à employer le Nucl dans des troubles psychiatriques ne conduisant pas à l'internement, sous ses nombreuses formes commercialisées, y compris injectables. Le *Lyon médical* contient plusieurs pages laissant supposer une utilisation assez répandue chez des non-psychiatres. En 1922, on y recense un article du *Paris Médical* du 20 mai 1922 à propos du Néo-Rhomnol, association de nucléinate de strychnine et de cacodylate de soude, dont l'auteur vante les avantages en psychiatrie avec un argumentaire surprenant et coloré [338] :

> Le Néo-Rhomnol [...] favorise la résistance aux microbes, en exagérant le potentiel dynamique des phagocytes. Il combat l'usure des cellules nerveuses grâce à l'apport de l'acide nucléinique, cvtonutriment[b] par excellence, et de la strychnine, galvanisateur de l'influx nerveux. C'est pourquoi les psychiatres et les neurologistes font grand cas et grande consommation de Néo-Rhomnol pour la modification des névroses et des psychoses graves et de toutes les variétés de paralysies. Ce traitement si simple renouvelle [...] la substance des nerfs fatigués, malades ou lésés, en favorisant les processus métaboliques du tissu nerveux et le remplacement des neurones usagés ou épuisés. Le Néo-Rhomnol favorise, au plus haut point, tous les phénomènes de la biocytolyse[c], car

[a] Il est possible que d'autres médecins-chefs d'asile ou des neuropsychiatres de clinique privée aient utilisé le Nucl.

[b] Nutriment cellulaire, ce qu'il n'est pas.

[c] Néologisme dont le sens n'est pas clair. Il devrait signifier « destruction cellulaire », mais la suite de la phrase ne va pas dans ce sens.

il se fixe électivement dans les centres nerveux et sur le noyau de toutes les cellules, pour diminuer leur irritabilité morbide, leur éréthisme dangereux ; propriété précieuse chez les choréiques, les hystériques, les épileptiques, etc.

En 1925, le *Lyon médical* contient une publicité qui propose aux médecins généralistes l'administration du Nucl par voie injectable dans les dépressions psychasthéniques [339]. Le texte est là encore emphatique et riche en propos pseudoscientifiques, au point qu'on se demande s'il n'est pas un peu ironique. Les éléments de contextualisation fournis jusqu'à présent et quelques notes de bas de page devraient permettre au lecteur de comprendre le sens de ce passage qui emploie des termes surannés :

> Par l'apport des prodigieuses énergies organiques recelées par le Nucléinate de strychnine, le Néo-Rhomnol est, actuellement, la préparation en vogue contre l'asthénie [...]. Les cliniciens le recommandent unanimement dès qu'il s'agit d'obvier à la fatigue musculaire et à l'épuisement nerveux, de restaurer l'équilibre des forces frappées d'infériorité ou de méiopragie[a]. Le surmenage de la force neurique[b] a coutume d'entraîner une fatigue morbide, souvent plus prononcée au lever qu'au coucher ; cette fatigue, volontiers imbriquée avec les états psychasthéniques, restreint singulièrement le potentiel organique et inégalise les aptitudes de nos éléments nobles. L'agrypnie[c] et le mauvais sommeil, les efforts continus d'attention et de volonté, les chocs émotionnels, les soucis et les concurrences de notre tragique époque, accroissent [...] les besoins de l'organisme en phosphore. C'est alors que le Néo-Rhomnol est le bienvenu pour doter le protoplasma des ferments organométalliques indispensables à l'enrichissement d'un influx nerveux appauvri. Certains asthéniques, profondément atteints dans leur axe cérébro-spinal ou dans leur grand sympathique[d], se déclarent littéralement "transformés" par son emploi. L'asthénie semble l'expression clinique d'une sorte de relâchement des pseudopodes de la cellule primitive, se traduisant par un déficit de tonicité. La déminéralisation phosphorée est à la base de ce relâchement. Les causes ? Un excès de travail physique, le surmenage mental intensif chez

---

[a] Insuffisance fonctionnelle d'un organe ou d'une partie du corps due à une affection antérieure (CNRTL).

[b] Nerveuse.

[c] Insomnie.

[d] Système nerveux autonome sympathique.

> un sujet mal adapté[a], atteint de déficience globulaire ou endocrinienne (surrénale) ou marqué d'avance par la dégénérescence nerveuse et les hérédités diathésiques[b] (arthritis[c], tuberculose, syphilis). Les abus émotionnels et génitaux, les intoxications, le traumatisme (surtout crânien et spinal), la convalescence des infections pyrétiques (et notamment de la grippe, célèbre par sa grande affinité pour le système nerveux) entraînent des états asthéniques, allant parfois jusqu'à la cénesthopathie[d] [...]. Le symptôme "asthénie" s'efface toujours promptement par les piqûres de Néo-Rhomnol pratiquées dix à quinze jours de suite, à la dose d'une ou deux ampoules par jour. Elles offrent une valeur toni-stimulante et ordinatrice, grâce aux modifications imprimées aux neurones par les nucléinates arsenico-strychninés, qui créent une hyperleucocytose [...] singulièrement propice à la régénération de l'énergie. L'amyosthénie[e], la paresse, l'impuissance et les diverses inhibitions s'effacent par la libération des cellules nerveuses encombrées de toxines. La céphalée et la rachialgie[f], avec leurs exacerbations, les étourdissements et vertiges, la diminution des acuités sensorielles, disparaissent fréquemment par une seule série de piqûres, qui déconcerte le scénario morbide paresthésique[g] et rétablit des malades inquiétants pour l'ancienneté constitutionnelle de leur déséquilibre et la fixité de leurs malaises.

Plus sérieusement, un article de Ravault dans le *Lyon médical* de 1938 propose le Nucl comme traitement des agranulocytoses[h] dues aux arsénobenzols antisyphilitiques [340]. La validité de cette indication du Nucl est néanmoins freinée par la méfiance éveillée par la brève leucopénie qui suit immédiatement l'injection. On soupçonne que ceci indiquerait une destruction des globules blancs, une leucolyse, susceptible d'aggraver la situation [341]. C'est pourquoi on préfèrera s'en tenir, dans les agranulocytoses, aux briques de l'ADN, les nucléotides[i].

---

[a] Ce qui évoque déjà le *burn-out*.
[b] Prédispositions aux maladies.
[c] Arthrites.
[d] Sensations anormales, étranges, douloureuses ou gênantes dans une partie du corps.
[e] Fatigue musculaire.
[f] Douleurs dorsales.
[g] Sensations anormales à type de picotements ou fourmillements.
[h] Disparition presque totale des GRAN.
[i] L'association d'une base, purique ou pyrimidique, à un sucre, ribose ou désoxyribose, aboutit à un nucléoside. L'ajout d'un phosphate aboutit à un nucléotide.

Quoi qu'il en soit, dans les services de psychiatrie lyonnais durant l'entre-deux-guerres, le nucléinate semble remisé au grenier. Ce n'est pas le cas partout.

Dans le reste du monde

Des travaux espagnols et italiens sont signalés dans les revues psychiatriques françaises : en Espagne, d'après Domingo et Moreno (2010), Gonzalo L. Lafora aurait introduit le Nucl juste après la WW1 et l'aurait utilisé au cours des années 1920 [342]. Une polémique l'aurait opposé à l'un de ses confrères, J. M. Villaverde, qui avait de sérieux doutes sur son efficacité dans la schizophrénie [343]. Au *Congrès des aliénistes et neurologistes de langue française* à Rabat en 1933, deux médecins barcelonais, Rodriguez-Arias et Molès, évoquent une expérience du Nucl ayant débuté en 1923 [344]. Ils ont traité des états schizophréniques, maniaco-dépressifs et psychotiques dont ils ont qualifié l'origine de toxi-infectieuse. Il s'agit de patients présentant des encéphalites[a] ou des troubles post-encéphalitiques. Leurs résultats sont très optimistes avec des rémissions chez 75 % des patients dans la schizophrénie, cependant de courte durée, et 50 % dans la PMD. Les critères de jugement clinique (rémission ou amélioration) sont très imprécis. Les auteurs sont d'opinion que c'est « surtout dans le traitement des encéphalites aiguës ou prolongées, trop souvent abandonnées à elles-mêmes, qu'on devrait y avoir plus souvent recours ». Rodriguez-Arias et Moles mentionnent, sans bien saisir le problème éthique, que « la douleur provoquée par l'injection de nucléinate, tout comme pour l'abcès de fixation, contribue à faire sortir le schizophrène de l'autisme ».

L'emploi du nucléinate s'est donc étendu après la WW1 à des maladies neurologiques. Dans un entrefilet du JAMA en 1923, l'américain Joshua Leiner mentionne avoir traité 24 cas d'encéphalites de von Economo avec des résultats positifs, sans donner de précisions [345]. La même année, un certain Lehrmann, exerçant en Ukraine, traite cinq cas de cette encéphalite parvenue au stade chronique avec du nucléinate, obtenant deux bons résultats [346]. En 1926 à Dresde, Schmidt aurait également employé du nucléinate dans des conditions

---

[a] On était encore dans la phase d'apparition de nouveaux cas d'encéphalite de von Economo.

analogues, selon Donáth et Naményi [347]. En Belgique, notre source d'information est Jean-Noël Missa qui relate que « deux techniques furent abondamment employées à l'institut Titeca, le nucléinate de soude et l'abcès de fixation » [159]. Les dossiers médicaux de cet institut en contiendraient de nombreuses traces dans les années 1920 et 1930. Une atténuation temporaire de l'agitation est volontiers observée avec le Nucl, le traitement étant néanmoins très douloureux. En Autriche, Gerstmann, assistant de Wagner-Jauregg, signale en 1925 qu'on a employé du Nucl à Vienne, bastion de la tuberculine et de la malariathérapie, sans donner toutefois de chiffres précis [211] :

> Selon ma propre expérience, de bons résultats peuvent parfois être obtenus avec cette méthode mais seulement dans des cas naissants ; là aussi cette méthode est considérablement inférieure au traitement avec des produits bactériens.

En 1928, les hongrois Donáth et Naményi font le point sur l'utilisation du *Natrium nucleinicum* en psychiatrie [347]. Leur analyse de la littérature médicale penche en faveur du nucléinate, mais il faut prendre en compte le fait que les critères de rémission ou d'amélioration sont rarement présentés de façon claire. En miroir, ils présentent la malariathérapie de façon pessimiste, dont les risques sont effectivement importants. Ils testent le Nucl par voie IV, sans groupe témoin, chez cinq patients avec PG dont un seul sortira de l'hôpital, sans qu'on en sache plus sur la qualité et la durée de la rémission. Ils estiment cependant que la voie SC est la plus efficace, bien que douloureuse en raison des volumes injectés. Parmi les onze patients avec PG ayant reçu du Nucl, trois par voie IV, huit en SC, quatre ont été améliorés. Trois malades sont morts et une autre a présenté un abcès au point d'injection. Les résultats ne sont guère enthousiasmants. Donáth et Naményi estiment pourtant que le Nucl est une option à considérer quand une impaludation ne peut pas être effectuée. Ils suggèrent que ce traitement pourrait être intéressant dans des maladies neurologiques comme la maladie de Parkinson, les séquelles d'encéphalite léthargique, la SEP, la poliomyélite et les polynévrites[a].

En 1923, la malariathérapie étant à ses débuts aux USA, Harry C. Solomon, du *Boston psychopathic hospital,* publie un article de

---

[a] On peut se demander si, au début des années 1920, la survenue de l'encéphalite de von Economo n'a pas un peu modifié les rapports entre neurologie et psychiatrie.

synthèse sur la PG dans lequel sont présentées deux options thérapeutiques [348] : a) les traitements antisyphilitiques spécifiques (arsénicaux, mercuriels) ; b) ceux visant à « augmenter la résistance de l'organisme par l'injection de protéines non spécifiques ou d'autres substances qui produisent une hyperleucocytose ». Revoilà nos globules blancs secourables et leurs propriétés immunitaires. Solomon administre les antitréponémiques à la fois en IV et en intrarachidien. Il estime surtout :

> …qu'il serait logique d'ajouter à cela des méthodes qui apparemment ont eu un certain intérêt thérapeutique en augmentant la réaction immunitaire du patient, telles les injections de tuberculine ou de nucléinate de sodium...

S'agissait-il d'une pétition de principe ou en avait-il une pratique personnelle ? on ne le sait pas. En 1930, l'anglais Wilfred Eddison fait brièvement référence au Nucl comme remède à la baisse des GraN observée après pyrétothérapie réalisée avec la fièvre récurrente [349].

Ce qui ressort de cette exploration géographique non exhaustive c'est que, durant les années 1920-1930, le Nucl injectable est plutôt considéré comme moyen pyrétothérapique qu'immunologique. Il est utilisé en seconde, voire en troisième intention après la malariathérapie qui s'impose comme traitement de référence malgré ses risques.

En revanche, la médecine générale emploie encore le Nucl comme anti-infectieux pour son effet leucogène et la stimulation putative de la phagocytose. On n'hésite pas en faire usage dans le traitement de la tuberculose, même chez l'enfant. Citons à titre d'exemple un article du tchèque Panyrek en 1931, *La tuberculose des écoliers*, communication aux *9èmes journées de l'association internationale de la protection de l'enfance* à Liège [350]:

> Les injections au nucléinate de soude (Dephagin Boehringer) dans des fioles de dix centimètres cubes (ou, mieux, les fioles d'un centimètre cube de Vostřebal, pharmacien de Prague), tous les trois jours, trois séries d'injections : 1° vingt à trente injections ; 2° dix à quinze injections ; 3° cinq à dix injections ; chacune d'un demi à un centimètre cube[a], […]. Il faut bien désinfecter à la benzine ou à l'éther l'endroit de l'injection. Les vestiges des autres médicaments troublant la solution de nucléinate, une antisepsie sévère est indispensable. La

[a] Les volumes injectés sont faibles, ce qui peut s'expliquer soit par une concentration plus importante du Nucl, soit par un choix d'administrer des petites doses.

> solution troublée ne doit pas être injectée, pas plus que la solution trop brune. Il faut faire attention surtout pendant les chaleurs parce que le contenu des fioles se décompose très vite. C'est pourquoi il faut examiner chaque fiole avant l'emploi, afin de voir si le contenu n'est pas opaque. L'effet de l'acide nucléinique (Rhomnol) n'est pas si prompt, la strychnine est superflue, l'arsenic nocif. Une couche légère de collodion doit être appliquée après l'injection. Par la combinaison de ces trois traitements, le repos, le savon et le nucléinate, je suis parvenu à faire disparaitre maints symptômes (la sensation de faiblesse, maux de tête, sifflements, râles, toux, rhume chronique, etc.) et à obtenir une remarquable augmentation du poids (chez les adultes, 15 kilos en six mois), de la taille, de l'appétit, etc. L'expectoration, d'abord plus abondante, le devient moins et disparaît complètement plus tard. Les enfants reçoivent la moitié de la dose des adultes.

Nous frémissons a posteriori pour ces enfants à qui on a injecté des produits dont on examinait seulement l'aspect extérieur, alors qu'ils étaient peut-être contaminés de façon invisible par des toxines ou bactéries. Ce problème concernait probablement tous les produits injectables d'alors.

De nombreuses spécialités pharmaceutiques commercialisées contiennent du Nucl dans l'entre-deux-guerres. En 1928, on compte une trentaine de produits dans le dictionnaire Vidal et Dareau comportant du nucléinate ou de l'acide nucléinique dans leur composition [351] : Banikol, Biodynamine, Biophytol, Biozol, Céréossine, Diastogène, Globugénol, granules de Pantofort, Hémofixine, Héracléol, Néo-Rhomnol[a], Nervocithine, Neurotrophol, Nucléarrhol, Nucléarsitol, Nucléatol, Nuclhémose, Oponuclyl, Oriphol, Physiosthénine, Phytogénine, Rhomnol[b], Sanguil, Sténergine[c], Strychnarsitol, Terkal, Thalassotonine, Tonudol, Vanucléol, Vital-extrait.

Parmi ces spécialités, certaines sont constituées exclusivement de sels métalliques de nucléinate : si le Nucléo-fer Girard a disparu du Vidal et Dareau 1928[d], on trouve du nucléinate de manganèse pur (Nuclhémose). Le nucléinate de sodium pur n'est présent que dans le Rhomnol injectable. Plusieurs spécialités contiennent du « nucléophosphate » : par exemple, le Nucléarrhol (nucléophosphate de

---

[a] Voir *supra*, p. 248, 249, 250.
[b] Voir *supra*, p. 133, 164, 193.
[c] Dont la composition n'est pas indiquée.
[d] Présent dans celui de 1923. On trouve du nucléinate de fer dans la Nervocithine.

soude méthylarsiné), le Nucléarsitol (nucléophosphate de chaux et de soude méthylarsiné), le Nucléatol (nucléophosphate de chaux et de soude)[a]. Les acides nucléiques contenant naturellement des groupes phosphates, les industriels ont peut-être simplement voulu mettre l'accent sur celui-ci, qui connaît une certaine popularité. Nous assimilerons donc ces molécules à du nucléinate, de la nucléine ou de l'acide nucléique.

Parfois, l'acide nucléique ou le nucléinate sont associés à d'autres molécules, comme par exemple le Rhomnol par voie orale (acide nucléique pur associé à des nucléophosphates). Rajoutons les spécialités où le Nucl est suggéré, dissimulé ou associé à d'autres produits : par exemple le mélange nucléophospharsine et calcium en combinaison nucléinique du Vital-Extrait ; l'arrhénucléine glycérophosphatée de l'Héracléol ; l'association nucléo-albuminique du Banikol ; le nucléarsinate de manganèse du Tonudol, le nucléophosphate de vanadium strychnarsiné[b] du Vanucléol.

Quelques spécialités contenant des composés nucléiniques figurent sans aucun indice de leur composition : l'Histogénol[c], la Physiosthénine[d] (nucléinate de lithium), la Phytogénine (qui contient entre autres du nucléinate de manganèse). Ceci laisse supposer que d'autres spécialités contenaient des dérivés d'ADN ou d'ARN, sans les mentionner.

Nous voyons que cette molécule a connu un long succès, seule ou en association. La variété de ses indications thérapeutiques est surprenante : cela va de la banale asthénie à la tuberculose, en passant par toute la gamme des troubles psychiatriques rencontrés en médecine courante jusqu'aux psychoses. Le Neurotrophol est indiqué dans plusieurs causes de fatigue et d'asthénie ainsi que dans « les psychoses génitales », ce qui nous plonge dans la perplexité. Peut-être s'agit-il des psychoses survenant durant les règles, la puerpéralité ou la ménopause. Dans le passé, on évoquait volontiers l'auto-intoxication par des

---

[a] Du nucléophosphate est parfois présent en association avec d'autres composants : le Strychnarsitol associe nucléophosphate de sodium à du méthylarsinate de strychnine ; la Thalassotonine associe nucléophosphate de sodium, cacodylate et strychnine.

[b] Tous les produits dont le nom inclut le groupe « arsin » (nucléarsinate, strychnarsiné, nucléophospharsine, méthylarsinate) ou la racine « arrhén » contiennent de l'As.

[c] Voir *supra*, p. 133.

[d] Voir *supra*, p. 242.

toxines, des bactéries (école lyonnaise de Pierret), des hormones (Kraepelin) dans ces situations.

Le Rhomnol est un exemple parfait de mélange d'indications psychiatriques et infectieuses. Une publicité figurant dans le Vidal 1928 (Figure 21) mentionne son efficacité dans les « affections dyscrasiques consomptives » [351]. Dyscrasie signifie « modifications du sang » et consomption désigne un affaiblissement progressif dans certaines maladies chroniques, comme la tuberculose. Durant ces années d'entre-deux-guerres, les antibiotiques, découverts en 1927, ne sont pas encore commercialisés. Les premiers sulfamides ne sortiront que vers le milieu des années 1930.

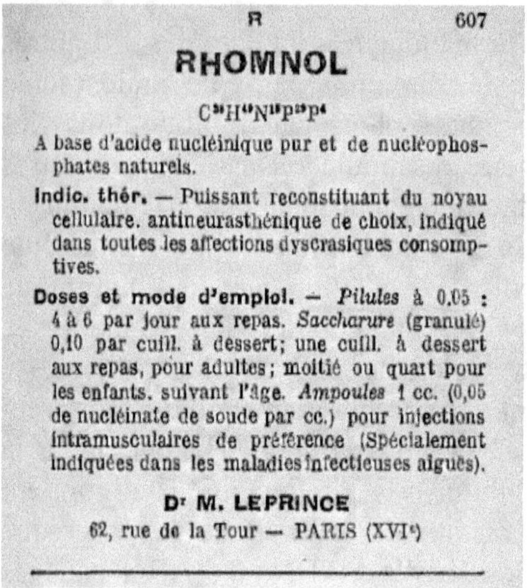
R 607

RHOMNOL

C[illegible]H[illegible]N[illegible]P[illegible]P[illegible]

A base d'acide nucléinique pur et de nucléophosphates naturels.

Indic. thér. — Puissant reconstituant du noyau cellulaire. antineurasthénique de choix, indiqué dans toutes les affections dyscrasiques consomptives.

Doses et mode d'emploi. — *Pilules* à 0,05 : 4 à 6 par jour aux repas. *Saccharure* (granulé) 0,10 par cuill. à dessert; une cuill. à dessert aux repas, pour adultes; moitié ou quart pour les enfants. suivant l'âge. *Ampoules* 1 cc. (0,05 de nucléinate de soude par cc.) pour injections intramusculaires de préférence (Spécialement indiquées dans les maladies infectieuses aiguës).

Dr M. LEPRINCE

62, rue de la Tour — PARIS (XVIe)

Figure 21 : publicité pour le Rhomnol Vidal 1928

Face aux maladies infectieuses, on est encore très démuni et on utilise des « antitoxiques ». Dans les infections digestives[a] ce sont le charbon actif, la Cholergine, la Gaduamine (extraits de foie et bile), la Di-Uroiodine (contenant un peu de lithium), la Lipocérébrine (extrait éthéré de cervelle de mouton), le jus de raisin Pampryl, la Phosphogénase (ferments phosphogènes vivants[b]), la Septicémine (effet antiseptique), le Sulfuryl (à base d'eaux minérales sulfureuses). Nous ne compterons pas ici les antitoxines incluses dans des sérums pseudospécifiques, dont l'efficacité est rarement vérifiée par des essais cliniques contrôlés. Les chances d'obtenir un effet anti-infectieux sérieux et rapide sont rares avant 1935.

Parmi les éléments frappants des fiches du Vidal ou d'autres compendiums, nous relevons la pauvreté des informations fournies en comparaison de la richesse des propositions d'effet thérapeutique. On n'est pas très regardant à cette époque sur les preuves d'efficacité, ni

[a] Dans le cadre de la théorie de l'auto-intoxication.

[b] Il pourrait s'agir de levures, riches en ADN, donc en phosphore.

sur les sources documentaires. Les premières réglementations (un *visa*) exigeant des études sérieuses avant mise en vente de spécialités pharmaceutiques apparaitront en 1941 et il faudra attendre les années 60 pour que l'AMM française entre en vigueur.

Toutefois, la médecine progresse dans ces années 1920-1930, que ce soit en infectiologie, en hématologie ou en immunologie. L'un des progrès vient éclairer le mécanisme de la réaction leucopénie-leucocytose induite par le nucléinate. Un autre réside dans la découverte des pyrogènes, substances susceptibles de causer de la fièvre, voire des chocs, lorsqu'administrées par voie injectable. Enfin, si la malariathérapie a pu conquérir la première place sur le podium des pyrétothérapies, son mécanisme d'action et son efficacité seront interrogés. Les années 1930 préparent la révolution médicale d'après-guerre, tant au niveau des méthodes d'exploration biologique, des nouvelles voies thérapeutiques, que des moyens d'évaluer leur efficacité clinique.

Pyrétothérapies, nucléinate et artefacts

Leucopénie/leucocytose sous nucléinate, un artefact ?

Le nucléinate entraine-t-il réellement une leucopénie par destruction des GraN (leucolyse), suivie d'une leucocytose par augmentation de la production de globules blancs ? Le terme d'hémoclasie[a] a été utilisé de façon confuse et englobante pour signifier à la fois une destruction des globules rouges ainsi que des blancs et même une hypotension. Au sein de la large palette anti-infectieuse du GraN, la nétose occupe une place particulière. Elle se paie au prix de la mise au ralenti du polymorphonucléaire, voire de sa mort.

La leucopénie immédiate observée après Nucl en SC est-elle due à cette mort glorieuse en mission antibactérienne ? La polynucléose est-elle due à une production de nouveaux globules blancs ? Ou bien les GraN se répartissent-ils différemment dans le corps sous l'effet de facteurs chimiques ? En 1928, les américains Charles Austin Doan et coll. étudient le mécanisme des leucopénies et leucocytoses induites par le Nucl [352]. Des travaux ont montré la très grande variabilité naturelle du compte normal des leucocytes, qui peut atteindre 100 %. Les auteurs remettent donc en question les travaux initiaux de Vaughan, Novy et

---

[a] Voir *supra*, p. 42, 218, 227.

McClintock (1893) liant l'efficacité microbicide du sang à la stimulation de la production de GraN [par le Nucl]. Il n'y a pas de corrélation entre l'efficacité thérapeutique apparente et l'augmentation des leucocytes.

L'injection de Nucl en IV à des animaux de laboratoire entraine bien une leucopénie immédiate de quelques heures, sans leucolyse, suivie d'une leucocytose importante, portant essentiellement sur les GraN. Aucune variation des autres globules blancs, lymphocytes ou monocytes, n'est observée. Doan et coll. attribuent la leucopénie immédiate à une séquestration des GraN dans la rate. La polynucléose qui fait suite est consécutive selon eux à une accélération de la maturation dans la moelle osseuse, où ils sont produits. Une augmentation de la phagocytose des GraN par les macrophages (anciennement appelés « clasmatocytes ») est également observée. L'injection de briques de l'ADN, des nucléotides tels l'adénosine et guanosine n'entraine pas de leucopénie immédiate : c'est bien la grosse molécule d'ADN qui est responsable de la séquestration des GraN dans la rate. Le mécanisme n'en est pas clair pour autant.

Doan et coll. s'interrogent sur les facteurs chimiotactiques capables d'accélérer la production et la maturation des GraN à partir de leurs précurseurs cellulaires. Ils observent que l'adénosine et la guanosine sont des stimulants puissants de la production des GraN dans la moelle osseuse et favorisent une leucocytose. Il est logique que la mise à disposition de nucléotides en abondance facilite la production de cellules riches en ADN, ce qui est le cas des GraN.

Les connaissances de l'époque ne permettent pas d'en dire plus. On n'a encore aucune idée de la structure de l'ADN, ni des enzymes qui permettent l'empilement ou la segmentation des briques le composant. L'ADN injecté en SC est débité en nucléotides[a], qui sont ensuite transférés à l'intérieur de la cellule pour fabriquer un nouvel ADN. Doan et coll. démontrent qu'il y a une production supplémentaire de GraN par la moelle osseuse à l'occasion des injections de Nucl, consécutive à une séquestration temporaire par la rate, mais pas de leucolyse. Il n'y avait donc probablement pas de raison particulière de craindre la survenue d'une leucolyse ou d'une anémie après les injections de Nucl. Lépine a visiblement surestimé la fréquence de ce risque, observé sous l'effet du hasard dans une petite série de cas.

---

[a] Par des enzymes nommées désoxyribonucléases.

Pyrogènes exogènes et endogènes : le retour des toxines

L'entre-deux-guerres est aussi le moment où l'on commence à comprendre les effets des substances pyrogènes d'origine bactérienne. Cette histoire sera racontée en 1963 par la biochimiste américaine Florence B. Seibert, qui en a été une protagoniste majeure [353]. Après la WW1 on se pose la question de savoir quelles protéines, puisqu'à cette époque elles sont à la mode, déclenchent de la fièvre après injection en IV. On en utilise déjà en thérapeutique, soit assez purifiées (peptones, tuberculine), soit dans des mélanges (lait, vaccins, extraits bactériens, nucléine[a], colloïdes métalliques[b]). De temps à autre, la fièvre n'apparait pas, ce qui surprend. Des expériences montrent que dans certains cas l'eau ayant servi à la dilution, salée ou distillée donc pure, peut suffire à entrainer de la fièvre. C'est ce qui met sur la piste de contaminations bactériennes. On isole bien des bactéries indésirables dans certaines eaux mais même après ébullition et filtration ayant éliminé les bactéries ces eaux continuent à entrainer de la fièvre lorsqu'elles sont injectées, ce qui ajoute à la perplexité. Le facteur pyrogène est donc à la fois résistant à la chaleur et d'une taille inférieure à une bactérie.

Ces fièvres causées par des eaux distillées avaient d'ailleurs été identifiées au XIX[e] siècle et reviennent à la mémoire des chercheurs. On découvre aussi que seules certaines bactéries, appartenant au groupe des *E. coli*, les colibacilles, produisent les substances ultrafiltrables[c] résistantes à la chaleur. On apprend à produire des solutions salées sans substances pyrogènes ce qui s'avère très difficile lorsque l'eau contient des molécules organiques, comme c'est le cas dans les solutions protéiniques. Il faut donc sécuriser toute la chaine de production jusqu'à l'étape finale de l'injection chez l'homme. Toutefois, la nature chimique des pyrogènes ultrafiltrables produites par les bactéries est encore inconnue. C'est après la WW2 que cette énigme sera résolue.

La malariathérapie, une thérapeutique au mécanisme mal compris et à l'efficacité douteuse dès ses débuts ?

Le terme de pyrétothérapie suppose évidemment que la fièvre est l'unique ingrédient thérapeutique et non un autre, immunitaire par

---

[a] Si l'ADN n'a pas été suffisamment nettoyé de ses histones et protamines associées.
[b] Lorsque ceux-ci sont stabilisés par l'adjonction de protéines.
[c] Qui passent à travers les filtres les plus fins.

exemple. L'arrivée de la malariathérapie, infection par un micro-organisme vivant, pour soigner une pathologie (la PG) elle-même causée par un organisme vivant, a réactivé ce questionnement. S'il s'agit bien d'une pyrétothérapie, ses concurrents comme la tuberculine, les vaccins, le Nucl sont une alternative lorsqu'elle ne peut pas être pratiquée. C'est le cas si l'état du patient est trop précaire ou s'il y a pénurie de *Plasmodium*. L'hyperthermie externe est elle aussi en concurrence directe avec la malariathérapie, mais les hôpitaux n'ont pas toujours les moyens de s'équiper en matériel et elle ne peut pas s'appliquer aux malades agités. Le nucléinate était un challenger modeste car son effet pyrogène était variable. On sait maintenant que l'hypothèse d'une augmentation de la phagocytose n'était pas très pertinente compte tenu de la biologie du *Treponema pallidum* : les GraN ne semblent pas franchir la BHE et ne peuvent exercer de phagocytose directe au niveau du tissu cérébral[a].

En revanche, si la réussite de la malarisation est spécifique du *Plasmodium malariae* et/ou du rapport de celui-ci avec le *Treponema,* on peut supposer qu'elle passe par une réaction immunitaire. Or, celle-ci ne s'accompagne pas de leucocytose, rare avec la malaria. Le protozoaire se multiplie à l'abri des cellules immunitaires, dans les cellules du foie et les globules rouges (hématies).

Wagner-Jauregg est, quant à lui, persuadé depuis 1887 que le meilleur moyen d'obtenir un effet thérapeutique dans les psychoses est d'en passer par une infection réelle et que les autres traitements (tuberculine, vaccins) ne sont qu'un pis-aller.

En 1922, le chilien Delgado[b] estime que la fièvre est le facteur thérapeutique essentiel et non la leucocytose « [qui], provoquée par d'autres agents, [..] ne donne pas de résultats comparables à ceux obtenus au moyen des infections fébriles » [354]. Cette déclaration le conduit à clore le chapitre des leucothérapies (Nucl, colloïdes métalliques). En fait, Delgado compare indirectement la malaria aux traitements antérieurs de la PG. La méthodologie de comparaison directe par essai thérapeutique contrôlé (*versus* placebo ou absence de traitement expérimental) et randomisation n'existe pas encore. Son argument essentiel en faveur du rôle central de la fièvre figure dans les

---

[a] Seules les cellules microgliales ont cette capacité au niveau du tissu cérébral.

[b] Voir aussi *supra,* p. 208, 209.

travaux de Weichbrodt et Jahnel en 1919[a] [255]. Delgado cite cependant l'opinion de Plaut et Steiner, qui sont en faveur d'une interaction immunitaire entre le *Plasmodium malariae* et le *Treponema pallidum,* indépendamment de la fièvre : le paludisme provoquerait la formation d'anticorps qui s'attaqueraient, pour une raison inconnue, au tréponème. En fin d'article, curieusement, Delgado semble se rallier à cette théorie immunitaire et il cite une coutume péruvienne qui conduisait les personnes atteintes de la maladie « uta », une leishmaniose cutanée[b], à se rendre dans la ville de Tembladera où la malaria était endémique. On disait que l'uta disparaissait après le séjour dans cette ville. Cependant y avait-il besoin d'une maladie réelle, vivante, pour obtenir cet effet ou un simple « vaccin » constitué de bactéries mortes, inactivées ou fragmentées aurait-il suffi ? Delgado n'aborde pas cette question, sans réponse évidente.

Weichbrodt, comme tout un chacun, s'était posé la question de l'ingrédient actif de la malariathérapie : fièvre ou leucocytose ? Il évacue la leucocytose arguant que « celle-ci ne peut agir que si elle est déjà présente au moment où les bactéries ou les toxines produisent leur effet » [247]. Or, la malarisation intervient longtemps après l'action des bactéries ou des toxines. Retour donc à l'hypothèse fièvre. Avec Jahnel, en 1919, il a porté à 41 °C la température d'un incubateur clos, dans lequel a été placé pendant 30 minutes un lapin porteur d'un chancre syphilitique sur le testicule [255]. La température corporelle de l'animal monte à 43 °C en moyenne[c]. Des séries d'hyperthermie ont lieu. Au fil des séances, les tréponèmes s'immobilisent puis meurent. La guérison du chancre prend trois semaines. Il est inenvisageable d'induire une température centrale proche de 43 °C chez l'homme en raison du risque de dommages cérébraux[d]. L'hyperthermie a donc bien un effet antisyphilitique, mais l'expérience concernait une région superficielle et la température nécessaire était à la limite du tolérable.

En 1926, les américains Jay F. Schamberg et Ana Rule reprennent la question. Les deux co-auteurs passent en revue tous les mécanismes d'action supposés de la malariathérapie [290] : d'autres hypothèses que celles de la fièvre et de la spécificité immunitaire *Treponema- Plasmodium*

---

[a] Voir *supra*, p. 261.

[b] Maladie causée par des protozoaires.

[c] Au-delà, le lapin souffre et peut mourir.

[d] On sait que le cerveau souffre à des températures supérieures à 41,5 °C.

ont été proposées : Nonne, Reese et Peter croient que l'effet antitréponémique de la malaria est dû à des substances parvenant au tissu nerveux grâce à la vasodilatation accompagnant les frissons. Plehn pense à une libération de protéines étrangères par les *plasmodia* lors de leur destruction. Au total, ce sont huit théories différentes qui ont été proposées. Par des expériences chez l'animal, Schamberg et Rule confirment que la chaleur obtenue par des bains chauds répétés à 45 °C durant 20 minutes fait monter la température corporelle d'environ 2 °C, rendant le tréponème non infectant. À l'extérieur du corps, il meurt à 41 °C après 6 heures d'exposition. Schamberg et Rule appuient donc la théorie de la fièvre. Les niveaux de température observés lors de la malaria atteignent souvent 40-41 °C mais ce n'est pas systématique. On sait maintenant que la température au sein du cerveau est d'environ 1 °C plus élevée que le reste du corps. Ceci laisse à penser qu'à condition d'être élevée, la fièvre de l'accès de malaria était en mesure de tuer les tréponèmes.

En 1936, une décennie après avoir obtenu le Nobel, Wagner-Jauregg revisite le mécanisme d'action de la malariathérapie [355] : il relève que des auteurs ont parfois observé de bons résultats cliniques sans fièvre ou avec des fièvres modérées. On constate assez souvent l'absence de tréponèmes dans le cerveau des patients ayant été traités par la malaria. Selon lui, l'électropyrexie n'a pas permis autant de rémissions que la malariathérapie. Les résultats de Neymann, publiés en 1934, qui avait noté 30 % de rémissions avec l'hyperthermie externe (29 % en 1936)[a] sur 544 cas, lui semblent trop beaux. Il les met en doute sur la foi d'une étude de Freeman, Fong et Rosenberg en 1933, qui n'avaient observé aucune rémission sur 50 cas de PG. Neymann avait répliqué que la méthode d'électropyrexie employée par ces auteurs était moins énergique que les autres [356].

Wagner-Jauregg examine ensuite les faits en faveur d'une réaction immunitaire et inflammatoire locale (cérébrale) contre le tréponème à la suite de la malaria. Il pointe : a) une augmentation des anticorps qui immobilisent, sans toutefois le tuer, le *Treponema pallidum* dans le sérum et le LCR ; b) des signes de réaction immunitaire locale, comme une augmentation du nombre de cellules[b] et de la quantité d'albumine dans le LCR ; c) des indices en faveur d'une réaction immunitaire

[a] Voir *supra*, p. 235, 236.

[b] Sans doute des lymphocytes.

générale : une affinité du *Plasmodium* pour le système réticulo-endothélial (SRE)[a], une augmentation du nombre de globules rouges, des lymphocytes et une baisse des monocytes. Le SRE serait stimulé par des protéines toxiques provenant de la destruction du globule rouge par le *Plasmodium*[b]. L'augmentation de la capacité de défense de l'organisme dépendrait de l'immunité cellulaire, non humorale. Wagner-Jauregg cite des auteurs selon lesquels la différence d'effet immunitaire de la malariathérapie d'avec la galactothérapie ou la nucléinothérapie est une question de degré, mais aussi qualitative : ces deux dernières modalités de pyrétothérapie[c] n'affectent pas les globules rouges et n'augmentent pas le nombre de monocytes (appartenant au SRE) autant que la malariathérapie. Paradoxalement, on se souvient que Lépine s'inquiétait du risque d'hémolyse[d] sous Nucl.

On assiste avec Wagner-Jauregg à un retour sur le devant de la scène d'un mécanisme immunitaire pour une thérapeutique psychiatrique. L'analogie avec le nucléinate s'arrête là, car celui-ci n'avait pas d'indication spécifique, tandis que, selon Wagner-Jauregg, la malarisation semblait spécifique de la PG. Il n'avait pas toujours professé une telle spécificité car, initialement, il préconisait aussi bien l'érysipèle, la fièvre récurrente que la malaria. Son intérêt pour le SRE était-il donc un placage théorique opportuniste ? La chance de tomber un peu par hasard avec la malaria sur un mécanisme entrainant, grâce à une stimulation des macrophages et à cause d'une hémolyse, la disparition des tréponèmes dans le cerveau, était très faible.

Ces réserves sur le modèle d'effet de la malaria s'ajoutent à ceux concernant son efficacité, qui s'étaient exprimés dès le début. Les résultats des neuf premiers patients de Wagner-Jauregg n'avaient pas été spectaculaires avec trois rémissions et un décès sur neuf patients[e]. En 1924, les américains Nolan D.C. Lewis et coll. expriment leurs doutes en reprenant les 74 cas de PG de Nonne, dont seulement huit

---

[a] Regroupement de cellules phagocytaires, proposé par Aschoff en 1924, succédant au « système macrophagique » de Metchnikoff : cellules réticulaires du tissu conjonctif (formant un réseau et synthétisant le collagène) et cellules endothéliales de la paroi interne des vaisseaux sanguins. L'histiocyte est un macrophage du tissu conjonctif.

[b] Une partie du cycle de vie du parasite se déroule dans les globules rouges de l'hôte, permettant au *Plasmodium* d'échapper aux défenses immunitaires.

[c] Quelques années plus tôt, on les rangeait plutôt parmi les protéinothérapies.

[d] Voir *supra*, p. 42.

[e] Voir *supra*, p. 203.

atteignirent la rémission complète (11 %) [357]. Ils citent le neurologue Philippe Pagniez qui avait épluché une étude allemande bien conduite sur 33 cas. Douze avaient été considérablement améliorés, mais l'auteur s'était demandé si ce niveau, pourtant honorable, de 36 % de quasi-rémission était suffisamment convaincant. Au-delà des doutes sur l'efficacité de la malariathérapie, des oppositions morales s'étaient exprimées également très tôt. Un des membres du comité Nobel, le psychiatre suédois Bror Gadelius s'opposa fermement à l'attribution du prix à Wagner-Jauregg pour des raisons éthiques[a]. Son opportun départ à la retraite permit que son confrère autrichien soit finalement récompensé. Ce prix, en dirigeant le projecteur sur la malariathérapie, a sûrement contribué à sa diffusion, qu'on peut juger *a posteriori* imprudente au vu des chiffres modérés de rémission complète et des risques immédiats de décès [358].

L'effet de nouveauté qui a bénéficié initialement à la malariathérapie la dessert par la suite. Lorsque l'hyperthermie externe apparait, ses taux de rémissions dans la PG semblent d'autant plus intéressants que la létalité à court terme est très faible. Il s'agit là encore de comparaisons indirectes entre deux pratiques. En 1938, après une dizaine d'années d'expérience avec l'électropyrexie, l'américain A.E. Bennett émet de sérieux doutes sur l'intérêt de la malariathérapie [293]. En 1936, Barnacle et coll. ont observé 46 % de rémissions et 12 % de décès avec l'association hyperthermie externe[b] + tryparsamide *versus* 22 % de rémissions et 14 % de décès pour la malaria suivie de tryparsamide[c] [359]. Un biais potentiel a ici pu favoriser l'hyperthermie externe, car le traitement arsénical était donné simultanément tandis qu'il était administré postérieurement à la malariathérapie. Dans ce cas de figure, la rémission pouvait être retardée si le traitement arsénical avait une efficacité, même faible, dans la PG. Les thérapies par la fièvre étaient mises en avant et conflictualisées, en passant sous silence l'effet des antisyphilitiques. En 1939, Eli Chernin cite cette déclaration de Neymann, fervent défenseur de l'électropyrexie, à propos de la malariathérapie [360] :

> J'ai entendu parler de l'action magique mythique, non prouvée et très vantée du *plasmodium* du paludisme dans le traitement de la paralysie

[a] Il est également connu pour avoir refusé le Nobel à Freud.

[b] Utilisant l'appareil à air conditionné de Kettering.

[c] Les résultats incomplets ne sont pas pris en compte dans cette comparaison.

> générale jusqu'à ce que j'en sois venu à croire que nous avons affaire à un fétiche ou à un tabou dans l'esprit de ses plus ardents défenseurs.

Si la malariathérapie est contestée par l'hyperthermie externe et la sulfosine on n'assiste pas à un retour en grâce des méthodes antérieures de pyrétothérapies, Nucl, tuberculine, vaccins non spécifiques et galactothérapie. Nous verrons toutefois que le Nucl s'en sortira mieux que ses concurrents proches (tuberculine, peptones, vaccins non spécifiques) après la WW2, tout en quittant discrètement la scène de l'hôpital psychiatrique.

VI. Le virage vers la modernité

La deuxième guerre mondiale, les traitements antibiotiques et la neurosyphilis

Les premiers traitements montrant une certaine efficacité contre les infections sont les sulfamides, le Prontosil étant le premier (1935), suivis par les antibiotiques (1941). Les sulfamides sont essentiellement utilisés dans le traitement des gonococcies et quasiment pas dans la syphilis.

À partir de 1943, la pénicilline est utilisée pour traiter la syphilis primaire cutanée, puis on s'y intéresse pour la PG et le tabès autour de 1944-1945. Le traitement de la PG durant la WW2 est toujours représenté par la malariathérapie ou la récurrentothérapie[a], éventuellement l'électropyrexie (surtout aux USA) avec ou sans traitement antisyphilitique (arsénicaux, bismuth). En 1947, Rose et Solomon font le point d'une année d'emploi de la pénicilline dans la NS par plusieurs centres américains, représentant plusieurs centaines de malades [361]. La pénicilline leur semble supérieure aux « chimiothérapies métalliques » contenant de l'As et du bismuth. Cependant, même avec la pénicilline, l'amélioration reste limitée et rien ne peut remplacer le tissu cérébral définitivement lésé. Ainsi dans les formes plus sévères de la NS, préconisent-ils d'associer malariathérapie et pénicilline. D'autres tentent des associations de pénicilline aux chimiothérapies métalliques ou des injections de pénicilline directement dans le LCR. La pénicilline permet une normalisation des tests sérologiques dans le LCR, souvent en moins de deux mois, ce qui est très encourageant et les simples injections intramusculaires paraissent suffire [362].

Parfois, les antibiotiques ne traversent pas assez bien la BHE. Leur arrivée n'annule pas complètement l'emploi de la malariathérapie, qui

---

[a] Inoculation de fièvre récurrente à *Borrelia.*

se poursuivra pendant encore de nombreuses années. Dans un article de 1984, l'américain Chernin rapporte que des dizaines de milliers d'inoculations malariales ont été effectuées par *l'United States public health service* jusqu'en 1965 et par le *Horton laboratory* en Angleterre jusqu'en 1975 [360]. La malariathérapie s'est donc poursuivie durant 30 années après l'introduction des antibiotiques. La fin naturelle de cette pratique est liée à la disparition quasi-complète des nouveaux cas de NS, les antibiotiques prescrits systématiquement devant toute syphilis primaire empêchant la progression vers la phase tertiaire. La malariathérapie était toujours recommandée aux USA au début des années 1990 pour les NS résistantes aux antibiotiques.

L'inoculation volontaire de la malaria sert encore de nos jours pour tester des vaccins ou traitements contre le paludisme, dans le cadre de ce qu'on appelle *Controlled human malaria infection* (CHMI), rappellent Danielle Stanisic et coll. [363].

L'acide nucléique fait de la résistance (après la WW2)

La malariathérapie a considérablement fait reculer l'usage des autres pyrétothérapies dans la NS, dont le Nucl, dès les années 1920. Les « traitements de choc » de la fin des années 1930 ont évincé le Nucl de la thérapie des psychoses chroniques non infectieuses. L'arrivée des antibiotiques a enfoncé le clou et rendu l'effet leucogène du Nucl moins intéressant dans les pathologies infectieuses. Dans les agranulocytoses, il est passé à l'arrière-plan de l'emploi des nucléotides isolés.

Les traces de l'abandon progressif du Nucl en psychiatrie se perdent, d'autant qu'on ne sait pas comment il a été utilisé en médecine générale dans les troubles dépressifs, psychasthéniques ou névropathiques. Nous n'avons pas procédé à une recherche exhaustive de ses ventes en psychiatrie mais à un examen des produits commercialisés qui en contiennent. On a vu qu'avant la WW2 il existait un nombre important de spécialités pharmaceutiques contenant de l'acide nucléique ou de la nucléine. La loi du 11 septembre 1941[a], promulguée par le gouvernement de Vichy, met en place une obligation de visa encadrant la commercialisation et la publicité des spécialités pharmaceutiques.

[a] *Journal officiel* du 20 septembre 1941, Titre V, chapitre II, Spécialités pharmaceutiques.

Les demandes sont examinées par un *Comité technique des spécialités* (CTS). Des 30 000 spécialités existantes avant 1941, il n'en reste plus que 14 169 le 1er septembre 1945, selon Charles Vaille, cité par Bruno Bonnemain en 2002 [364].

Nous avons vu plus haut qu'une des spécialités pharmaceutiques de Nucl antérieure à la WW2 était le Rhomnol, commercialisé par le laboratoire Leprince. Le fondateur de ce laboratoire, Maurice Leprince, devient opportunément le président du CTS et le Rhomnol est toujours commercialisé après la WW2. Un numéro du *US patent office* du 17 février 1948 mentionne un renouvellement de visa le 17 septembre 1947 ; il disparait du dictionnaire Vidal après 1956, ce qui signifie la fin de sa commercialisation. Le laboratoire Drouet et Plet, producteur de la Physiosthénine (nucléinate de lithium) avant-guerre, ferme en 1956 et cette spécialité disparait des dictionnaires Vidal ultérieurs. Le Neurotrophol par voie orale du laboratoire Byla[a], présent dans le Vidal de 1928 avec l'énigmatique indication « psychoses génitales » y figure jusqu'en 1957. La notice mentionne qu'il contient du Nucl et un peu d'extraits testiculaires, ce qui nous rappelle Brown-Séquard. À cette date, ce produit est indiqué, entre autres, dans les états névropathiques et l'anorexie. Le néo-Rhomnol injectable, associant nucléinate de strychnine et cacodylate de soude, déjà vu dans le Vidal 1928[b], poursuit sa carrière. Pendant quelques années sa notice mentionne, parmi d'autres indications, « neurasthénie, convalescence, intoxications, dépressions nerveuses ». Il résiste jusqu'en 1973, commercialisé par le laboratoire Gerda[c], et sa liste d'indications encore large, recouvre « anémies, déficiences organiques, impuissance par inexcitabilité relative aux incitations normales ».

L'intérêt pour l'ADN explose dans les années 50 après les travaux d'Erwin Chargaff, d'Oswald T. Avery et coll. et, surtout, la découverte par Watson et Crick de la structure en double hélice de l'ADN en 1953 [149]. Les dénominations des spécialités pharmaceutiques changent à la fin de cette décennie : le terme acide désoxyribonucléique remplace celui de nucléinate, amorçant un renouvellement de la gamme et une

---

[a] Absorbé par le laboratoire Clin, entité qui a fusionné avec Midy, pour former Clin-Midy, filiale de Sanofi.

[b] Voir *supra*, p. 254.

[c] Qui sera absorbé par Substipharm.

adaptation à de nouvelles attentes, pas automatiquement plus scientifiques.

Le Vidal s'enrichit de nouvelles spécialités nommées « ADN » (Laboratoires Biostabilex[a], Mayoli-Spindler[b], Midy[c]), disponibles par voie orale ou injectable, les indications différant selon la voie d'administration. En 1959, le Vidal mentionne que l'Eucytol, du laboratoire Mayoli-Spindler administré par voie orale, déjà présent en 1928 et composé d'une « combinaison d'extraits végétaux et de sels phospharsénicaux organiques », est constitué d'acide désoxyribonucléique extrait de laitance de poisson[d]. En 1960, il est indiqué, entre autres, « en raison de son action régulatrice » dans l'excitation mentale et les psychasthénies. La notice cite des références d'études dans le traitement des fractures et dans la leucopoïèse.

L'ADN est associé à l'idée de réparation, de tonus et de dynamisme. Globalement ses formes orales sont plutôt destinées à lutter contre l'asthénie (Adena 500, par exemple) et sont classées parmi les « toniques ». D'autres, comme le Nuclifort (Laboratoire Mayoli-Spindler), sont indiquées dans les troubles du métabolisme protéinique : ostéoporose dans les traitements cortisoniques, affections traumatiques osseuses et tissulaires, dénutrition, atteintes de la moelle osseuse à la suite de traitements anticancéreux, parodontites. Le Dynerval par voie orale du laboratoire Biostabilex, commercialisé à partir de la fin des années 50e, contient non pas de l'ADN sous forme acide, mais du désoxyribonucléate de calcium, sodium et magnésium.

En 1969, les visas sont remplacés par l'autorisation de mise sur le marché (AMM). Le Tonitensyl, fait son apparition. En 1995, les spécialités contenant officiellement de l'ADN (en dénomination commune[f]) sont encore au nombre de six : ADN hautement polymérisé Biostabilex, Adena[g], Nutrigène[h], Ostéogen, Plurifactor[i], X-Adène (sel

---

[a] Filiale de Sandoz, le laboratoire a fermé en 1993.

[b] Ce laboratoire existe toujours sous ce nom en 2023.

[c] Devenu Clin-Midy, filiale de Sanofi.

[d] Un retour à la case Miescher en quelque sorte.

[e] Dictionnaire Vidal de 1959, p 517.

[f] La liste des spécialités par dénomination commune laisse apparaitre des manques.

[g] Laboratoire Innotech International, filiale de Innothera.

[h] Autorisé en 1993. Laboratoire GNR-Pharma, qui a rejoint Novartis en 2001.

[i] Titulaire de l'autorisation depuis 1970. Commercialisé jusqu'en avril 1999.

de sodium)[a] auxquelles il faudrait ajouter celles contenant des désoxyribonucléates. Le Dynerval associe un complexe polyvitaminique à l'ADN, dont l'action est qualifiée d'immunorestauratrice[b]. Ses indications sont : artériopathies, ischémies, retard de cicatrisation, vitaminothérapie du groupe B. En 2000, il reste encore Adena et Nutrigène, ce dernier, par voie orale exclusive, étant indiqué en traitement d'appoint des douleurs arthrosiques. L'Adena, qui contenait 160 mg d'ADN, disparait du Vidal en 2008. Pour mémoire, le laboratoire d'homéopathie Boiron commercialise depuis 2001 un ADN hautement dilué. Après avoir connu une longue phase de déclin sous son nom antérieur de nucléinate, l'acide nucléique a donc connu un certain renouveau à partir des années 60, sous celui d'acide désoxyribonucléique. Puis il s'efface de la panoplie thérapeutique ordinaire il y a une quinzaine d'années à peine, si l'on excepte évidemment la thérapie génique et les vaccins contemporains.

D'autres produits à base d'acide nucléique ont été vendus en tant de complément alimentaire (certains le sont encore) pour « stimuler la mémoire » et « augmenter l'énergie » avec des contenus variables en acides nucléiques. La richesse en phosphore est volontiers mise en avant. Nous donnerons comme exemple de ces compléments phosphorés le produit Totus du laboratoire Heuprophax, à base de laitance de poisson. Il fut utilisé par des générations d'adolescents en phase de bachotage[c], et a été cité dans un article de *Libération* en 2010[d]. Fabriqué à Alençon, il a été commercialisé des années 1950 à 1980[e]. Des produits cosmétiques contiennent également de l'ADN et on peut toujours acheter sur Internet des produits qui disent en contenir.

Nous n'avons pas recherché les données d'utilisation du nucléinate ou de l'acide nucléique après la WW2, à défaut de sources utilisables. L'identification des publications sur ce thème se heurte à des difficultés : publier est l'apanage des médecins hospitaliers ou de rares médecins libéraux ayant accédé à la notoriété et ayant le goût d'écrire. Plus problématique est le fait qu'en raison du passage progressif à la

---

[a] Laboratoire Biostabilex.

[b] Une réapparition imprévue d'un éventuel effet immunologique.

[c] Dont l'auteur de cet ouvrage.

[d] https://www.liberation.fr/vous/2010/06/16/comment-bien-bashooter_659317/ (lien valide le 28/01/2024).

[e] Archives des entreprises d'Alençon https://archives.ville-alencon.fr/ark:/naan/a011593096110u3uM1V/from/a011593096110u3uM1V (lien valide le 28/01/2024).

dénomination acide désoxyribonucléique, les publications d'essais cliniques sont très difficiles à repérer au sein de la masse exponentielle d'articles concernant l'ADN à partir des années 60.

Dans un premier temps, en France, si nous sortons de la psychiatrie et de la médecine humaine, nous retrouvons des publications sur le nucléinate en médecine vétérinaire. La voie a été tracée presque vingt ans plus tôt par Jean Petit en 1935 dans sa thèse *Leucocytose et leucothérapie, de la valeur leucogénique du nucléinate de Lithium* [365]. Il se trompe en affirmant que les variations physiologiques de la leucocytose sont « peu considérables » ou que le GraN a un effet antitoxinique. Petit n'envisage pas que la leucogénèse remarquable du Nucl de lithium[a] est peut-être plutôt due au lithium[b] qu'au nucléinate. En 1951, le vétérinaire André Francisque Chassigneux[c] décrit son usage du Nucl de lithium depuis l'année écoulée. Il dit avoir traité une jument dont la mise bas laborieuse avait déclenché une infection locale de l'utérus, qui avait « résisté » à une injection IV de sulfamides. Il pense l'avoir guérie à l'aide de deux injections SC de Nucl de lithium [366]. Il reconnait honnêtement qu'il peut s'agir d'un hasard et qu'il lui avait administré des sulfamides antérieurement, ce qui a pu faciliter la guérison de l'infection. Cependant, mis en confiance, il utilise le Nucl toute l'année 1950 chez différents animaux. Seul le porc résiste à cette audace nucléinique. Si Chassigneux admet que sulfamides et antibiotiques donnent des « résultats bien supérieurs, du moins dans l'immédiat » il suggère que le Nucl, moins coûteux, pourrait « avoir sa place à la ferme », directement entre les mains des éleveurs.

En 1952, le pasteurien Gaston Ramon, associé au même Chassigneux, à Rémy Richou et à Claude Gerbeaux, publie une note sur le Nucl de soude comme adjuvant et stimulant de l'immunité [367]. Ramon, vétérinaire et biologiste, est connu pour ses travaux sur les adjuvants vaccinaux qui font autorité. Un plan d'expérience avec des anatoxines[d] tétaniques purifiées ou brutes associées à du Nucl est mis au point chez le lapin. Ramon observe que :

[a] Physiosthénine.
[b] En effet, le lithium a des propriétés leucogènes.
[c] Titulaire d'une thèse de médecine obtenue à Lyon en 1925.
[d] Toxine tétanique inactivée qui sera utilisée pour induire des anticorps, principe du vaccin antitétanique.

> ...le taux antitoxique[a] le plus élevé a été constaté chez ceux qui ont reçu l'anatoxine additionnée de nucléinate de soude. Ce taux antitoxique est d'ailleurs fonction dans une certaine mesure de la concentration en nucléinate de soude, puisque ce sont justement les animaux qui ont reçu les doses les plus fortes de nucléinate qui présentent l'immunité la plus élevée. Le nucléinate de soude se comporte donc comme une substance adjuvante et stimulante de l'immunité antitoxique...

Il ne semble pas y avoir eu de suites chez l'homme.

Ce n'est pas encore fini pour le Nucl dans le domaine de la recherche immunologique française : en 1956, Georges Thiery, spécialiste de la rage et de la peste bovine, publie une note transmise par Ramon sur des recherches contre le virus de la rage. Plus précisément, ce dernier cherche à « vicier le métabolisme du virus avec des acides nucléiques légèrement différents de ceux des cellules nerveuses » en s'adressant au Nucl [368]. Les virus en milieu de culture cellulaire mis en contact avec du Nucl pendant quelque temps sont injectés soit dans le muscle soit dans le cerveau des souris. L'évolution plus lente, le moindre nombre d'animaux affectés par la rage après injection IM, laissent espérer un bénéfice potentiel mais rien de pratique ne semble en avoir émergé. En 1969, Richou et coll. mentionneront à nouveau le Nucl au sein d'une liste d'une quinzaine d'adjuvants vaccinaux [369].

L'exploration de la littérature médicale internationale montre que *nucleinate*[b] n'a pas été le seul terme employé. *Desoxyribonucleate* apparait essentiellement entre 1946 et 1960 mais dans aucune étude clinique, semble-t-il. *Ribonucleate* a une plus large distribution dans le temps, ayant été utilisé entre 1951 et 1982, là aussi sans étude clinique. *Ribonucleinate* ne correspond qu'à des publications en russe sauf une exception, sans étude clinique. *Desoxyribonucleinate* n'a été utilisé que trois fois, deux fois en français en 1952 et une fois en Russe. La littérature médicale internationale est toutefois difficile à appréhender dans sa totalité, un certain nombre d'articles n'étant pas indexé.

Des publications dans le domaine thérapeutique utilisant le terme ADN sont repérées dès la fin des années 50, en médecine et surtout en cancérologie, par exemple après chimiothérapie ou radiothérapie. Nous sortons ici nettement du champ de la psychiatrie et nous cantonnerons

---

[a] Taux d'anticorps anti-toxine.

[b] Les accents sont ici omis pour explorer la presse internationale, majoritairement anglophone.

aux grandes lignes. Citons simplement les travaux d'Ernest Huant en 1957 sur le traitement de tumeurs avec de l'ADN [370]. En 1967, Ch. Proux et C.G. Toubiana publient deux articles sur l'ADN « hautement polymérisé » dans le traitement des leucopénies et aplasies médullaires après radiothérapie ou chimiothérapie [371]. Toujours en cancérologie, en 1979, les belges A. Ferrant et coll. utilisent une chimiothérapie anticancéreuse « transportée » par de l'ADN dans les leucémies et cancers pédiatriques [372]. L'ADN favoriserait l'endocytose[a] de la molécule anticancéreuse, permettant une concentration plus élevée dans les cellules les plus actives, les cancéreuses. Cette endocytose moléculaire rappelle la pinocytose décrite par Gabritschewsky en 1894 [162] à propos de l'effet antitoxinique putatif des GraN[b]. Dans les années 90, on cherche à introduire de l'ADN dans les cellules pour de la thérapie génique, ce qui dépasse largement le cadre de notre propos et nous ne parlerons évidemment pas ici des vaccins à ARN ou ADN.

Le nucléinate a aussi été utilisé après la WW2 comme étalon dans un test biologique, pour évaluer la présence de pyrogènes dans les solutions de perfusion IV chez l'homme. Nous avons vu un peu plus haut que les pyrogènes bactériens avaient été identifiés avant la WW2[c] et qu'on avait commencé à mettre au point des tests chez le lapin pour les détecter. Leur nature chimique est longtemps restée inconnue et l'on a d'abord pensé qu'il s'agissait de sucres complexes, des polysaccharides. Une liste des bactéries, essentiellement Gram-négatives[d], produisant des pyrogènes, a été établie en 1956 selon Seibert [353]. La structure des pyrogènes bactériens est apparue plus complexe qu'on ne le pensait initialement. Elle incluait des lipides, parfois des protéines, mais pas d'acides nucléiques. On les a donc qualifiés de lipopolysaccharides (LPS). Ce sont des endotoxines, car elles sont contenues dans la paroi des bactéries, tandis que les exotoxines sont émises dans le milieu extracellulaire[e]. Les LPS diffèrent selon les bactéries. Tous les pyrogènes bactériens ne sont pas des LPS. Certains proviennent de bactéries Gram-positives. L'administration répétée de

---

[a] Voir *supra*, p. 147.
[b] Voir *supra*, p. 147.
[c] Voir *supra*, p. 259.
[d] Voir *supra*, p. 117.
[e] Voir *supra*, p. 76.

LPS à faibles doses entraine un phénomène de tolérance par immunisation progressive[a]. Leur effet ne se limite pas à la hausse de la température centrale car elles causent également une leucopénie immédiate puis une leucocytose, ce qu'on observait justement après injection SC de Nucl.

Les études sur les LPS ont révélé qu'en leur présence les leucocytes produisent des pyrogènes endogènes. Ceux-ci seront identifiées par la suite comme les médiateurs chimiques de l'inflammation, lipidiques comme les prostaglandines[b], ou protéiniques comme les cytokines inflammatoires, IL-1[c], IL-6[d] et TNF-α[e]. Les cellules immunitaires impliquées dans la production de cytokines pyrogènes ne se limitent pas aux leucocytes de type GraN[f].

Revenons au test de détection des pyrogènes employant le Nucl[g]. C'est en ex-Allemagne de l'Est (république démocratique allemande ou RDA) qu'il a été utilisé, sous la houlette de H. Dressel de l'*Institut für arzneimittelwesen* (institut du médicament) de la RDA entre 1977 et le début des années 1990. La publication de 1977 peut se résumer ainsi [373] :

> L'étalon pyrogène de la pharmacopée de la république démocratique allemande [...] est constitué d'un lot sélectionné de nucléinate de sodium dont la pyrogénicité a été démontrée chez de très nombreux lapins. Une ampoule de cet étalon contient 10 mg de nucléinate de sodium lyophilisé. Après inoculation de 0,4 mg par kg de poids corporel à des lapins, une augmentation de la température de 0,8 °C ou plus se produira. Westphal suppose que la raison de la pyrogénicité du nucléinate de sodium est peut-être due à sa contamination obligatoire par des lipopolysaccharides bactériens. Quelques investigations pour savoir si les propriétés et les effets de ce standard sont différents de ceux des lipopolysaccharides bactériens isolés ont été réalisées par l'auteur [...] dont les résultats [...] n'ont pas montré de différences significatives entre le nucléinate de

---

[a] Ce n'est pas une désensibilisation d'allergie.

[b] Le centre régulateur de la température centrale est dans l'hypothalamus. La prostaglandine E_2 est la seule à être impliquée dans la fièvre. Voir *supra*, p. 103.

[c] Voir *supra*, p. 102.

[d] Voir *supra*, p. 114.

[e] Voir *supra*, p. 103, 116.

[f] Les lymphocytes T et B produisent de l'IL-6, les monocytes de l'IL-1, les lymphocytes T et NK, les granulocytes éosinophiles, produisent du TNF-α.

[g] Voir *supra*, p. 274.

sodium et les lipopolysaccharides bactériens isolés. Ceci est en accord avec l'hypothèse de Westphal mentionnée ci-dessus.

Ce serait donc à cause des LPS que le Nucl de sodium en IV est pyrogène. Le test de Dressel n'est pas repris dans les pays occidentaux, qui choisissent d'autres méthodes. En 1976, les hollandais van Miert et coll. effectuent des expériences chez l'animal et observent une différence dans la relation température corporelle/dose de pyrogène selon qu'il s'agit de Nucl ou de LPS [374]. Ils en déduisent que l'effet pyrogène propre du Nucl, est différent de celui des LPS. Les pyrogènes endogènes (PGE_2, IL-1, TNF-α) n'apparaissent dans le sang que pour de fortes doses de Nucl.

La présence de LPS contaminants dans le matériel d'injection explique une partie des effets des pyrétothérapies par voie IV : peptones, lait, vaccins, sérums, produits sanguins. Cet effet pyrogène s'exerce *via* des cellules, immunitaires ou non. Le GraN réagit aux LPS, qu'il détecte au moyen de ses récepteurs TLR4, en produisant des cytokines inflammatoires (IL- 1, TNF-α) et de la PGE_2 qui facilitent la fièvre. Le globule blanc (GraN) est donc l'un des maillons de l'hyperthermie lors des traitements en IV contaminés par des LPS.

Ceci laisse de côté la question de la voie SC, qui ne met pas en contact direct les LPS avec le sang. Comment alors expliquer la fièvre observée après injection SC de Nucl, utilisée préférentiellement en psychiatrie au début du siècle dernier ? En 2005, les allemands Rummel et coll. ont révélé chez l'animal que des LPS administrés par voie SC en diffusion prolongée (chambre implantée) entrainaient localement une augmentation de PGE_2, associée à une réaction fébrile générale, même avec des doses faibles de LPS [375]. Ceux-ci ne sont pas détectables dans le sang une heure après l'installation de la chambre. En revanche, de l'IL-6, cytokine inflammatoire et pyrogène, était détectée dans le sang, ce qui peut expliquer l'effet pyrogène. La fièvre, phénomène général, peut être déclenchée par une inflammation locale de forte intensité libérant des pyrogènes endogènes (PGE_2, IL-6). Au vu de la rapidité de la réaction, il a été suggéré par d'autres auteurs qu'un message d'alerte était transmis par voie nerveuse (nerf pneumogastrique) au centre cérébral de la thermorégulation dans l'hypothalamus. Ceci ne dit pas si les LPS présents dans les ampoules de Nucl injecté en SC expliquaient à eux seuls ou partiellement l'effet pyrogène.

Une autre hypothèse verrait le mécanisme de pyrogénicité du nucléinate SC lié à celui de la leucocytose, dont Doan et coll. avaient montré qu'elle était liée à une accélération de la maturation et de la mise en circulation des cellules précurseurs des GraN [352]. Sa clé se trouve peut-être dans l'acide nucléique lui-même. En 1943, dans sa thèse de médecine, Leslie Meyer [376] cite des travaux du suédois Nordenson en 1939, indiquant que, chez l'homme, l'effet du Nucl sur la leucocytose, par voie IM, proche de la voie SC, est rapide et s'exerce plutôt en accélérant la maturation des leucocytes dans la moelle osseuse. Comment se transmet le message entre l'acide nucléique localement injecté et la moelle osseuse située à distance ? Un transport sanguin est nécessaire mais ce n'est pas forcément l'acide nucléique injecté en SC qui circule. Il est peut-être segmenté dans le tissu conjonctif sous-cutané par des désoxyribonucléases en nucléotides. Leur présence dans le sang est attestée depuis le début du XXe siècle et l'on sait depuis 1948 que des acides nucléiques entiers peuvent circuler dans le sang[a] [377]. Doan et coll. avaient montré que la leucocytose peut s'expliquer par l'augmentation de la quantité de nucléotides circulants à la suite de l'injection d'ADN. Une hypothèse alternative fait intervenir l'émission locale par les macrophages du tissu sous-cutané de chimiokines[b] qui passent ensuite dans le sang, favorisant le recrutement et la production de GraN.

Rien ne dit en revanche que le Nucl d'antan, extrait de laitance de poisson ou de levure, activait directement des récepteurs sur les GraN, même si l'on sait de nos jours que des cellules immunitaires[c] équipées de récepteurs TLR9 reconnaissent des séquences d'ADN bactérien ou viral [378]. L'hypothèse des LPS comme cause de la fièvre produite lors des injections domine le débat jusqu'à ce qu'on parvienne à en réduire significativement la présence dans les produits injectables. Toutefois leur absence totale est difficile à garantir. La fièvre peut provenir de la réaction inflammatoire à d'autres substances antigéniques que les LPS, des protéines notamment.

Les fièvres provoquées étaient-elles efficaces, allaient-elles au secours de l'aliéné ? Rien ne le prouve nettement comme nous l'avons vu un peu plus haut[d]. Wagner-Jauregg lui-même avait fini par adopter

---

[a] Mandel et Métais [377] ont retrouvé de l'acide nucléique normal de l'individu dans le plasma sanguin, en dehors des globules blancs, en rapport avec des destructions cellulaires de type apoptose (mort cellulaire programmée).
[b] Voir *supra*, p. 20, 103.
[c] Ils agissent comme une sentinelle à l'égard des virus à ADN.
[d] Voir *supra*, p. 259.

un modèle immunitaire cellulaire plutôt que pyrétothérapique pour expliquer l'effet de la malariathérapie. Ce retour en arrière remettait en lumière les mécanismes immunitaires cellulaires[a] du nucléinate reposant sur la phagocytose[b], passant par la leucogénèse. Ceci dit, rien ne garantissait que la leucocytose entrainait plus de phagocytose.

Il manquait néanmoins une cible précise pour ces petits soldats de l'immunité innée que sont les GraN. Entre la fin du XIX[e] et la première moitié du XX[e] siècle on avait beaucoup exploré la possibilité d'une implication des bactéries et de leurs toxines en psychiatrie sans trouver grand-chose[c]. Seule la PG répondait vraiment à la définition d'une maladie neuropsychiatrique méningo-encéphalitique bactérienne. La méningo-encéphalite tuberculeuse était loin derrière en importance quantitative et de diagnostic incertain. Dans les deux cas, les bactéries pathogènes atteignaient une zone corporelle peu accessible, la BHE s'opposant au passage de nombreuses molécules et de cellules sanguines. Plus tard, il apparaitra que la phagocytose dans le tissu cérébral est l'apanage des macrophages résidents de la microglie[d]. Les GraN n'étaient pas, jusqu'à une date récente, connus pour traverser la BHE, comme le font les lymphocytes[e]. On sait maintenant que, dans certaines conditions, ils y parviennent par diapédèse [379] et qu'ils ralentissent le débit sanguin dans les capillaires cérébraux [380]. Un travail récent de Fanny Hérisson et coll. a montré qu'il existe une communication par de fins vaisseaux sanguins entre la moelle osseuse du crâne et le cerveau, permettant le passage direct de précurseurs de GraN au niveau cérébral [381].

Après la WW2, il est plus difficile de retrouver des études sur les mécanismes leucogènes du Nucl. Les travaux sur la fabrication des leucocytes et leurs transferts entre les différents compartiments corporels (moelle osseuse, rate, sang) sont relancés par la méthode de la leucophérèse, consistant à extraire des globules blancs du sang. Les américains Charles Craddock et coll. supposent que les leucocytoses

---

[a] Même si des mécanismes immunitaires humoraux étaient également mis en avant.

[b] La nétose ayant été seulement observée au début du siècle dernier, sans être comprise.

[c] Les moyens de l'époque ne permettant pas d'en savoir plus sur les virus et sur les réactions auto-immunes.

[d] Voir *supra*, p. 115.

[e] Ce qui explique la lymphocytose dans le LCR des patients avec PG.

d'apparition rapide résultent plutôt de transferts entre organes de stockage et sang circulant [382].

Le terme de nucléinate, qui disparait peu à peu des travaux scientifiques dans les pays occidentaux dans les années 50, persiste avec résilience en URSS et ses pays satellites pendant les années 70-90, comme on peut le constater sur la base de données *Pubmed* avec le mot-clé nucléinate. Les travaux s'y rapportant sont quasiment tous publiés dans des revues russes ou ukrainiennes. À partir des années 90, les chercheurs de l'Est ont accès à la littérature médicale internationale, des sociétés de santé privées apparaissent. Une des particularités par rapport à l'Ouest est qu'on y pense toujours que le Nucl a un intérêt clinique immunitaire. On en fait un « immunomodulateur » ce qui signifie l'agent d'une diminution, si possible contrôlée, des réactions immunitaires. C'est à contre-courant du projet initial de renforcement de l'immunité cellulaire. Malheureusement la plupart des publications russes ou ukrainiennes ne sont pas disponibles en anglais et/ou sont difficilement accessibles.

Avant la fin de l'URSS, en 1981, l'article le plus complet sur l'utilisation thérapeutique d'acides nucléiques chez l'homme est une revue de littérature[a] en russe de Valentin Efimovich Rychnev, chef du département des maladies infectieuses de l'Institut médical de Voronej[b] et Valeriĭ Mitrofanovich Frolov[c] [383]. Cette revue ne concerne que les travaux effectués en URSS. La première partie traite de l'historique et des mécanismes d'action et cite comme pionnier de leur emploi thérapeutique un certain Gorbatchevsky (1892). C'est en fait la même personne que l'ukrainien Ivan Yakovych Horbachevsky[d], découvreur de la leucocytose induite par l'ADN (nucléinate), qui était alors professeur à Prague[e] [163]. Rychnev et Frolov rapportent qu'en URSS, avant la WW1, le nucléinate de sodium a été « assez largement utilisé dans la pratique clinique ». Ils citent des maladies comme les rhumatismes, le rachitisme, les septicémies, la fièvre typhoïde, le choléra, l'érysipèle, la tuberculose pulmonaire, la carence en vitamines, ou la prévention des infections en chirurgie ou obstétrique. Jusque-là,

[a] НУКЛЕИНОВЫЕ КИСЛОТЫ И ИХ ТЕРАПЕВТИЧЕСКОЕ ПРИМЕНЕНИЕ (Обзор литературы)

[b] Ville située au sud-ouest de la Russie.

[c] Valeriĭ Mitrofanovich Frolov.

[d] Plusieurs orthographes circulent. Horbaczewski est souvent employé.

[e] Il devint ministre de la santé publique de l'Ukraine après la WW1.

la psychiatrie n'est pas concernée. Ces premiers travaux auraient été présentés par M.V. Chernorutsky dans sa thèse de médecine en 1911 à Saint-Petersbourg[a]. La biochimiste Olga Petrivna Chepinoga les aurait réanalysés en 1956 et souligné leur grande fiabilité scientifique (*sic*). Le Nucl aurait aussi été utilisé pour traiter des leucopénies sévères (agranulocytose, aleucie toxique alimentaire[b]) ce qui a une certaine logique compte tenu de son effet leucogène.

En 1981, Rychnev et Frolov signalent un regain d'intérêt pour les acides nucléiques dans la pratique thérapeutique en Russie durant les années 70-80. Toutefois le Nucl dont ils parlent est de l'ARN exogène. Il faciliterait selon eux la synthèse des acides nucléiques endogènes et des protéines, augmenterait l'activité mitotique (divisions cellulaires) des cellules, favoriserait la régénération des tissus endommagés, intensifierait les processus redox[c] et la synthèse de composés macroergiques[d], stimulerait la production de facteurs microbicides non spécifiques (lysozyme[e], properdine[f], complément, titre des anticorps normaux[g]), stimulerait l'activité des macrophages péritonéaux et, pour finir, la phagocytose. Rajoutons l'augmentation de production d'interféron[h] dont l'effet antiviral est connu et celle du nombre de lymphocytes T et B. Coadministré avec un vaccin antityphoïdique, le Nucl permettrait d'en réduire la dose tout en conservant l'effet immunisant, tel un adjuvant vaccinal (c'est ce que proposait Gaston Ramon en son temps). Le Nucl stimulerait l'activité du système hypophyso-surrénalien et la production de molécules antichalones[i] par le GraN. Rychnev et Frolov classent le Nucl (ARN) parmi les substances « adaptogènes » qui augmentent l'immunité non spécifique (innée). De l'ARN en « concentrations thérapeutiques » se trouverait dans le koumis (proche du kéfir), lait fermenté de jument ou de

[a] Il s'agit probablement de Mikhaïl Vassilievitch Tchernoroutski (1884-1957), selon le Wikipédia russe.

[b] Maladie induite par une mycotoxine, donc d'origine fongique.

[c] Réaction d'oxydoréduction.

[d] Riches en énergie chimique, comme l'adénosine-triphosphate (ATP).

[e] Enzyme sécrétée par les phagocytes détruisant la paroi des bactéries à Gram positif.

[f] Protéine qui intervient dans l'activation du complément dans l'immunité innée.

[g] Quantité globale d'immunoglobulines (anticorps).

[h] Voir *supra*, p. 114, 115.

[i] Peptides inhibant d'autres peptides, les chalones, théorisés dans les années 70-80, supposés bloquer la multiplication des leucocytes.

chamelle originaire d'Asie centrale, lui conférant le statut « d'adaptogène alimentaire ».

On voit qu'en Russie et Ukraine a persisté l'ancien modèle d'effet de l'acide nucléique sur l'immunité innée, cellulaire et humorale. Les auteurs notent l'absence presque totale de toxicité pour les animaux de laboratoire puisque selon eux « l'ARN [étant] une substance biologique caractéristique du corps, son utilisation à des fins thérapeutiques ne peut pas avoir de conséquences indésirables à long terme ». L'assertion est un peu optimiste car, d'une part, le Nucl utilisé n'est pas extrait du corps humain, d'autre part son degré de pureté doit être parfait pour éviter des protéines étrangères antigéniques lors de l'administration en injection. Le problème ne se pose pas dans les mêmes termes avec la voie orale : les acides nucléiques et les protéines sont automatiquement découpés en nucléotides par les enzymes du tube digestif.

Rychnev et Frolov parcourent les applications thérapeutiques modernes du Nucl : le catalogue dépasse largement le cadre des maladies infectieuses et l'on se rapproche dangereusement de la panacée. Ils citent un effet bénéfique dans la schizophrénie qui intéresse plus particulièrement les psychiatres. Sergey Vasilyevich Shestakov en a fait le thème de sa thèse à Voronej en 1976 et en a tiré un article en 1979[a] concernant 102 patients présentant des schizophrénies plutôt déficitaires. Une certaine amélioration des symptômes aurait été observée mais la méthodologie ne mentionne ni double aveugle ni randomisation des traitements. Le résumé ne dit pas si le Nucl a été administré par voie orale ou SC.

À partir de 2000 et jusqu'en 2019, une série de brevets est déposée dans l'Union Européenne concernant un dérivé du luminol, molécule simple qui n'a rien à voir avec la longue chaine d'acide nucléique [384]. L'inventeur en est le russe Musa Abidov[b], qui a également déposé des brevets en Russie. Présenté comme immunomodulateur, antitumoral, anti-inflammatoire et antioxydant, on a postulé pour le luminol de nombreuses applications thérapeutiques. Parmi elles, des maladies du

---

[a] Que nous n'avons pu nous procurer. Shestakov SV. [*Use of sodium nucleinate in the therapy of schizophrenia*]. Zhurnal Nevropatologii i Psikhiatrii Imeni S.S. Korsakova. 1979 ; 79(5) : 623-627.

[b] Actuellement à *l'Institute of immunopathology and preventive medicine*, Ljubljana, Slovénie. Plusieurs sociétés, dont Abidopharma (ou Abidafarma ?) soumettent des dossiers aux autorités de santé. Une société suisse a déposé des brevets. Aux USA, Irina Danilova en a déposé un en 2013.

cœur, les myocardites, ainsi que les pancréatites. Une combinaison avec du lithium a été envisagée pour traiter des maladies du système nerveux, dont la démence d'Alzheimer ainsi que les états dépressifs et anxieux. Il est commercialisé en fédération de Russie sous le nom de Galavit®. Cette molécule présenterait des propriétés immunologiques un peu inverses du Nucl.

Pourquoi en parler ? Dans un article de 2011, les slovènes T. Jukić et A. Ihan et le russe Musa Abidov, utilisent le terme « nucléinate » pour désigner une molécule proche du Galavit®, le titre mentionnant les LPS : *A Tetrahydrophthalazine derivative « Sodium nucleinate » exerts a potent suppressive effect upon LPS-stimulated mononuclear cells in vitro and in vivo* [385]. Cette molécule est enregistrée en Russie sous le nom de Tamerit®. Ni le Galavit®, ni le Tamerit® n'ont d'AMM dans l'Union Européenne pour l'instant. L'article cité ci-dessus, qui ne concerne que des propriétés *in vitro,* pourrait servir à un futur dossier de demande d'AMM mais aucun essai thérapeutique du Tamerit® n'a été rapporté dans la littérature médicale internationale à ce jour. Un brevet a été déposé par Abidov en 2020, concernant Tamerit® et Galavit®, qualifiés de « nucléinate », en association à des antiviraux dans le traitement de l'infection par le coronavirus SARS-CoV2. L'argumentaire se fonde sur des études précliniques aux résultats sensationnels bien qu'apparemment non publiés [386].

Les études cliniques chez l'homme réalisées après 1990 avec cette fois du « vrai » nucléinate, hors thérapie génique et vaccins, ont essentiellement été publiées en langue russe ou ukrainienne. Aucune étude récente ne concerne la psychiatrie. Ce Nucl de sodium, administré par voie orale, fabriqué par le laboratoire pharmaceutique JSC Biosintez, semble encore bénéficier d'une AMM en Russie, renouvelée en 2008. Il est proposé comme « immunostimulant autre », et non comme immunomodulateur. Le vent a tourné. Ses indications sont extrêmement larges et couvrent quasiment toute la médecine, débordant largement hors des pathologies infectieuses. En ce qui concerne la psychiatrie, il serait indiqué dans la « sénilité », le « trouble mental » sans autre précision, les « troubles mentaux et du comportement liés à l'utilisation d'alcool (syndrome de dépendance) »[a]. Il est donc très possible qu'il soit encore prescrit en Russie dans des troubles psychiques relativement légers.

Nous passerons rapidement sur le fait que l'industrie des réactifs biochimiques commercialise plusieurs produits basés sur de l'acide nucléique.

[a] https://medzai.net/ru/medicaments/fr/natriya-nukleinat-3600.php (Lien valide le 28/01/2024).

VII. Conclusions, remarques et perspectives

Les pyrétothérapies, thérapies insolites et occasions manquées

Au terme de cette enquête, la première réaction du lecteur sera peut-être de penser que l'emploi du nucléinate dans les maladies mentales n'est que l'une de ces nombreuses idées thérapeutiques insolites qui ont germé dans le cerveau des psychiatres au cours du temps. Insolite certes, car le rapport entre nucléine, globules blancs et santé mentale n'est pas évident au prime abord. Notre objectif a été d'en éclairer la logique au regard des connaissances et des pratiques médicales de l'époque. La proposition de Wagner-Jauregg de communiquer une maladie infectieuse, la malaria, pour en guérir une autre, la PG, n'était pas si absurde. En effet, la médecine bataillait avec un succès modéré contre les infections en injectant des micro-organismes vivants atténués[a] ou morts, ou des molécules extraites de ces micro-organismes. C'étaient les débuts de la vaccination.

La psychiatrie est assez souvent victime du préjugé consistant à trouver plus folles ou étranges ses idées et théories que celles du reste de la médecine. Quant à ses thérapeutiques, notamment celles ayant précédé la psychopharmacologie moderne, leur violence est régulièrement mise en avant. En réalité, la médecine dans son ensemble n'a jamais été en reste pour développer des idées ou des thérapies étranges et/ou violentes. On a vu à quel point la théorie de l'auto-intoxication, puissante en médecine, avait poussé certains praticiens à proposer des mutilations comme des colectomies inutiles et très dangereuses et/ou des avulsions dentaires très étendues.

---

[a] La vaccination consistait initialement à inoculer un virus vivant, la vaccine ou variole bovine, moins dangereux que celui de la variole humaine et immunisant contre ce dernier.

Le contexte était celui d'une transition progressive des théories dérivées de l'hippocratisme vers les méthodes scientifiques. Dans les vingt dernières années du XIXe siècle les médecins se convertissent peu à peu à la physiologie, à la biologie et à la biochimie. Le modèle d'effet du nucléinate injectable s'inscrit bien dans cette modernité. Dans l'ignorance du rôle physiologique de la nucléine et sachant qu'elle avait partie liée avec le leucocyte - c'est dans des globules blancs du pus qu'elle est isolée pour la première fois[a] - c'est naturellement en direction de l'infection que le regard s'est tourné. Une démarche d'investigation scientifique se met en route. Les connaissances encore rudimentaires sur les mécanismes de lutte contre l'infection étant largement centrées sur la phagocytose, les observations d'Horbaczewski sur la leucocytose induite par le nucléinate le désignent comme un traitement potentiel des infections. Des études préliminaires chez l'animal sont bien effectuées, mais le passage à l'homme est très rapide. Les premiers essais cliniques sont réalisés en observant simplement l'évolution des patients, sans groupe témoin. Rapidement, dès avant la fin du XIXe siècle, on n'hésite pas à recommander le nucléinate dans la tuberculose. À la décharge des investigateurs de cette époque, aucun traitement efficace n'existait contre cette maladie souvent mortelle. C'est donc bien une recherche thérapeutique moderne, reposant sur un mécanisme d'action plausible, qui aboutit aux leucothérapies et au nucléinate.

L'insolite réside dans son incursion en psychiatrie. Notre regard contemporain est focalisé sur les produits psychotropes, qui agissent sur le SNC et modifient le comportement. L'intérêt clinique d'un effet leucogène en psychiatrie nous semble étrange. L'argumentaire s'insérait pourtant parfaitement dans les modèles physiopathologiques des maladies mentales, accordant une place causale majeure et exagérée aux infections, intoxications bactériennes et à l'auto-intoxication. Les progrès de la biochimie étaient insuffisants pour déterminer précisément la structure, l'origine et la fonction physiologique des molécules d'origine bactérienne supposées dangereuses pour la santé humaine, ptomaïnes et autres toxines. L'auto-intoxication est ainsi restée « en roue libre » pendant des décennies. Le décalage entre sa valeur explicative trop générale et l'insuffisance de preuves scientifiques lui a laissé le champ libre, en parallèle de la théorie de la

---

[a] Voir *supra*, p. 9.

dégénérescence, qu'elle contestait et/ou complétait, ce qui lui a donné une certaine valeur. Loin de nous cependant l'idée de réduire les modèles des maladies psychiatriques d'alors à un dialogue dégénérescence/auto-intoxication, ce qui serait une simplification erronée.

L'introduction du nucléinate en psychiatrie a suivi deux voies distinctes. La première, celle de Lépine, procède de l'importance accordée aux infections et intoxications sournoises dans l'étiologie des maladies mentales, sur le modèle de la tuberculose. On suppose alors que celle-ci agit par un mécanisme toxinique, comme les infections aigües, plutôt qu'à la suite d'une auto-intoxication digestive à la Bouchard. Lépine ne se contente pas de cibler la méningo-encéphalite tuberculeuse et élargit son cadre aux confusions mentales, pathologies les plus susceptibles d'être de cause toxi-infectieuse. Il ne semble pas au courant de l'hypothèse d'un effet antitoxinique direct du nucléinate évoquée par des chercheurs de la fin du XIXe siècle. Il privilégie plutôt un effet indirect relevant des oxydases produites par le GraN, sans préciser en quoi celles-ci jouent un rôle au niveau du cerveau. Les effets d'une augmentation des oxydations avaient déjà été explorés avec les métaux colloïdaux. Le mécanisme d'action supposé est un hybride de médecine ancienne et moderne qui a malgré tout une certaine logique. Lépine insère son modèle d'effet immunochimique (nucléinate, globules blancs, oxydases) dans le classicisme hippocratique de la « médication perturbatrice » en médecine, déjà largement implantée en psychiatrie[a]. Il ne considère pas encore le potentiel thérapeutique de l'hyperthermie provoquée et sa démarche d'évaluation reste observatrice et empirique. Sa cible clinique était sans doute trop large.

La deuxième voie, focalisée sur la PG, est celle de Fischer et Donáth. Ce dernier a déjà testé du sérum artificiel (physiologique) pour contrer l'auto-intoxication supposée à la choline dans la PG. Une théorie postulait une destruction accrue des phospholipides cérébraux par le germe de la syphilis, entrainant une accumulation de choline. L'auteur utilise un vocabulaire enthousiaste pour décrire l'effet « rafraîchissant, revigorant physiquement et mentalement […], stimulant sur les cellules nerveuses », des injections de sérum physiologique. Il remarque bien que des fièvres surviennent après les injections, qu'il attribue à la destruction « [d'] une petite partie des cellules sanguines, libérant des

---

[a] Voir *supra*, p. 173, 244.

substances qui, en stimulant le centre vasomoteur, provoquent une hyperthermie ». Donáth décrit ainsi l'effet des pyrogènes endogènes qui ne seront découverts que bien plus tard. En 1909, il postule un double effet du nucléinate : d'une part hyperthermique, en suivant Wagner-Jauregg[a] ; d'autre part leucothérapique et immunochimique en agissant sur l'oxydation. Il s'agit de détruire les « métabolites toxiques », sans doute la choline, se formant lors de la PG. Donáth connait l'effet leucogène, qu'il attribue à du chimiotactisme, et le parallélisme hyperleucocytose/fièvre. Il cite le rôle causal possible de la syphilis. Son raisonnement est un hybride d'empirisme (Wagner-Jauregg) et de science moderne. Lui aussi réalise un essai thérapeutique sans groupe témoin. En 1909, Fischer se pose, quant à lui, la question très moderne de différencier l'effet propre du nucléinate des améliorations spontanées dans la PG, introduisant une logique comparative. Pour le reste, il s'appuie sur les observations empiriques de Wagner-Jauregg de rémissions lors de maladies fébriles ou après érosion cutanée au tartre stibié. S'interrogeant sur l'ingrédient thérapeutique de ces rémissions, il évoque des toxines ou la fièvre mais aussi le modèle de Metchnikoff reposant sur le rôle des GraN « dans la lutte contre les substances nocives ». Il connait aussi les travaux de Mikulicz sur la protection du péritoine contre l'infection post-chirurgicale et envisage que la PG soit due à une syphilis antérieure. Son approche de l'essai thérapeutique est résolument moderne avec l'emploi d'un groupe témoin. Ces trois études ont en commun la croyance en une ou des toxines dans la causalité des maladies mentales, ce qui était loin d'être insolite vu l'état des connaissances médicales du moment.

Les résultats cliniques dispersés de Lépine, Donáth et Fischer ne permettaient pas de donner une vue d'ensemble de l'efficacité du nucléinate dans la PG. Le diagnostic de PG n'incluait pas systématiquement d'examens sérologiques dans le sang et cytologiques dans le LCR. Les patients n'avaient pas été traités au même stade d'évolution à Lyon, Prague et Budapest : les résultats décevants observés à Bron semblaient explicables par un état clinique plus dégradé des malades recrutés dans cet asile que dans les deux autres études. De plus, les doses de nucléinate utilisées par les trois chercheurs n'étaient pas les mêmes. Les critères de jugement clinique différaient : rémission ou amélioration ? La rémission même pouvait être discutée :

---

[a] Qui n'a pas encore infléchi son modèle vers l'immunité cellulaire innée.

le fait que le patient ait repris son travail n'était pas un critère suffisant car les malades exerçant des métiers intellectuels étaient rapidement mis en difficulté en cas de séquelles cognitives même légères. Des patients en rémission rechutaient au bout de quelques mois. La tolérance du milieu familial aux symptômes résiduels variait. L'hospitalisation, le sevrage de l'alcool, le repos et une bonne renutrition profitaient à des malades affaiblis par la PG. Les méthodes d'évaluation des thérapeutiques étaient balbutiantes : si Fischer avait utilisé un groupe témoin, sans double aveugle, ni tirage au sort du traitement, Lépine et Donáth étaient restés fidèles à l'approche clinique traditionnelle. Le titre de ce paragraphe parle d'occasions manquées et c'est bien ainsi qu'on pourrait qualifier l'absence de généralisation d'une méthodologie comparative pour évaluer le nucléinate.

Une autre occasion manquée n'est-elle pas que Lépine ait négligé de tenter de traiter la PG avec son nucléinate ? Lors de ses premiers articles, nous avons vu que trois patients seulement avec PG avaient reçu du nucléinate sur un total de quinze [32][a]. Lépine prolongeait les recherches de Pierret, son supérieur hiérarchique d'alors, qui s'intéressait beaucoup à la tuberculose. En aurait-il pour autant négligé la PG ? On peut facilement voir que ce n'était pas le cas : un an avant son article du *Lyon médical*, en 1906, Lépine avait publié une note à la *Société médicale des hôpitaux de Lyon* dans laquelle il faisait allusion à la découverte du tréponème pâle par Schaudinn et à son rôle étiologique dans le tabès [387]. Il avait également publié la même année à propos d'un cas de troubles cutanés chez un patient atteint de PG [388]. S'il n'a pas activement suivi cette piste avec le nucléinate c'est probablement qu'il était mal informé des travaux menés par ses confrères germanophones sur ce thème[b].

Louis Bourrat, son ancien chef de laboratoire, rapportait que Lépine se considérait malgré tout comme un des précurseurs de la « méthode des chocs » en psychiatrie [4]. Son argument était que Wagner-Jauregg n'avait publié sur la tuberculine qu'en 1909, lors du congrès de Budapest, deux ans après l'article du *Lyon médical*. C'est vrai si l'on regarde les noms d'auteurs mais les assistants de Wagner-Jauregg, Boeck puis Pilcz, avaient publié sur l'effet pyrogène de la tuberculine

---

[a] En 1910, sur 70 patients inclus dans son étude, 17 souffraient de PG.

[b] Il est probable qu'il maitrisait bien la langue allemande. Son père Raphaël avait passé quelques années de stage en Allemagne avant 1870.

avant 1907. Quant aux travaux théoriques de Wagner-Jauregg sur les maladies infectieuses curatives de troubles mentaux, ils dataient de 1887. Régis les signale en France dès 1895[a] [389]. L'année suivante, lui et Chevalier-Lavaure citent un article de Wagner-Jauregg datant de 1892 sur les psychoses post-fébriles, les toxines bactériennes et l'auto-intoxication, où n'étaient abordées ni la tuberculine ni la PG [390]. En 1903, Ballet signale un article de 1896 de Wagner-Jauregg sur l'auto-intoxication dans la PG où celui-ci ne parlait ni de pyrétothérapie, ni de tuberculine ou de PG [15]. En 1906, Régis résume le programme de recherche de Wagner-Jauregg : la tuberculine et la PG n'y figurent pas [68] :

> Une mention spéciale doit être réservée au délire aigu qui, par le fait d'une auto-intoxication ou d'une infection intercurrente, survient à titre de complication dans une vésanie préexistante. L'intérêt du fait réside [...] dans son influence tantôt aggravante, mais souvent aussi favorable sur la vésanie, alors même que celle-ci est ancienne et [...] chronique. Il y a là un exemple de l'action dérivative exercée par les processus infectieux sur un organisme malade[b], action qui est devenue le point de départ de la méthode de traitement de la folie par des infections artificielles ou provoquées, tentée et préconisée dans ces dernières années par certains auteurs allemands, en particulier par Wagner von Jauregg et par Ernst Boeck.

En fait, peu de psychiatres français suivaient de près les travaux du viennois et de ses assistants. Les *Annales médico-psychologiques* ne mentionnent pas son nom avant la découverte de la malariathérapie, ni ceux de Boeck ou de Pilcz. De plus, Wagner-Jauregg a mis quelques années avant d'envisager la PG comme cible d'une maladie infectieuse curatrice. En 1896, Boeck, son assistant, évoque à peine cette maladie à propos de l'effet de la tuberculine [197]. C'est après le départ de ce dernier, en 1900, que Wagner-Jauregg s'aperçoit que cette substance donne de bons résultats dans la PG [251]. Il n'en est pourtant pas totalement satisfait au point de jouer par la suite sur deux moyens d'action en parallèle, la fièvre provoquée et le traitement antisyphilitique.

---

[a] Des revues de vulgarisation en rendirent compte en 1896 : *L'année scientifique et industrielle* et *La Science Française*.

[b] Théorie hippocratique.

Même après avoir découvert les travaux de leur collègue viennois à Budapest en 1909, les français ne prennent pas immédiatement conscience de leurs retombées et il faudra attendre 1914 pour que la tuberculine soit essayée par des psychiatres bordelais. Il s'agit peut-être bien, tout compte fait, d'une occasion manquée collective. Aurait-on pu, en lisant bien l'article de Wagner-Jauregg de 1887[a], comprendre l'intérêt thérapeutique d'une infection provoquée dans la PG ? C'est peu probable : l'auteur lui-même a mis plus d'une décennie pour y parvenir. En 1887, il ne disposait que de onze cas de PG dont l'évolution avait été documentée et quatre en rémission. C'était peu en valeur absolue, même si la proportion des rémissions semble élevée. Le psychiatre autrichien donnait des évaluations non chiffrées qui auraient mérité un éclaircissement :

> Ce n'est qu'en ce qui concerne la paralysie progressive que l'expérience actuelle semble, comme nous l'avons déjà indiqué, donner un résultat. [Elle] constitue un bon pourcentage des guérisons d'autres maladies [que la typhoïde], surtout dans l'exanthème aigu et l'érysipèle ; comme déjà mentionné, la paralysie prédomine sur les autres maladies mentales en cas de cellulite, d'abcès, de suppuration chronique, etc. qui ne figurent pas dans le tableau.

À ce stade précoce, Wagner-Jauregg ne persiste pas sur la piste de la PG et recule devant les difficultés pratiques et éthiques de l'inoculation d'une infection dans les psychoses. Cherchant un substitut à l'infection et un modèle d'effet, il penche pour la fièvre induite. En 1896, avant de tester la tuberculine, Boeck sort de l'empirisme observationnel pour préciser son modèle : « La fièvre produite artificiellement a-t-elle un effet sur les psychoses ? » [197]. Il propose de remplacer les bactéries par « les produits métaboliques spécifiques qui causent la fièvre de ces maladies à partir de ces bactéries [...][b], substances non proliférantes et donc "inoffensives" ». La recherche sur les pyrétothérapies en Allemagne et en Autriche, dont Wagner-Jauregg était l'héritier et le porteur, avait des racines anciennes encore imprégnées des théories hippocratiques de la dérivation et de la révulsion. Boeck s'inscrivait bien dans les progrès de la biologie de l'époque mais, pour Wagner-Jauregg, la fièvre était un pis-aller et il ne renonça pas à son idée

---

[a] Dans cet article, les termes allemands *paralyse* et *paralytiker* sont présents respectivement à quinze et trois reprises.
[b] Préfigurant les pyrogènes exogènes.

d'infection curative, attendant l'occasion propice. C'est bien lui qui poussa patiemment les pyrétothérapies sur le devant de la scène mais son travail ne fut vraiment reconnu qu'avec la malariathérapie. Les auteurs français étaient un peu en retrait en dépit du travail pionnier d'Azémar et Catala en 1901.

Pour clore ce passage sur la paternité des pyrétothérapies/thérapies de choc en psychiatrie, Lépine ne fut précurseur que pour le Nucl et sa prudence le détourna assez rapidement de cette voie, alors que cette méthode sera encore utilisée pendant des décennies. Était-ce une occasion manquée ? Sans doute non, car les preuves d'un rapport satisfaisant efficacité/risques du Nucl n'ont jamais été réunies, ni dans la PG, ni dans la PMD, ni dans les confusions mentales. Lépine n'a pas non plus suivi la voie des abcès de fixation, où les lyonnais, grâce à Fochier, avaient une avance chronologique. Pierret ne s'y était pas aventuré non plus, lui qui défendait une cause infectieuse de la psychose puerpérale et soutenait la théorie de l'auto-intoxication. Il avait plutôt choisi les sérums artificiels. Les abcès de fixation ont connu par la suite un certain succès après la WW1 en neuropsychiatrie (grippe « espagnole », encéphalite léthargique, maladie de Parkinson, psychoses) sans que les preuves d'un rapport efficacité/risques satisfaisants ne soient jamais apportées.

L'embarquement du Nucl en 1909 dans le train des pyrétothérapies de la PG était-il lui aussi une occasion manquée ? Le Nucl ne semblait pas remplir toutes les conditions : la fièvre n'était ni régulière ni constante. L'effet supposé antitoxinique et surtout l'effet leucogène, tous deux de nature immunologique, furent relégués rapidement au second plan. N'était-ce pas une erreur de regrouper une thérapie induisant une fièvre similaire à une infection (tuberculine) et une autre visant à protéger d'une infection (Nucl) ? Il est vrai que les promesses anti-infectieuses du nucléinate n'avaient pas été tenues en médecine en dépit de deux décennies d'utilisation. Au mieux, l'hyperleucocytose induite par le nucléinate aurait-elle pu exercer un effet préventif à court terme, bien que les phagocytes de première ligne soient plutôt les macrophages que les GraN. Comment aurait-on pu profiter de ce bref effet préventif en psychiatrie ? Il aurait fallu traiter avant l'apparition d'une infection bactérienne potentiellement causale. On aurait éventuellement pu traiter les parturientes avec du Nucl dès le lendemain de l'accouchement pour tenter de prévenir la psychose puerpérale. L'hypothèse infectieuse de Pierret, bien que reprise dans les traités français de psychiatrie, ne résista pas aux faits : les psychoses puerpérales ne sont pas dues au streptocoque de la septicémie puerpérale, ni à aucun autre microbe. Mieux vaut disposer de solides arguments sur les mécanismes d'une maladie (physiopathologie) et sur ceux de l'action d'un traitement (pharmacodynamie) avant de se lancer dans un essai thérapeutique chez l'homme.

Au terme de ce balayage historique il nous manque encore une explication sans ambiguïté du mécanisme leucogène du Nucl : un effet lié à la fièvre ? un chimiotactisme indirect ? la mise à disposition de nucléotides en grandes quantités ? une modification de la répartition des leucocytes en raison du stress de l'injection SC et de la sécrétion de consécutive de noradrénaline ? une augmentation indirecte des facteurs de croissance leucocytaire ? Les moyens techniques et la rigueur expérimentale font défaut au début du XXe siècle pour séparer ce qui revient à l'effet leucogène et à l'effet pyrogène. On a vu que le déclenchement de la fièvre n'était peut-être pas seulement lié aux LPS. Les notices des spécialités pharmaceutiques injectables contenant de l'ADN vendues avant 2009, ne renseignent pas nettement sur leur mécanisme d'action et n'affichent plus l'effet leucogène.

Cet effet aurait-il pu avoir une quelconque utilité en psychiatrie malgré tout ? Une augmentation voulue du nombre des GraN, quel qu'en soit le mécanisme, aurait pu être éventuellement intéressante dans des pathologies psychiatriques où l'infection joue un rôle net : les confusions mentales secondaires à une infection bactérienne aigüe. Il aurait bien sûr fallu prouver que la polynucléose entraine une augmentation du pouvoir microbicide des GraN, que ce soit par la phagocytose, la nétose ou la sécrétion de protéines bactéricides. Ce type d'étude aurait été évidemment très difficile à mener du fait de : a) la rareté de ces troubles ; b) leur tendance à la rémission spontanée ; c) un effet biologique du Nucl plus préventif que curatif ; d) l'incertitude quant à la pénétration des GraN dans le tissu cérébral. Or, les neuropsychiatres ont préférentiellement utilisé le Nucl dans des troubles chroniques, la PG et la schizophrénie, où la leucogénèse avait peu de chances d'offrir un intérêt quelconque.

La dernière occasion manquée que nous évoquerons est l'absence d'étude ayant comparé directement les effets de la malariathérapie et du Nucl dans la PG. Au fil des injections de Nucl, la fièvre était certes de moins en moins élevée, comme si l'organisme s'immunisait, ce qui avait déjà entretenu les doutes sur son efficacité. La douleur des injections, de son côté, rendait difficile leur réitération et n'était plus contrebalancée par un espoir thérapeutique qui s'essoufflait. L'étoile de la nucléinothérapie pâlissait déjà en 1920. Pourtant, la malariathérapie était source d'un nombre de décès élevé, sans compter ses autres effets indésirables graves. Au début des années 1920, on n'avait pas une idée très précise de ses résultats. La malariathérapie a bénéficié d'un engouement rapide, alors qu'on aurait dû la comparer aux thérapies injectables pratiquées antérieurement (vaccins, sérums, galactothérapie et Nucl) et pas seulement en se référant aux résultats du passé.

Leuco-pyrétothérapies et essais thérapeutiques

La plupart des pyrétothérapies du siècle dernier n'a pas été évaluée par des essais cliniques comparatifs avec allocation de traitement indépendante de l'investigateur. La randomisation du traitement dans les essais thérapeutiques contrôlés (*randomized controlled trial,* RCT) ne sera envisagée que dans les années 1930-1940 par A. Bradford Hill. Le premier essai de ce type à être réalisé, avec l'antibiotique streptomycine *versus placebo* dans la tuberculose pulmonaire, date de 1948.

Une simple allocation alternante, chaque patient recevant tour à tour l'un ou l'autre traitement, a été employée dans certaines études de leucopyrétothérapie. Pilcz a inclus des témoins dans son étude de 1905 sur la tuberculinothérapie, mais en mélangeant des témoins historiques[a] et actuels[b] recrutés au fur et à mesure [195]. En 1909, Fischer a utilisé une méthode comparant le nucléinate à l'absence de traitement expérimental chez des témoins actuels avec allocation alternante [191]. Pour la malariathérapie, nous n'avons pas retrouvé d'essai thérapeutique de ce type ; ni pour la première étude de Wagner-Jauregg en 1918 [245] ; ni pour la publication de Gerstmann de 1920 sur 25 cas supplémentaires [249] ; ni pour celle de 1923 sur 340 patients [253]. En revanche, nous verrons un peu plus loin une étude ayant comparé la malariathérapie seule à une association malaria + Salvarsan, avec allocation alternante des traitements[c].

En 1992, Stephanie C. Austin et coll. analysent l'évaluation des premières thérapeutiques du SIDA [358]. Les auteurs s'interrogent sur

---

[a] Nous avons esquissé cette notion plus haut (voir *supra*, p. 188). Il s'agit des patients ayant été traités antérieurement à la thérapeutique expérimentale.

[b] Patients ne recevant pas la thérapeutique expérimentale mais les soins courants pour leur affection.

[c] Voir *infra*, p. 298

l'abandon de la rigueur méthodologique des essais thérapeutiques modernes par certains investigateurs. L'argument que ceux-ci avançaient était la gravité de cette maladie, toujours mortelle dans les années 1980. Austin et coll. établissent un parallèle avec l'histoire de la malariathérapie. Nous avons vu que l'efficacité de cette méthode avait été évaluée par comparaison indirecte avec les thérapeutiques antérieures (témoins historiques). De plus, il existe quelques zones d'ombre sur les résultats de la malariathérapie chez les premiers patients de Wagner-Jauregg : dans l'immédiat après-guerre, l'américain F.J. Clancy effectue un stage chez le neuropsychiatre autrichien. En 1927, rappellent Austin et coll., il a rapporté que quatre patients de Wagner-Jauregg avaient été inoculés par erreur avec du *Plasmodium falciparum* au lieu de *Plasmodium vivax* en 1918 [358]. Trois moururent quelques semaines après cette inoculation et le quatrième dut subir 45 jours de traitement intensif à la quinine. Cet événement indésirable grave n'avait pas été mentionné par Wagner-Jauregg dans l'article détaillant les cas cliniques inclus pendant la WW1 [246].

Dans une lettre à l'éditeur du JAMA en 1993, Michael Phillips, du *New York medical college*, a contesté le point de vue d'Austin [391]. Il y défend la malariathérapie, arguant des « centaines d'études ayant montré son efficacité »[a] et de l'attribution du prix Nobel à Wagner-Jauregg. Ces deux points ne constituent pas une preuve incontestable. Les cas recrutés dans ces nombreuses études n'étaient pas toujours strictement définis ni les critères de rémission et les durées d'observation variaient d'une étude à l'autre. Phillips s'appuie sur un article de 1984 d'Eli Chernin, où sont présentés les résultats des années 1920. Les taux de rémission y variaient considérablement, de 10 à 60 % [360][b]. Chernin avait reproduit un tableau dans lequel J.E. Moore avait synthétisé son expérience en 1941 : la rémission complète concernait 25 % des patients traités par la malaria quel que soit leur état clinique de départ. Ces résultats bruts étaient intéressants sans être spectaculaires. Il faut les comparer à des témoins recrutés simultanément ou, au minimum, aux rémissions spontanées observées avant la malariathérapie, chez des témoins historiques. Au XIXe siècle on considérait que la PG était toujours mortelle, mais au début du siècle

---

[a] Un grand nombre de petites études de faible qualité a moins de valeur qu'une grande étude bien conduite.

[b] Cette grande variabilité signale des différences méthodologiques sérieuses.

dernier, on savait que des rémissions spontanées ou des évolutions lentes étaient possibles. Les progrès médicaux se traduisaient par une meilleure santé pour tous et une hausse de la fréquence des rémissions spontanées dans la PG. En 1927, G. de Montjoie Rudolph, cité par Chernin, rapportait une fréquence des rémissions spontanées dans la PG variant entre 3 à 12 %. Or, la valeur la plus haute de cette fourchette est proche de celle obtenue en 1924 avec la malariathérapie dans l'étude de Nonne (11 %)[a].

Un point important concerne l'évolution de la rémission spontanée dans la PG après la diffusion des premiers antisyphilitiques de synthèse. Les rémissions observées entre 1909, date d'arrivée du Salvarsan[b], et la fin de la WW1, date d'apparition de la malariathérapie n'étaient peut-être pas si spontanées. Les tests biologiques permettaient de diagnostiquer des syphilis passées inaperçues et de prescrire rapidement des antisyphilitiques. Le rôle de ces traitements dans la rémission de la PG a été volontiers minimisé dans les études de pyréto-malariathérapie car on s'était persuadé de leur faible efficacité. Certes, ils ne semblaient pas changer radicalement la donne, mais leur apport a sans doute été sous-estimé.

En 1933, Henri Claude et Pierre Masquin ont résumé neuf années de malariathérapie à l'hôpital Sainte-Anne (1924-1933) [392]. Après les impaludations, les patients recevaient des spirillicides arséniés et du bismuth. Parmi les 327 hommes atteints de PG traités, 42 (13,2 %) avaient présenté une bonne amélioration immédiate, tandis que 14 (4,4 %) étaient morts en cours de traitement. Regardons les résultats à long terme plus pertinents pour évaluer l'influence des traitements continus (spirillicides, bismuth) que celle de la cure de malariathérapie, de brève durée. En 1933, parmi les 42 patients qui avaient connu une rémission immédiate, 33 étaient encore considérés comme stables. Le plus intéressant concerne les 68 améliorations partielles immédiates : 20 patients avaient évolué vers un bon résultat ; dans le groupe des améliorations immédiates médiocres, 8 patients sur 91 s'étaient améliorés à long terme. C'est donc un total de 18,7 % des patients initialement traités par malaria + spirillicides qui étaient encore en rémission après plusieurs années, selon le principe de l'analyse en

---

[a] Voir *supra*, p. 263.

[b] Des antisyphilitiques plus toxiques étaient utilisés auparavant, essentiellement le Hg et l'As minéral.

intention de traiter. Les résultats y sont rapportés au nombre de patients inclus au départ et les perdus de vue comptés comme des échecs de traitement. Dans leur article, Claude et Masquin ont compté les résultats en fonction du nombre de patients dont ils avaient des nouvelles : en procédant ainsi, ils obtenaient 23,6 % de bons résultats à long terme. En intention de traiter, les résultats sont moins flatteurs (18,7 %) mais moins susceptibles d'être biaisés. Claude et Masquin reconnaissaient l'effet positif des traitements antisyphilitiques dans leur cohorte de cas :

> La plupart des bonnes rémissions que nous voyons se maintenir, quelques mois ou depuis des années, se comptent parmi les malades qui veulent bien continuer à [se] soumettre régulièrement [au traitement spirillicide].

Ils recommandaient donc le traitement antisyphilitique, sans être vraiment convaincus pour autant. Il faut dire à leur décharge que ces traitements étaient encore assez toxiques. Claude et Masquin concluaient : « après [...] avoir essayé toutes les autres méthodes de traitement pour les abandonner tour à tour [...] la malariathérapie est à l'heure actuelle la thérapeutique de la paralysie générale la plus efficace ». Ils auraient dû évidemment préciser : la malariathérapie associée au traitement spirillicide. Nous retrouverons la même problématique de sous-estimation de l'apport de ces traitements chez Wagner-Jauregg.

L'étude de Claude et Masquin nous fournit une énième comparaison indirecte d'un nouveau traitement à ceux qui étaient pratiqués antérieurement, les patients étant des témoins historiques. Ceux-ci, répétons-le, n'étaient pas dans le même état de santé que ceux qu'on aurait pu recruter en même temps que les patients recevant le traitement expérimental (témoins actuels). Un deuxième biais peut être évité dans un essai thérapeutique : si l'allocation de traitement est effectuée par l'investigateur, celui-ci tend à choisir le traitement qui, selon son opinion intime, aura le meilleur résultat sur le patient en question. Croyant avantager le malade, il favorise en réalité le traitement auquel il attribue le plus d'efficacité. Différences d'état clinique de départ et subjectivité justifient que l'allocation de traitement échappe à l'investigateur, soit par une règle d'alternance soit, ce qui est préférable, par la randomisation. Ajoutons qu'on considère souvent plus favorablement une nouvelle méthode thérapeutique que les anciennes et que les patients recevant un traitement expérimental reçoivent généralement une meilleure prise en charge non spécifique que ceux sous thérapeutique standard. Ceci justifie l'utilisation du double aveugle dans les essais thérapeutiques modernes.

Il aurait donc été correct, tant au niveau médical qu'éthique, de comparer la malariathérapie à un placebo ou à l'abstention thérapeutique. Le double aveugle aurait certes été difficile à garantir en raison de la survenue de la fièvre. Toutefois, on aurait pu comparer la malariathérapie avec des pyrétothérapies antérieures (nucléinate, tuberculine, vaccin antityphoïdique, galactothérapie) qui représentaient l'état antérieur de la pratique[a].

En 1990, Magda Whitrow relate que, lors du 90ème anniversaire de la naissance de Wagner-Jauregg, en 1947, Otto Kauders, un de ses anciens assistants, avait rapporté que son patron n'avait pas effectué les évaluations cliniques lui-même et les avait confiées à d'autres médecins pour éviter que les résultats ne soient entachés de préjugés [251]. L'évaluation clinique avait donc été conduite à l'aveugle. Toujours selon Kauders, Wagner-Jauregg avait beaucoup insisté pour réaliser des essais avec groupe témoin, ce qu'il avait appelé en 1931 la *simultanmethode,* terme qui ne figure pas dans ses publications antérieures. Aurait-il effectué un essai comparatif avec la malariathérapie ? En 2012, G. Gartlehner et K. Stepper ont découvert qu'il avait bien réalisé plusieurs études avec groupe témoin et allocation alternante du traitement[b] [393]. L'une d'elles, réalisée en 1926, avait comparé l'impaludation seule à l'association malaria + Salvarsan chez 65 patients avec PG. Elle fut seulement publiée dans les actes d'un congrès[c] [394]. 32 patients avaient été malarisés et 33 avaient reçu du Salvarsan en supplément. Le taux de rémission du premier groupe était de 25 %, celui du deuxième, de 48,5 %. Les morts étaient plus nombreux dans le groupe sans Salvarsan (18,2 %) que dans celui avec (12 %). Gartlehner et Stepper reprennent également une citation de Wagner-Jauregg, qui déclare avoir comparé de nouvelles pyrétothérapies (Saprovitan[d], Pyrifer[e]) à la malariathérapie, considérée comme la référence. Le nombre de cas était très faible (dix dans chaque groupe). Aucune rémission ne fut observée avec le Saprovitan, tandis

[a] Traitement *as usual*, dit-on maintenant.
[b] Sans tirage au sort (randomisation).
[c] Un site a traduit partiellement cet article https://www.jameslindlibrary.org/wagner-jauregg-j-1931/ (Lien valide le 28/01/2024).
[d] Bactéries non pathogènes vivantes.
[e] Voir *supra*, p. 247.

qu'il y en avait moins avec le Pyrifer qu'avec la malaria. Cette étude ne fournit cependant pas de preuve d'efficacité de la malariathérapie, qui aurait pu être obtenue en la comparant à une méthode antérieure de pyrétothérapie.

Wagner-Jauregg avait de l'avance sur ses contemporains dans la méthodologie des essais thérapeutiques. Cependant, il n'a pas appliqué la *simultanmethode* à l'évaluation de la malariathérapie. Persuadé de son efficacité, il pensait que ce ne serait pas éthique de donner un traitement de comparaison à des témoins[a]. En 1927 le danois Knud Schroeder propose l'huile soufrée (Sulfosine) pour traiter la PG. Il présente des résultats apparemment meilleurs que ceux de la malaria. Wagner-Jauregg lui répond qu'une comparaison directe « face à face » chez des patients similaires serait la seule méthode pour établir la supériorité d'un traitement sur un autre [393]. Il maitrisait donc bien les piliers de la future méthode d'évaluation honnête des thérapeutiques. L'occasion manquée du test comparatif malariathérapie *versus* Nucl (ou galactothérapie) ne peut être uniquement attribuée à l'état balbutiant des méthodes d'évaluation des thérapeutiques. Un facteur psychologique propre à Wagner-Jauregg a donc joué un rôle. Sans doute n'était-il pas prêt à remettre en cause tout le montage théorico-pratique qui l'avait conduit à la malariathérapie. Il n'était pas le seul : le monde entier avait choisi la malariathérapie et se détournait des pratiques antérieures, dont la nucléinothérapie. Par ailleurs, il faut tenir compte de son évolution personnelle : les études rapportées ci-dessus dataient du milieu des années 1920, tandis que la *simultanmethode* n'émerge qu'en 1931 et en représente en quelque sorte l'aboutissement.

On peut ajouter qu'une tradition drapée dans l'étendard de la clinique toute-puissante, portée par les universitaires de médecine, freinait l'adoption d'évaluations plus rigoureuses. Celles-ci risquaient de menacer la suprématie de leurs constructions théoriques qui tenaient souvent plus de l'opinion que de l'analyse précise des processus causaux. Ce phénomène est d'ailleurs toujours actif à l'heure actuelle.

---

[a] Nous avons vu que ce problème s'était reproduit quand des investigateurs n'ont pas voulu soumettre certains médicaments supposés efficaces dans le Covid-19 à l'essai contrôlé randomisé avec double aveugle au prétexte qu'il y avait urgence à agir. Les mêmes avaient prétendu quelques mois plus tôt que cette maladie émergente n'était pas plus grave qu'une grippe.

Les théories sont faciles à énoncer, leur étayage par des preuves ou des faits, bien plus difficile.

Modèles d'effet des leuco-pyrétothérapies et empirisme

Les leucothérapies s'appuyaient sur un modèle d'effet appliqué à une théorie de la cause (l'infection, l'intoxication). L'acide nucléique ou les autres thérapeutiques leucogènes (colloïdes métalliques) étaient censées stimuler la production de leucocytes à fonction phagocytaire, voire directement antibactérienne ou antitoxique *via* la sécrétion de molécules et/ou les processus d'oxydation. En comparaison, la malariathérapie semblait simplement issue d'une pratique ancienne d'observation[a] et d'une logique inductive. Entre les deux, on a vu que d'autres pyrétothérapies, ainsi que la « médecine perturbatrice » héritée d'une conception hippocratique, s'inspiraient diversement de théorie et d'empirisme.

Dans sa récente thèse de philosophie, *La biologisation des troubles mentaux,* Smail Bouaziz insiste sur l'importance de l'empirisme dans la découverte de la malariathérapie, un mouvement « fait d'essais et d'erreurs, de tâtonnements, couronnés de succès et d'échecs retentissants » [55]. Il n'en fait pas l'aboutissement d'une réflexion physiopathologique ni pharmacodynamique :

> Le traitement fut [mis] au point avant même que l'origine syphilitique de la paralysie générale fût établie. Austin et al remarquent que la croyance en l'efficacité de la pyrétothérapie en général était justifiée (mais ne découlait pas) [par] des travaux de Boak, Carpenter et [S.L.] Warren [...] sur les effets létaux de la température sur le *Treponema pallidum* [...]. Mais on ignorait le mécanisme par lequel la syphilis détruisait les tissus nerveux [...].

Plusieurs éléments incitent à revoir cette position : la tradition hippocratique reposant sur le principe de la révulsion était l'une des sources de la malariathérapie, l'exemple classique en étant la suppuration entretenue au tartre stibié. Deuxièmement, l'origine syphilitique de la PG était suspectée depuis longtemps et Wagner-Jauregg associait systématiquement des antitréponémiques aux

[a] L'observation clinique était auréolée d'une vertu intrinsèque qui freinait les critiques.

thérapies pyrétiques (tuberculine, vaccins non spécifiques) depuis au moins 1909. Troisièmement, il connaissait les études de Weichbrodt et Jahnel (1919) ayant montré l'effet de la chaleur sur la survie du tréponème. Wagner-Jauregg s'appuyait donc également sur une physiopathologie, l'origine syphilitique supposée de la PG, et une pharmacodynamie, l'effet de la chaleur sur la bactérie. Toutefois, il ne se satisfait pas de la pyrétothérapie et la maladie réelle induite reste sa priorité. Il adoptera par la suite un modèle d'effet immunitaire de la malariathérapie, reposant sur le rôle du SRE[a]. C'est ce que montre son article de 1936, où la comparaison avec le Nucl lui permet de préciser cette hypothèse qui repose sur les cellules sanguines[b] [355] :

> Schilling [...] dit que l'action de la malaria, comparée aux injections de lait et d'acide nucléinique, est plus puissante et a plus d'effet sur les différentes cellules sanguines et que l'irritation du système hématopoïétique n'existe pas après l'injection des substances protéiques[c].

Comment ce ralliement à un modèle d'effet immunitaire cellulaire[d] s'est-il imposé à un Wagner-Jauregg plutôt perçu comme un empiriste ? Viktor Aschoff a décrit le SRE en 1924, alors que la malariathérapie était déjà bien installée. La même année, le premier article des allemands Schilling et coll., qui étaient pro-malariathérapie, portait sur les variations quotidiennes de la NFS au cours de cette cure[e] [395]. La supériorité non prouvée de la malaria sur la galactothérapie et ou la nucléinothérapie, qualifiées de protéinothérapies, y est attribuée au renouvellement des globules blancs mais aussi des globules rouges, ce qui stimulerait le système immunitaire cellulaire non spécifique (inné)[f].

Entre 1918, date du premier article sur la malariathérapie, et 1924, Wagner-Jauregg et ses assistants seraient-ils restés dans le simple

---

[a] Système réticulo-endothélial. Terme utilisé à l'époque. Voir *supra*, p. 263.

[b] Plutôt sur le macrophage et les globules rouges, mais pas sur le GraN.

[c] L'acide nucléinique n'est pas composé uniquement de protéines.

[d] Immunité cellulaire innée.

[e] Du jour de l'injection du *Plasmodium* jusqu'à sa disparition après la quinine.

[f] Schilling et coll. évoquent que la diminution des hématies pourrait s'expliquer par un phénomène d'hémolyse. Tant à l'égard du *Treponema* que des *Plasmodium*, l'organisme ne semble pas développer une immunité spécifique capable de tuer le micro-organisme. C'est une caractéristique assez générale des parasites intracellulaires ; de même Schilling et coll. ignoraient-ils que le *Treponema*, micro-organisme furtif, échappe aux anticorps tueurs de bactéries.

empirisme ? Avant 1919, on manquait d'explications sur l'effet des fièvres curatrices. Ce n'est qu'en 1919 que les expériences de Weichbrodt et Jahnel suggèrent un effet direct de la chaleur sur le tréponème. Or en 1922, Wagner-Jauregg publie un article en deux parties sur les « thérapies vaccinales [non spécifiques] des maladies mentales »[a] [262,396]. La première partie, théorique, accorde une place majeure aux facteurs immunitaires innés : le leucocyte (GraN) et les opsonines (complément) ; il cite également les anticorps spécifiques de l'immunité adaptative. Cet intérêt théorique le conduit à évacuer ses propres observations d'efficacité d'un antisyphilitique (Hg) dans la PG. Il minimise aussi la place de l'hyperthermie : celle-ci ne serait pas garantie avec la tuberculine et, si le vaccin vivant antityphoïde avait montré une efficacité apparente dans la PG, les fièvres déclenchées étaient relativement modérées.

L'intérêt de Wagner-Jauregg pour une physiopathologie rationnelle reposant sur l'immunité (innée) fut donc très précoce, avant les travaux d'Aschoff et de Schilling. Dans la deuxième partie de son article de 1922, Wagner-Jauregg revient à l'empirisme et aux observations cliniques, recommandant de communiquer une vraie maladie infectieuse plutôt que d'injecter des produits bactériens. En dépit du peu de crédit qu'il accorde aux antisyphilitiques, il les associe presque systématiquement à la malarisation dans le traitement des PG[b], au moins depuis 1909 avec la tuberculine. Simple habitude ? précaution superfétatoire ? Nous avons parlé plus haut de l'essai comparatif réalisé par Wagner-Jauregg en 1926 montrant la supériorité de l'association malariathérapie + Salvarsan sur la malariathérapie seule [394]. Il avait bien adopté une démarche rationnelle implicite et pas simplement empirique à propos du lien syphilis-PG. Wagner-Jauregg naviguait donc entre références hippocratiques et scientifiques tout en privilégiant l'empirisme avec la malariathérapie. L'accent qu'il plaçait sur un effet immunitaire (inné) de la malariathérapie prolongeait et modifiait celui des leucothérapies (nucléinate). Il préfigurait, ainsi que Lépine, Fischer et Donáth, l'immunopsychiatrie contemporaine.

---

[a] Traduction de *Vakzinetherapie bei nervenkrankheiten.*

[b] Cet article se termine par le rappel de la supériorité, selon Wagner-Jauregg, de la malariathérapie. Il ne propose de recourir aux vaccins non spécifiques qu'en cas d'empêchement de pratiquer la malarisation.

Que ce soit sous l'étendard du GraN (nucléinate), du monocyte (malariathérapie) ou des autres formes qu'elles ont adoptées (vaccinothérapies, sérothérapies, etc.), les immunothérapies non spécifiques[a] ont fourni aux psychiatres des outils explicatifs biologiques précoces. L'infection et les toxines promettaient une spécificité d'action qui ne fut pas au rendez-vous, débouchant sur le compromis pyrétothérapique.

Ces outils biologiques initiaux seront plus tard rattrapés, complétés et concurrencés par plusieurs facteurs : la connaissance du système nerveux végétatif (versant physiologique des émotions), celle des glandes endocrines (influence des hormones sur l'humeur) et les mécanismes inspirés de l'allergie (anaphylaxie). Un quatrième facteur, non biologique, sera la psychanalyse.

On considère généralement qu'il y a eu un point de rupture au niveau de l'efficacité des thérapies biologiques psychiatriques avec l'émergence de la malariathérapie dans la PG. Bouaziz se fait l'écho de ce point de vue :

> ...si on prend la thérapeutique comme critère pragmatique de définition, alors la paralysie générale, ainsi que l'historiographie la traite, fut bien la première maladie mentale à être guérie par un traitement biologique [la malariathérapie].

Nous avons déjà amplement discuté l'efficacité de la malariathérapie dans la PG[b]. En 2000, J.R. Warren a revu la littérature médicale nord-américaine des années 1920 à 1950 [299]. Les critiques envers la malariathérapie étaient plus nettes outre-Atlantique qu'en Europe. Le courant nord-américain n'était pas dénué d'une arrière-pensée hégémonique sur la psychiatrie mondiale du fait de ses outils technologiques (électropyrexie) hors de portée des pays moins riches. Warren conteste la position de l'historien Joël Braslow exposée en 1997 dans *Mental ills and bodilv cures : psychiatric treatment in the first half of the twentieth century*. Ce dernier s'y montre très critique envers plusieurs traitements psychiatriques violents : l'hydrothérapie, la stérilisation des malades, les thérapies de choc et la lobotomie. En revanche, Braslow est plutôt positif à l'égard de la malariathérapie. Or, la violence de cette dernière thérapie n'est pas négligeable et Warren

---

[a] Par opposition aux immunothérapies spécifiques qui reposent sur l'emploi d'anticorps ciblés sur un antigène.

[b] Voir *supra*, p. 206, 259, 263.

s'étonne de cette relative bienveillance. En 1999, Braslow se montrera plus nuancé sur la malarisation, mettant plutôt en avant ses bénéfices indirects que directs [397] :

> Bien que, selon les normes actuelles, nous ne puissions être certains de l'efficacité du traitement par la malaria, le traitement a néanmoins considérablement modifié la manière dont les médecins traitaient leurs patients neurosyphilitiques.

C'est ce point de vue qui ressortait de son étude conduite en 1995 sur les dossiers médicaux du *State hospital Patton,* comparant les périodes avant et après l'introduction de la malariathérapie [398]. Braslow a cru remarquer, durant la deuxième période, un changement du regard médical avec moins de commentaires moraux, critiques ou méprisants et un peu plus de dialogue médecin-malade. Warren pointe une citation de Braslow montrant que celui-ci considère néanmoins comme acquise l'efficacité de la malarisation dans la PG : « ...la malariathérapie a fourni aux psychiatres des premières décennies du XXe siècle le “premier traitement somatique largement couronné de succès et scientifiquement reconnu” ... ».

Braslow proposait de situer les thérapies d'antan sur un axe désespoir-discipline[a]. En supposant que la PG aboutissait dans tous les cas à la mort, Braslow plaçait la malarisation à l'extrémité « désespoir » et la lobotomie à l'extrémité « discipline », les autres thérapies (de choc) étant réparties entre ces deux extrémités. Warren y voit la légitimation non scientifique d'une méthode violente. Il évoque une « conspiration partagée entre médecin et patient dans la croyance [en l'efficacité de la malariathérapie] »[b]. Selon lui, Braslow n'a ni suffisamment questionné les modèles d'effet de cette méthode, ni cherché à vérifier les assertions sur son efficacité. Il aurait aussi sous-estimé la létalité et l'utilisation disciplinaire de la malarisation par rapport à celle des cures de Sakel. Warren insiste sur ce point, là où Braslow mettait l'accent sur le désir de soigner.

On retrouve dans ce débat à distance, une polarisation semblable à celle de la controverse entre Austin et coll. [358] et Phillips [391] en 1992[c], ou entre le psychiatre Harold Merskey et l'historien Andrew

---

[a] Le désespoir thérapeutique et le maintien de la discipline (voir la punition) étant les deux façons de légitimer l'emploi d'une thérapeutique violente.

[b] Formulée par Braslow lui-même.

[c] Voir *supra*, p. 295.

Scull, assez critique envers la psychiatrie biologique, en 1994 [399]. Dans l'ensemble, les historiens et les philosophes ont une vision assez négative des psychiatres et de la psychiatrie biologique y compris dans le cadre des pratiques de soin actuelles. Les psychiatres la défendent parfois maladroitement, tel Merskey, indigné que Scull ait remis en cause l'efficacité de la malariathérapie. Celui-ci, dans sa réponse, lui renvoie une citation de l'historien Gerald Grob, qu'il qualifie ironiquement d'« historien de la psychiatrie favori des psychiatres » [400] : « Mis à part les risques évidents [associés à son utilisation], les preuves à l'appui de l'efficacité du traitement par la malariathérapie étaient extraordinairement faibles ».

C'est à l'occasion de cet article polémique de 1995 que Scull fait défiler une très longue série de thérapies plus folles, étranges et violentes les unes que les autres [400]. Les historiens n'ont d'ailleurs pas été les seuls à souligner ces pratiques qui ne flattent guère l'image professionnelle des psychiatres. Ceux-ci s'y emploient aussi régulièrement, avec une ardeur au moins équivalente à celle des chercheurs en sciences sociales, sinon supérieure. Il en va de la crédibilité de la psychiatrie biologique moderne et mieux vaut sacrifier les pratiques anciennes, du moins est-ce ainsi qu'on peut interpréter ce mouvement.

Thérapies perturbatrices, *medicina crudelis*, thérapies de choc, et consentement

Nous sortons ici quelque peu du cadre principal de cet ouvrage. De nombreuses thérapies employées en psychiatrie au début du siècle dernier exerçaient une violence sur le patient. Des thérapies « perturbatrices » utilisées avant le XXe siècle avaient annoncé les pyrétothérapies : érosions cutanées au tartre stibié et sétons, à l'origine de suppurations locales à la peau ; contact direct avec des personnes atteintes de maladies infectieuses ; fragilisation d'un patient par exposition au froid. Toutes ces méthodes sont incontestablement violentes. Wagner-Jauregg a employé dans au moins deux articles entre 1895 et 1936 le terme de *medicina crudelis* (médecine cruelle), pour qualifier des pratiques par lesquelles on entretenait volontairement une suppuration chez un malade [198,396,401]. En 1922, il déclare que si celles-ci étaient tombées dans l'oubli, on les employait parfois encore pour traiter…la sciatique. Il pensait, sans que son opinion n'ait varié en 40 ans que la *medicina crudelis* était efficace. Ces pratiques médicales dans lesquelles on maltraitait la peau[a] existaient depuis longtemps, comme en témoigne le terme latin et pas seulement en psychiatrie. Les médecins avaient bien conscience de la souffrance qu'ils infligeaient. Les « médications perturbatrices » visaient quant à elles à modifier le cours d'une maladie qui n'allait pas à sa guérison spontanée, ce qu'on observe malheureusement très souvent dans les troubles mentaux. Les méthodes perturbatrices étaient volontiers, mais non toujours violentes. Si nous descendons d'un cran supplémentaire dans le niveau de violence thérapeutique, nous avons vu que la nucléinothérapie avait été qualifiée par Lépine de « secousse salutaire ». Depuis très longtemps, on a tenté de soigner des fous à l'aide de méthodes ébranlant leur quotidien stéréotypé et monotone. Notre confrère Michel Caire a détaillé une longue liste de pratiques reposant sur des effets de surprise, de peur, ou de soumission à une règle [13]. Il faut remarquer que des effets de violence ne sont pas l'apanage des seules thérapies biologiques, les prises en charge psychologiques comportant un risque de violence morale. Un exemple nous en est donné par les thérapies de « conversion » de l'homosexualité, encore pratiquées dans certains pays. Cependant, même au niveau de psychothérapies plus ordinaires, le risque existe qu'un thérapeute induise de faux souvenirs traumatiques, ce qui constitue une violence.

Les psychiatres étaient-ils plus sadiques que les autres médecins, plus impatients de prouver qu'eux aussi pouvaient guérir des patients, au prix de risques excessifs[b] ? la question peut s'aborder sous un angle social. Les relations entre médecins et malades hospitalisés, particulièrement ceux des asiles d'aliénés, étaient caractérisées par une asymétrie importante, due à l'internement et à la perte de liberté des malades, ainsi qu'aux barrières de classe sociale, parfois à des cloisons raciales. Le paternalisme, l'autoritarisme, voire l'arbitraire, dominaient la relation médecin-malade dans les asiles d'aliénés. En psychiatrie, la théorie de la dégénérescence renvoyait un grand nombre de malades à un destin de malheur pour eux-mêmes ou leurs descendants, leur lignée étant condamnée à l'extinction. Les termes du vocabulaire médical et

---

[a] Des méthodes de maltraitance de la peau sans preuves d'efficacité sont encore employées de nos jours, comme la pose de ventouses ou l'acupuncture.

[b] Les essais dont Scull parle concernent essentiellement la période de l'entre-deux-guerres. Les règles internationales sur les essais thérapeutiques apparaitront après la WW2.

surtout psychiatrique étaient empreints de connotations morales. Après la WW1, l'image sociale des malades mentaux s'est dégradée d'un cran supplémentaire par comparaison à celle des soldats pleins de santé et d'avenir fauchés en pleine jeunesse par la guerre. La montée des idées eugénistes dans les sociétés occidentales dans l'entre-deux-guerres, sous l'influence d'un darwinisme social mal compris, a pu faire le reste.

Au-delà de ces explications sociales, il faut bien évoquer l'imprudence ou l'audace excessive de certains psychiatres. Peut-être que la recherche obstinée de thérapies à effets déplaisants ou violents jouait de façon imaginaire dans un effet de symétrie opposé à des maladies mortelles (PG) ou incurables (schizophrénie). Cette violence thérapeutique était-elle inévitable comme celle qu'on retrouve dans de nombreuses situations médicales, notamment en cancérologie, où on ampute des parties du corps pour tenter de sauver une vie ? dans un but sacrificiel, on peut consentir à perdre une partie de soi ou une fonction importante (la parole, la sexualité, l'élimination des selles, par exemple) pour survivre à une maladie considérée comme incurable. En psychiatrie, la localisation de la cause du trouble dans un cerveau hermétiquement protégé empêche ce sacrifice en toute connaissance de cause, puisque la maladie affecte les capacités de connaissance, d'appréciation et de décision réfléchie de l'individu. La violence de certaines thérapeutiques proposées à des personnes démentes, confuses, délirantes ou catatoniques s'exerce le plus souvent sur leur corps entier, pas simplement sur une partie. Certes on peut trouver l'équivalent de cette violence thérapeutique généralisée en cancérologie, lors des chimiothérapies, mais souvent les malades cancéreux sont en mesure de comprendre ce qui leur arrive, ce qui n'était pas la règle chez les malades psychiatriques de la première moitié du XXe siècle. Beaucoup ont été traités comme de simples cobayes, comme ont pu l'être des minorités raciales abusées.

Si la violence d'un acte appliqué à un malade, fut-ce une simple injection, est absolument inacceptable lorsque l'efficacité attendue est nulle, le patient doit aussi bénéficier d'un cadre protecteur lorsqu'on lui propose un essai thérapeutique dont on espère un résultat bénéfique direct pour lui. Avant 1945 et les règles éthiques qui suivirent la fin de la guerre[a], il n'y avait que très peu de moyens de freiner une

[a] Qui se sont matérialisées dans la plupart des pays par des textes de lois, la mise en place de comités d'éthique, puis de protection des personnes.

expérimentation abusive, notamment pas de recherche méthodique du consentement du patient. Certes la recherche du consentement éclairé ne règle pas la question de la violence thérapeutique, mais elle en limite les abus. Le présent ouvrage s'est intéressé à l'étape expérimentale de la nucléinothérapie, moment où les demandes de consentement avant un traitement potentiellement violent étaient exceptionnelles. On se souvient toutefois, qu'en 1901, à l'occasion d'un essai d'abcès de fixation, le jeune Léon Catala [143], alors interne, avait demandé des consentements aux familles et aux patients[a]. Il s'en explique :

> Le consentement eût pu paraitre négligeable puisque nous traitions des aliénés ; nous l'avons demandé pourtant ainsi que celui de la famille. Cette méthode nous paraissait préférable et il eut été tout à fait en dehors de nos goûts et de nos habitudes d'user de violence.

En 1920, le français Pagniez note que, dans quelques études de malariathérapie, on a demandé des consentements [402] :

> Les essais de Mülhens, Weygandt et Kirschbaum [...] ont porté sur 33 paralytiques [généraux]. Les uns ont été inoculés de fièvre récurrente, les autres de paludisme. Avant toute inoculation on demandait un consentement écrit de la famille et si la maladie le permettait, un assentiment du patient.

L'obtention d'un consentement n'était pas forcément signalée dans les articles et les thèses. En lisant Catala, on peut penser que les psychiatres s'autorisaient plus d'expérimentations sans consentement dans les asiles que dans leurs clientèles privées ou les hôpitaux généraux. Nous n'avons pas effectué de recherche exhaustive sur les consentements dans les études citées dans cet ouvrage. Toutefois, notre récit donne une certaine image de la psychiatrie de l'époque qu'il peut être intéressant d'évoquer. D'ailleurs il vaut mieux parler de neuropsychiatrie que de psychiatrie, tant les considérations neurologiques imprégnaient les discours. De plus, l'attitude à l'égard du patient et du consentement différait sans doute en fonction du statut social des « grands » professeurs et des « petits » internes. Les petits demandaient-ils le consentement quand les grands s'en dispensaient ? Difficile de le savoir. Nous n'avons pas trouvé de traces de demande de

---

[a] Voir *supra*, p. 137. Actuellement les sujets en état de dépendance ou ayant perdu leur liberté d'aller et venir, enfants, prisonniers, malades internés, patients inconscients, font l'objet d'une plus grande protection par la loi.

consentement dans les écrits de Lépine. La thèse de Lauquin[a] décrivant les 71 cas de l'asile de Bron ayant reçu du nucléinate ne mentionne pas de recherche de consentement [204]. Cependant, parmi ces cas il y avait deux patientes du pensionnat, des malades de la bourgeoisie lyonnaise, le cas n° 1, une jeune femme de 29 ans[b] et sa sœur, le cas n° 10, Mme J.[c]. Leur famille se serait sûrement manifestée si les choses avaient mal tourné. Pour tous les patients de cette étude, Lauquin ne mentionne pas d'opposition éventuelle de la part des patients ou de leurs parents.

On pourrait croire que la question du consentement dans les essais thérapeutiques est assez récente ou du moins postérieure à la WW2. Il n'en est rien. La thèse de médecine de Pierre-Charles Bongrand, de l'école de médecine militaire de Bordeaux, *L'expérimentation sur l'homme, sa valeur scientifique et sa légitimité*, date de 1905. Elle a été rééditée et commentée en 2011 par Anne Fagot-Largeault et Philippe Amiel [403]. L'auteur y décrit de nombreuses histoires d'inoculations volontaires d'infections dans le cadre d'expérimentations médicales[d] qui résonnent avec l'impaludation. L'une de ces histoires implique un jeune interne à l'hôpital de l'Antiquaille de Lyon en 1859. Cet établissement accueillait une grande variété de pathologies somatiques et psychiatriques[e]. Cet interne s'était autorisé à inoculer la syphilis à un jeune garçon de 10 ans, traité pour une teigne faveuse[f]. Après que l'interne ait publié le cas[g], le parquet de Lyon se saisit des faits et traduisit l'interne et le médecin qui l'encadrait devant le tribunal correctionnel. Les accusés prétendirent que la syphilisation[h] avait été effectuée en vue de traiter la teigne, donc avec un objectif de bénéfice direct pour le jeune malade. Les deux médecins furent néanmoins jugés coupables et condamnés à une amende, toutefois assez clémente. Le procès eut un certain retentissement à Lyon : l'affaire des « inoculations syphilitiques » fit l'objet de deux articles dans la *Gazette médicale de Lyon*, l'un en 1859, l'autre en 1860. En 1859 il est mentionné que

---

[a] Voir *supra*, p. 175.

[b] Melle A, entrée le 11 mai 1909 à l'asile, sortie guérie le 28 octobre.

[c] Il n'est pas mentionné explicitement qu'elle était entrée au Pensionnat.

[d] Nombre d'entre elles furent effectuées par les investigateurs sur eux-mêmes.

[e] Avant que l'asile de Bron n'ouvre ses portes en 1877.

[f] Maladie dermatologique causée par un champignon microscopique.

[g] Dans la *Gazette hebdomadaire de Paris* du 15 avril 1859.

[h] On pratiqua des syphilisations à objectif thérapeutique pendant assez longtemps…

l'audience avait attiré une grande affluence de docteurs en médecine de Lyon, dont quelques célébrités. Aux yeux des juristes de l'époque, les seules recherches nécessitant le consentement du patient étaient celles qui ne pouvaient lui apporter de bénéfice individuel direct. Cette affaire n'avait pas été oubliée à Lyon, puisque le docteur Lacassagne, spécialiste de médecine légale, la cite dans son cours de médecine légale *De la responsabilité médicale* en 1898 [404].

On pourrait penser que depuis fin 1945 et les couches successives de législation de protection des personnes dans la recherche biomédicale, le problème serait définitivement réglé. Pourtant l'actualité récente a révélé, dans un institut de recherche très médiatisé, une pratique surprenante : selon les auteurs d'un article ayant passé en revue les publications de cet institut, le même numéro d'agrément d'un comité de protection des personnes (CPP) a été utilisé non pas pour une étude, comme cela est prévu, mais pour 248, ce qui est considérable [405]. Il reste donc encore du travail à faire pour mieux assurer la protection des personnes se prêtant à une recherche biomédicale en France.

Retombées et résonances modernes

Des pyrétothérapies en cancérologie ?

Avec les protéinothérapies et chocs peptoniques ainsi qu'avec les produits dérivés du sang, nous avons vu que les psychiatres n'avaient pas été les seuls à utiliser la pyrétothérapie. Ils n'avaient fait que suivre le mouvement de la médecine. Dans l'entre-deux-guerres la pyrétothérapie fut utilisée en dermatologie, rhumatologie et neurologie. Ajoutons-y la cancérologie : les limites de la chirurgie et de la radiothérapie ont poussé les investigateurs à appliquer chez l'homme l'effet cytolytique de la chaleur, observé *in vitro*. Des « guérisons spontanées » de cancers à l'occasion de maladies infectieuses ont été rapportées depuis longtemps dans la littérature médicale[a]. En 1927, le suédois Niels Westermark retrace l'historique lointain des liens entre chaleur et cancer [406]. Il envisage toutes les méthodes d'hyperthermie, locales et générales. En 1893, William Coley avait inoculé des patients cancéreux avec de l'érysipèle, comme Wagner-Jauregg l'avait envisagé en 1887, ou avec des extraits de *Streptococcus pyogenes* et de

[a] Une observation empirique, non étayée par des chiffres sérieux, qui avait éveillé l'intérêt, comme en psychiatrie.

Bacillus prodigiosus. Son idée était que les cancers avaient une cause infectieuse. Les toxines de Coley ont été longtemps utilisées en thérapeutique antivirale par le passé, rappelle Löwy [91].

L'hyperthermie externe peut être locale ou concerner le corps entier. Cette dernière méthode, *Whole-Body-Hyperthermia* (WBH), est finalement plus proche des pyrétothérapies psychiatriques. Le début d'une application sérieuse en cancérologie est difficile à dater. En 1949, à San Francisco, Howard Bierman et coll. utilisent la WBH en association ou pas à une chimiothérapie par moutarde azotée[a] chez des patients atteints de maladie de Hodgkin. L'argument en faveur de la WBH est qu'elle pourrait réduire les leucopénies post-chimiothérapie car l'hyperthermie favorise l'hyperleucocytose. Les résultats sont incertains vu le peu de cas traités [407]. Les études restent rares et, dans une page du *British medical journal* du 23 avril 1966 consacrée à des questions à un expert, celui-ci estime que la WBH dans le cancer est trop dangereuse pour être d'une quelconque valeur. L'hyperthermie locale est néanmoins utilisée en cancérologie.

En 1971, les travaux de l'allemand Josef Issels sur le traitement des cancers dérapent [408]. Personnage controversé, il a fait l'objet d'un procès dans les années 1950 et d'une réfutation scientifique en 1971 dans la célèbre revue *Nature* [409]. Supposant que le cancer, même à son stade de début local, affecte en réalité le corps entier, il propose une thérapie reposant sur un trépied complexe, comportant une sollicitation du système immunitaire :

> a) l'élimination de tous les facteurs de causalité importants tels que les foyers [infectieux] dentaires, alvéolaires et amygdaliens, la flore bactérienne intestinale anormale, les champs de perturbation nerveuse, l'alimentation défectueuse, les facteurs exogènes et les stress psychiques et émotionnels.
>
> b) la désensibilisation de l'organisme [...] par (i) administration "d'activateur de sérum" (Theurer) pour favoriser une hémolyse normale du sang du patient, (ii) injection d'auto-vaccin préparé à partir d'extraits de dents et d'amygdales, (iii) injection d'auto-vaccin à partir de bactéries *E. coli* pathogènes, et (iv) administration de Spenglersane T, R, E, M, Om, K[b].

---

[a] Gaz utilisé comme arme chimique durant la WW1.

[b] Colloïdes de Spengler, « immunomodulateurs microbiologiques utilisés pour renforcer les défenses immunitaires et la constitution de base ». Procédé homéopathique. https://vitagate.ch/fr/therapies/therapies_energetiques/spenglersan (Lien valide le 28/01/2024).

c) le traitement des dommages secondaires au moyen d'une thérapie de substitution pour restaurer les fonctions normales des organes par l'activation de la respiration cellulaire, la substitution des propriétés défensives mésenchymateuses insuffisantes, la régénération des organes et la compensation des pertes par l'administration d'extraits d'organes ou d'hydrolysats d'organes.

Nous retrouvons ici de vieilles connaissances des années 1890-1940 : la théorie de l'auto-intoxication, réfutée dans les années 1920, avec ses excès chirurgicaux et invasifs ; des pyrétothérapies tombées en désuétude (sérums et vaccins non spécifiques) susceptibles de contenir des LPS pyrogènes ; la désensibilisation anaphylactique ; l'opothérapie. Le tout constitue un assemblage baroque, éminemment suspect de manquer du moindre fondement scientifique. Dans les années 70, Issels prétend attaquer les tumeurs par une hyperthermie provoquée avec le Pyrifer, le Vaccineurin[a] ou l'*haematogenic oxidation therapy* (HOT)[b]. Il ne fournit aucune preuve sérieuse d'efficacité de ses protocoles. Le résultat n'en fut que perte de temps, de chance et de qualité de vie pour les patients ainsi exposés à des effets indésirables sans bénéfice pour leur santé.

Des applications plus sérieuses de l'hyperthermie générale à la cancérologie sont signalées au début des années 1970. En 1982, lors du troisième *International symposium on cancer therapy by hyperthermia and radiation* du *National cancer institute,* plusieurs interventions sérieuses concernent la WBH. Dans les cancers métastatiques ayant reçu une cure de radiothérapie complète[c], l'hyperthermie externe est praticable avec quelque succès car son effet cytolytique n'affecte pas les cellules normales. Toutefois, les résultats ne sont pas nets. Les américains Dickson et Shah sont juste en mesure de dire que la WBH ne semble pas favoriser les métastases, ce qui est déjà une bonne chose [410]. En effet, c'est justement dans des cancers métastatiques que la WBH est envisagée comme un appoint des chimiothérapies. Herman et coll. rapportent des régressions tumorales, un effet additif avec la chimiothérapie au BCNU (bis-chloroéthyl-nitroso-urée) [411]. La

[a] Cultures de bactéries tuées, considérées comme « vaccins ».

[b] Extraction du sang, exposé aux rayons UV puis réinjecté, rappelant l'autohémothérapie.

[c] Qui ne peut donc pas être poursuivie, ni renouvelée.

WBH n'est cependant pas sans danger et nécessite parfois une anesthésie générale.

Dans les années 1980, des investigateurs cherchent à comprendre la biologie de la WBH : En 1987, les américains Ian Robins et coll. rapportent qu'elle entraine une hausse des leucocytes et d'hormones telles le cortisol[a], l'ACTH[b], la prolactine[c], ainsi que de β-endorphine[d] [412]. En 1993, la même équipe observe, après WBH haute intensité à 41,8 °C pendant une heure, l'induction de certaines cytokines [413] : l'interleukine-l-β (IL-1β), qui est inflammatoire et le facteur de croissance des GraN, *granulocyte colony-stimulating factor* (G-CSF[e]) Ce dernier stimule la croissance des précurseurs des GraN, ce qui est utile lors des chimiothérapies où le nombre de ces cellules diminue. Une hausse de température centrale favorise donc la production des globules blancs, un lien entre pyrétothérapie et leucothérapie[f]. En 1995, chez l'homme, la même équipe retrouve l'élévation du G-CSF et de l'IL-1β, ainsi que de l'IL-6[g] (inflammatoire et pyrogène endogène), de l'IL-8[h] (une chimiokine attirant les GraN) et de l'IL-10[i] (anti-inflammatoire).

La WBH a plutôt un effet inflammatoire aigu, alors qu'en psychiatrie on aimerait diminuer l'inflammation cérébrale chronique à bas bruit. Il est possible qu'existent des phénomènes de balancement entre inflammation chronique et aigüe. On a vu en effet que celle-ci se résout généralement spontanément par la sécrétion de cytokines anti-inflammatoires et la cicatrisation.

Est-il envisageable qu'une inflammation aigüe ait un effet favorable sur une inflammation chronique ? Une autre étude de Robins et coll. publiée en 1999, sur la WBH à haute intensité (41.8 °C pendant une heure) chez des patients cancéreux, a mesuré les taux sériques du récepteur soluble (circulant dans le sang) au TNF-α (sTNF-R). Ces récepteurs, qui bloquent l'effet inflammatoire du TNF-α, augmentent en moyenne de 86 % après une séance, laissant présager un effet global

[a] Hormone sécrétée par la glande surrénale.

[b] Voir *supra*, p. 114

[c] Hormone sécrétée par l'hypophyse.

[d] Peptide à effet morphinique, produit par des neurones de l'hypothalamus.

[e] Voir *supra*, p. 103.

[f] Qui ne fait pas intervenir la leucopoïèse induite par l'acide nucléique.

[g] Voir *supra*, p. 114.

[h] Voir *supra*, p. 102. Nommée aussi CXCL8.

[i] Voir *supra*, p. 114.

plutôt anti-inflammatoire de la WBH haute intensité. Gilles Morlock évoque ce même mécanisme pour expliquer *a posteriori* l'effet apparemment positif des anciennes pyrétothérapies dans les maladies rhumatismales inflammatoires [414].

Les connaissances sur les fonctions de la fièvre ont été synthétisées par Sharon Evans et coll. en 2015 [415]. La fièvre est ambiguë, apportant un bénéfice de survie lors de certaines infections, mais s'avérant nocive dans le *sepsis* (septicémie avec réponse inflammatoire généralisée) et les atteintes neurologiques. Elle est l'une des composantes du processus inflammatoire et stimule l'immunité innée et adaptative. Pour produire artificiellement une fièvre, on utilise essentiellement des LPS qui activent les récepteurs TLR4[a] du système immunitaire inné présents chez les macrophages, les GraN et les cellules dendritiques. S'ensuit une chaine de sécrétions chimiques commençant par l'IL-6 puis la COX2[b], qui aboutit à la libération de PGE_2 dans le sang. Celle-ci agit sur le système nerveux central et surtout périphérique, lequel sécrète de la NA qui accroit la thermogenèse dans le tissu adipeux brun et entraine une vasoconstriction des extrémités, réduisant les pertes passives de chaleur. L'acétylcholine[c], elle aussi produite sous l'effet de la PGE_2, augmente le métabolisme, l'effet global étant une augmentation de la température centrale. L'IL-6 joue un rôle central dans la fièvre en favorisant l'*oxydative burst*[d] des GraN ainsi que leur recrutement *via* le G-CSF. La WBH augmente l'arrivée des GraN dans le sang ainsi que la production de globules rouges et de GraN dans la moelle osseuse, par l'intermédiaire des cytokines IL-17, IL-1β et IL-1α. Nous retrouvons là en position d'agents de sécurité de deuxième ligne[e] les GraN, mis en exergue dans le titre de ce livre. Ils marchent à l'appel de l'hyperthermie. L'activité des lymphocytes cytotoxiques *Natural killers*[f] (NK) est également augmentée par l'hyperthermie. Celle-ci renforce aussi les fonctions des cellules de première ligne qui reconnaissent les pathogènes, les cellules

---

[a] Voir *supra*, p. 276.
[b] Cyclo-oxygénase 2, enzyme clivant l'acide arachidonique pour aboutir à la prostaglandine E_2 aussi bien sur le site de l'inflammation qu'au niveau du cerveau.
[c] Voir *supra*, p. 19, 73, 225, 238.
[d] Voir *supra*, p. 101, 159.
[e] La première ligne étant plutôt assurée par les macrophages et autres cellules immunitaires disséminées dans les tissus et les interfaces du corps avec l'extérieur.
[f] Voir *supra*, p. 102.

dendritiques. Elle intervient également dans l'immunité adaptative en facilitant le trafic des lymphocytes. Selon Evans, la fièvre est un système d'alerte systémique qui augmente globalement la surveillance immunitaire innée et adaptative.

La figure d'ensemble est d'une grande complexité et nous permet de faire le lien entre pyrétothérapies et leucothérapies. Tout ce qui aboutissait à une fièvre stimulait *in fine* l'immunité non spécifique. Ceci ne suffit pas pour attribuer aux leucopyrétothérapies une efficacité clinique. Il aurait fallu tester ces thérapies *versus* l'abstention thérapeutique. De plus, l'essai de ces traitements n'avait de justification que pour des maladies psychiatriques relevant bien d'une physiopathologie infectieuse et pas seulement d'une vague hypothèse toxinique.

L'hyperthermie externe en psychiatrie de nos jours

Depuis une trentaine d'années, l'hyperthermie externe effectue un retour discret et quelque peu laborieux en psychiatrie, louvoyant entre science et pseudoscience. En 1992, l'équipe de Robins publie *Changes in mood state following whole-body hyperthermia*, qui décrit des améliorations de l'humeur chez des patients cancéreux traités par WBH, cependant sans groupe témoin [416]. En 2013, une équipe américano-suisse autour de Charles Raison s'appuie sur une série d'arguments pour étudier la WBH dans la dépression :

- L'existence d'une voie nerveuse[a] sensible à la chaleur : les terminaisons sensibles au niveau de la peau se projettent sur des noyaux sérotoninergiques du cerveau moyen[b], aboutissant à un effet antidépresseur dans des modèles animaux, par induction d'un refroidissement thermorégulateur.
- Dans le trouble dépressif caractérisé, cette voie serait ralentie, avec augmentation de la température corporelle centrale, en raison d'une diminution du refroidissement thermorégulateur (par exemple, la transpiration).
- L'exposition à une température élevée activerait cette voie, qui passerait par la sérotonine.

---

[a] La voie dite spinoparabrachiale.

[b] Le cerveau moyen est compris entre le tronc cérébral, zone haute de la moelle épinière, et le cerveau antérieur (comprenant les hémisphères et le diencéphale).

La WBH ayant été pratiquée sur seize patients dépressifs, les auteurs observent une diminution des scores aux échelles de dépression corrélée à la baisse de température corporelle après une séance unique de WBH. Le réchauffement périphérique favoriserait un refroidissement central. L'absence de groupe témoin, le petit nombre de patients, le faible recul (cinq jours) limitaient fortement la portée de cette étude exploratoire [417]. En 2016, la même équipe réalise un essai thérapeutique contrôlé en double aveugle avec une évaluation six semaines après une séance unique de WBH d'intensité moyenne avec de l'infrarouge (température corporelle de 38 °C). Pour donner l'illusion aux patients recevant le traitement de comparaison que celui-ci est actif, un dispositif spécial est utilisé[a]. Trente-quatre patients sont inclus, mais huit ne terminent pas l'étude. Six semaines après, les patients ayant reçu la WBH ont un score moyen de dépression plus bas que ceux du groupe témoin mais ils ont pour la plupart deviné qu'ils avaient reçu le traitement actif, ce qui est un biais. Le faible effectif et le nombre élevé de patients ayant interrompu l'étude en limitent la portée. Il aurait fallu considérer les patients non évalués comme des échecs de traitement et les inclure comme tels dans l'analyse finale, selon le principe de l'intention de traiter que nous avons employé pour l'étude de Claude et Masquin. Rédigé par Clemens Janssen, l'article est publié dans une revue pourtant exigeante, le *JAMA psychiatry* [418].

En 2017, un deuxième essai contrôlé en double aveugle de WBH chez des déprimés est réalisé par Johannes Naumann et coll., de l'*Interdisciplinary center for treatment and research in balneology* à Freiburg en Allemagne [419]. La revue est moins connue puisqu'il s'agit de *BMC*[b] *Complementary and alternative medicine*. L'argumentaire est différent. Les investigateurs insistent plutôt sur les altérations du rythme circadien de la température et du sommeil. La température corporelle des déprimés est fréquemment augmentée pendant la nuit. Un effet antidépresseur de la WBH pourrait passer par la modification des rythmes circadiens, notamment de la température. La méthode employée est un bain chaud dans un spa à 40 °C répété sur huit séances. Les températures corporelles moyennes passent de

---

[a] Des lumières non chauffantes de couleur orange et un faux ventilateur simulent l'infrarouge sans fournir de chaleur, tandis qu'une chaleur douce est fournie par un chauffage au-dessus des membres inférieurs des participants.

[b] Éditeur scientifique en libre accès à but lucratif.

36,6 °C à 39,1 °C en 30 minutes. Les témoins reçoivent une thérapie par la lumière verte, un choix curieux car la modalité est trop différente des bains chauds. Les résultats sont donnés en intention de traiter et sont significatifs avec seulement 36 patients. La différence entre patients traités par WBH et témoins, mesurée par l'écart de réduction de score de l'échelle de dépression, est malgré tout assez faible. En 2019, Hanusch et Janssen réalisent une synthèse de sept études de WBH dans la dépression, dont seulement quatre avec un groupe témoin [420]. Celle des allemands Hüppe et coll. est parue dans une revue slovaque[a] confidentielle [421]. En fait, les 36 sujets ne souffraient pas de dépression, mais d'une « sensibilité à de multiples produits chimiques » ce qui ne correspond à rien de sérieux et témoigne que ce champ d'investigation est une cible de la soi-disant médecine alternative. En 2022, Astrid Knobel et coll. publient une deuxième revue de littérature sur la WBH en psychiatrie. S'il y a bien trois études contrôlées de WBH en cours cette année-là en Allemagne, leurs résultats n'étaient pas encore disponibles [422].

Ce champ d'exploration est intéressant car environ 30 % des patients dépressifs résistent à un traitement antidépresseur bien conduit. Les chercheurs allemands ont maintenant intégré l'aspect immunologique dans leur argumentaire, rejoignant les travaux de Robins. La WBH d'intensité moyenne dans la dépression est pour l'instant à un stade purement expérimental. Celle de haute intensité est limitée par sa lourdeur qui en réduit l'acceptabilité même chez les patients réfractaires à tous les autres traitements.

Si la réalisation d'une hyperthermie corporelle s'avérait un jour intéressante dans la dépression, il est logique de se demander si on ne pourrait pas la reproduire de façon chimique, en actionnant des leviers cytokiniques, pour aboutir à la prise d'un simple médicament. C'est loin d'être évident. Robins et coll. ont montré que la WBH stimule à la fois des cytokines pro-inflammatoires et anti-inflammatoires [412,413]. Comment s'y retrouver ? Est-ce l'hyperthermie du corps entier qui importe ou celle localisée au niveau du crâne ? Les travaux sur la WBH d'intensité moyenne et la voie nerveuse spinoparabrachiale suggèrent que l'effet de l'hyperthermie externe superficielle (cutanée) s'exercerait *via* la sérotonine. Ce neuromédiateur est au centre de l'effet des antidépresseurs les plus communs. Quel serait le bénéfice de

[a] Revue qui aurait néanmoins un comité de lecture par des pairs, un gage de sérieux.

l'hyperthermie WBH d'intensité moyenne par rapport à des médicaments faciles à administrer, connus, peu coûteux et bien tolérés ?

Revenons à l'inflammation chronique de basse intensité impliquée dans certaines dépressions[a]. Dans cette indication on étudie depuis peu des médicaments anti-inflammatoires utilisés en rhumatologie[b]. Une méta-analyse sur l'effet d'anticytokines inflammatoires dans les symptômes dépressifs de patients souffrant de maladies inflammatoires a été réalisée en 2018 par les anglais Nils Kappelmann et Golam Khandaker [423]. La plupart de ces médicaments sont des anti-TNF-α, mais un autre, le tocilizumab, est un anti-IL-6[c]. Les résultats sont encourageants, l'un d'eux, l'etanercept, étant un analogue des récepteurs solubles du TNF-α[d] ce qui nous rapproche des travaux de Robins sur la WBH haute intensité. En 2021, les israéliens Uzzan et Azab ont montré que des antipsychotiques de seconde génération ont également une activité anti-inflammatoire, due soit à une réduction du TNF-α ou de l'IL-6, soit à une augmentation de l'IL-10 [424]. Ces auteurs rapportent qu'aucun essai thérapeutique randomisé en double aveugle d'anti-TNF-α dans la dépression n'a été réalisée avant 2021. De plus, ces molécules ne passent pas la BHE et n'exercent d'effet qu'en périphérie, pas dans le cerveau. L'effet positif des anti-TNF-α sur l'humeur de patients souffrant d'un rhumatisme inflammatoire est donc encore mal compris et difficile à extrapoler chez les personnes souffrant de dépression.

En théorie, un éventuel effet antidépresseur ou antipsychotique d'anti-inflammatoires ou de la WBH se jouerait dans le SNC. On a vu que les GraN n'y tenaient pas une place aussi importante que les macrophages de la microglie. Ce sont eux les soldats de première ligne de l'immunité innée du cerveau. Un travail de 2013 des hollandais Gibney et Drexhage a pointé que la microglie n'intervenait pas qu'au niveau immunitaire mais aussi dans le développement du cerveau[e] et dans la production de nouveaux neurones chez l'adulte [425]. Ils ont également rappelé que les cellules microgliales étaient dotées, comme

---

[a] Voir *supra*, p. 113.

[b] Où des inflammations chroniques sont impliquées.

[c] Employé dans les formes graves du COVID-19, pour diminuer « l'orage cytokinique ».

[d] Voir *supra*, p. 313.

[e] En facilitant la disparition des synapses inactives, la mort cellulaire programmée de neurones (apoptose) et la formation de nouvelles synapses.

les neurones, de récepteurs à des neuromédiateurs (glutamate, GABA[a], dopamine[b]) à des hormones (cortisol) et à des neurotrophines. Celles-ci sont des protéines impliquées dans la survie, la croissance, la différenciation neuronale ainsi que dans la plasticité synaptique. Peut-être que les progrès viendront plutôt de ce côté ?

On est encore loin d'un traitement immunologique pour les dépressions résistantes aux antidépresseurs, le trouble bipolaire ou la schizophrénie. Des psychiatres ont exploré ce champ bien avant nous, certes maladroitement, se heurtant aux limites des connaissances du moment, mais dans l'intention d'améliorer l'état de leurs patients et de leur permettre de quitter l'asile[c]. Nous ne sommes pas proches d'un retour des pyrétothérapies en psychiatrie, y compris sous la forme de bains chauds. La vigilance s'impose devant les risques de bascule de thérapies à visée immunologique vers des approches de médecine « holistique », « naturelle », ou « douce », de l'ordre des pseudothérapies. Notre exploration de l'histoire du nucléinate et des autres pyrétothérapies nous a montré que des dérapages se sont déjà produits dans le passé, parfois à l'initiative de personnalités médicales ou scientifiques de premier plan, entrainant des risques graves pour les patients.

L'emploi du nucléinate en thérapeutique était au début issu d'une recherche scientifique sérieuse mais limitée. Le recul d'un siècle nous permet de dire qu'en cherchant à contrôler une infection chronique et à neutraliser des toxines bactériennes hypothétiques, on a bel et bien exposé des patients nullement intoxiqués à des endotoxines (LPS) dangereuses pour leur santé. On leur provoquait simplement, sans le savoir et probablement inutilement, une deuxième maladie, une hétéro-intoxication. Même si la fièvre a effectivement un effet anti-infectieux, le jeu n'en valait pas la chandelle. Il reste un questionnement sur la possibilité d'un effet leucogène propre du nucléinate, indépendant des LPS, mais on ne sait toujours pas comment une polynucléose pourrait être thérapeutique au niveau du cerveau, sans compter le peu de résultats cliniques positifs observés.

---

[a] Pour glutamate et GABA, voir *supra*, p. 115.

[b] Voir *supra*, p. 74, 85, 97, 115, 116.

[c] Ce qui n'empêche pas un usage dévoyé de la thérapeutique pour de la punition ou réduire l'agitation. On a vu que ce n'était pas le cas pour les trois patientes de Lépine rapportés au deuxième chapitre, dont la survie était en jeu.

Remarquons que les investigations sur les leucocytes en psychiatrie n'ont jamais complètement cessé, en quête de biomarqueurs ou de modèles d'effet anti-inflammatoire. Dans le trouble bipolaire, la piste de l'inflammation intéresse beaucoup les chercheurs[a]. Le ratio neutrophiles/lymphocytes, considéré comme un marqueur d'inflammation, serait élevé dans la dépression, la psychose et le trouble bipolaire selon Tracy Bhikram et P. Sandor en 2022 [426]. Cependant, en 2023, les américains Knight et coll. ont montré que l'inflammation chronique dans le trouble bipolaire, mesurée par des marqueurs de type cytokines, s'expliquait essentiellement par l'obésité [427]. Curieusement c'est dans l'ex-PMD, actuel trouble bipolaire, que Lépine avait observé les meilleurs résultats du traitement au nucléinate.

L'ADN sans passer le code

L'emploi de l'ADN et de l'ARN en médecine durant ces 70 dernières années, bâti sur la compréhension du code génétique[b], n'a aucun rapport direct avec les essais historiques de nucléinate, qui reposaient sur des propriétés physico-chimiques globales de la molécule, indifférentes au code. Parmi les effets globaux des acides nucléiques, déconnectés du code, figure la catalyse de réactions chimiques, une fonction appartenant classiquement aux enzymes, qui sont des protéines. On sait depuis les années 1980 que certains ARN, les ribozymes, ont une activité catalytique et on a appris récemment que des molécules d'ADN possédaient également ces propriétés[c]. La nétose est aussi une fonction physicochimique de l'ADN indépendante du code. Tout ceci n'a qu'un très lointain rapport avec le rôle attribué en 1900 à un ADN étranger n'ayant pas encore passé le code, d'autant que nous avons vu que son destin probable dans le corps humain était d'être segmenté en nucléotides pour reconstruire un ADN neuf à l'image de celui de son hôte.

Les échos étouffés des recherches leucothérapiques du siècle dernier nous sont parvenus en 2023 où ont été célébrés les 70 ans de la découverte de la structure en double hélice de l'ADN et les 20 ans de la fin du *Projet du génome humain*. L'histoire des fonctions de l'ADN

---

[a] Alors que des facteurs génétiques semblent largement en cause.

[b] Par code on entend ce qui permet de créer, à partir de l'ADN, une protéine.

[c] Cf. le site du CNRS : La catalyse à l'ADN réussit sa première synthèse totale. https://www.inc.cnrs.fr/fr/cnrsinfo/la-catalyse-ladn-reussit-sa-premiere-synthese-totale (lien valide le 28/01/2024).

n'est pas terminée. Il reste beaucoup à comprendre notamment pourquoi seulement 2 % du génome code pour des protéines, alors que tout l'ADN est traduit en ARN. De même il nous reste à apprendre sur les globules blancs. Leur rôle dans la défense contre les agents infectieux extérieurs et notamment dans l'immunité innée s'est notablement complexifié ces dernières années, avec l'irruption du COVID-19. On a observé que les formes graves de cette maladie s'accompagnaient d'une polynucléose. Or les infections virales s'accompagnent plutôt d'une augmentation des monocytes et des lymphocytes. Le rôle du GraN dans le déclenchement de l'orage cytokinique, l'importance de la nétose ont été établis dans les formes graves. Une meilleure connaissance de la panoplie antivirale du GraN en résulte, comme en témoigne la revue de l'armement des petits soldats neutrophiles effectuée par Yuan Ma et coll. en 2021 [428].

La psychiatrie biologique, enfant terrible de la médecine

Quasiment toutes les thérapies biologiques mentionnées dans ce livre trouvent leur origine dans le champ médical au sens large, que ce soient les leucothérapies, les abcès de fixation, les sérothérapies, vaccinothérapies, protéinothérapies et hémothérapies. La malariathérapie est-elle la seule exception ? Avant Wagner-Jauregg des médecins avaient déjà inoculé des spirochètes et des protozoaires à l'homme sain, comme la thèse de Bongrand le montre[a]. C'était d'ailleurs un temps où les médecins procédaient parfois à ces expériences sur eux-mêmes.

L'extension artificielle et erronée du champ de l'infection dans les causes des maladies psychiques, favorisée par la théorie de l'auto-intoxication bactérienne, suffit-elle à expliquer cet empressement des psychiatres du siècle dernier à adopter un *credo* infectieux et immunitaire ? On a vu que les hypothèses infectieuses, inflammatoires et immunitaires avaient refleuri en psychiatrie ces dernières décennies. Il faudra faire la part des choses dans quelque temps et séparer ce qui, dans les hypothèses immunitaires, relève de l'artefact de ce qui a une valeur explicative.

Faut-il se désoler que les psychiatres de 1900 aient trop rapidement appliqué des thérapies d'origine médicale à leurs malades ? En fait, la société toute entière était obsédée par l'infection et l'hygiène depuis les

---

[a] Voir *supra*, p. 309.

travaux de Pasteur et de Koch. C'était là que les progrès thérapeutiques avaient été les plus rapides et spectaculaires. Par ailleurs, une maladie infectieuse, la PG, était l'une des causes dominantes d'hospitalisation psychiatrique et entrainait une forte médicalisation du soin dans les asiles. D'autres troubles psychiatriques sans cause infectieuse ou toxique, évoluant sans traitement efficace, finissaient par se compliquer, non seulement de cris et d'agitation, mais aussi de dénutrition, déshydratation, d'escarres et d'infections secondaires. En somme, une grande partie de l'énergie de la psychiatrie était consommée dans des soins médicaux pour assurer la survie de ses malades alors que les asiles souffraient de sous-médicalisation. Par exemple l'asile de Bron ne disposait en 1914 que de quatre médecins et quatre internes pour 2000 personnes internées. Enfin, la formation des aliénistes était très médicale, en l'absence du contrepoids que représentèrent par la suite la psychanalyse[a] et la phénoménologie.

La recherche en psychiatrie biologique n'était pas chose facile au début du XXe siècle. Les livres et articles circulaient bien et on se tenait au courant, mais de là à disposer de moyens de laboratoire, il y avait un pas que peu étaient capables de franchir en dehors des professeurs d'université. Entre une hypothèse d'effet et une application thérapeutique, il faut actuellement un temps considérable, lié à des étapes obligatoires pour satisfaire aux obligations réglementaires. Rien de tel en 1900, où les hypothèses évoluaient assez rapidement sans qu'aucune instance ne freine les médecins dans leurs velléités d'expérimentation, ni ne veille à la qualité et à la valeur des produits de santé commercialisés. Le temps nécessaire à la validation des hypothèses était souvent escamoté. Les désaccords entre médecins constituaient la seule modalité de régulation et ils étaient parfois violents, on l'a vu. Toutefois les titres et la notoriété immunisaient contre la critique, à moins que celle-ci ne soit très fermement étayée. Les théories médicales se déployaient donc librement, avec peu de facteurs régulateurs. Les connaissances sur la biologie du SNC étaient balbutiantes. Le neurone était certes connu et la synapse conceptualisée mais la fente synaptique n'avait pas été visualisée et le concept de neuromédiateur n'émergera que dans les années 1920. Nous en avons croisé certains précurseurs dans l'histoire de l'auto-intoxication : la

---

[a] À partir du milieu du siècle dernier, c'est la psychanalyse qui deviendra dominante comme référence théorique dans les établissements psychiatriques.

choline (précurseur de l'acétylcholine) et l'indole (précurseur de la dopamine et de la sérotonine) identifiés initialement comme des ptomaïnes. Nous en avons vu d'autres dans l'histoire de l'anaphylaxie, l'adrénaline et l'histamine.

La tentation du repositionnement de médicaments

Le nucléinate, conçu initialement comme une thérapie immunologique non spécifique des infections, a été repositionné[a] par Lépine, Fischer et Donáth en psychiatrie[b]. Son histoire rappelle, toutes proportions gardées, celle des produits repositionnés au tout début de la pandémie de COVID-19. On a cherché à convaincre les médecins d'utiliser comme antiviraux des produits commercialisés pour d'autres maladies, d'un coût dérisoire, considérés comme peu risqués et semblant exercer un effet antiviral non spécifique *in vitro*. L'idée était séduisante mais rien ne prouvait que cela fonctionnerait chez l'homme. Il aurait fallu une chance incroyable. Les essais cliniques de ces médicaments repositionnés, réalisés au début de l'année 2020, n'ont pas tous comporté de de groupe témoin, ni été effectués en double-aveugle avec randomisation. Pourtant le COVID-19 n'est pas mortel à tous les coups[c], même pour les malades admis en réanimation. Il était donc tout à fait possible de réaliser des essais contrôlés avec randomisation et double aveugle. Certains ont voulu passer outre et ont attiré à eux les feux de projecteurs des media. Le coût dérisoire des médicaments repositionnés dans le COVID-19 mis en balance avec les budgets énormes nécessaires pour développer des antiviraux spécifiques a conduit de nombreux individus à adopter l'idée qu'ils se battaient pour le Bien (les petits) contre le Mal (« *Big pharma* »). Le complotisme s'est emparé de l'affaire et un temps considérable a été perdu avant qu'on ne se rende compte, étude après étude, que ces produits repositionnés n'apportaient aucun bénéfice. Pire, ils entrainaient des effets indésirables, notamment cardiaques, potentiellement létaux.

---

[a] En anglais, le repositionnement de médicaments dans d'autres indications est le *drug repurposing*.

[b] La multiplicité de ses indications au cours du siècle dernier prouve que les repositionnements ont été multiples.

[c] La létalité du Covid-19 a varié au cours du temps, selon les facteurs de risque des malades, l'immunité collective et les variants. En France en 2021, le Covid était la troisième cause de mortalité.

Aussi bien en 1907 qu'en 2019, la démonstration de l'efficacité d'une thérapeutique quelconque ne peut être fournie par une simple étude d'observation, même si des dizaines de milliers patients ont été traités. Si les errances des chercheurs du début du XXe siècle peuvent se comprendre à la lumière de leurs connaissances fragmentaires, ce n'est plus le cas aujourd'hui. Une efficacité *in vitro*, même ingénieuse d'un point de vue physiopathologique, ne garantit en rien l'efficacité thérapeutique chez l'homme. Ceux qui, par leur refus de la méthodologie et le mépris de la pharmacologie, ont laissé croire au monde entier que l'on disposait d'un remède miracle sont à blâmer et, remarquons-le, ce ne sont pas des psychiatres.

En terminant ces lignes, l'auteur jette un regard derrière lui, vers celui qu'il était, élève de terminale D au lycée Dumont d'Urville à Toulon. Il se souvient que sa mère lui avait conseillé de prendre du Totus (à la laitance de poisson, riche en ADN) pour stimuler sa mémoire au moment du bac. Il ne saura jamais si cela lui avait servi mais il obtint son bac. Déjà il se passionnait pour la biologie et l'ADN. En première année de médecine, à l'Unité fonctionnelle et de recherche (UFR) Alexis Carrel, il fut guidé par les cours de cytologie du doyen Christian Girod, dont il conserve encore le souvenir de la voix forte et de l'accent chaleureux. Alexis Carrel, natif de Sainte-Foy-lès-Lyon, était un collègue d'internat et un ami proche de Jean Lépine. Prix Nobel de médecine et de physiologie en 1912, pionnier des sutures vasculaires et des greffes d'organes, il aida le doyen Lépine à convaincre la Fondation Rockefeller de participer après la WW1 à l'effort financier pour la construction de la nouvelle faculté de médecine de Lyon qui ouvrit en 1931.

C'est dans la bibliothèque de cette même faculté, dont l'escalier est orné d'une plaque commémorative au doyen Lépine, que l'auteur a consacré une partie de sa deuxième année de médecine à étudier ses cours. Il y découvrit le fonds ancien et prenait plaisir à feuilleter de vieilles thèses au moment des pauses dans ses révisions. Malheureusement, Alexis Carrel avait commis *L'homme cet inconnu*, livre paru en 1935, qui contenait des propositions eugénistes effrayantes, sans parler de son attitude à l'égard du gouvernement de Pétain. En 1996, l'UFR qui portait son nom fut renommée Laennec. Entretemps, l'intérêt de l'auteur pour la psychiatrie avait émergé à la fin des années 1970. La longue et intensive préparation de l'internat l'occupa pendant l'année 1978-1979. Dans la liste de questions qu'il fallait bûcher, l'une, très ardue, l'avait particulièrement marqué, celle concernant le métabolisme des bases puriques qui, on l'a vu, sont des constituants de l'ADN.

D'autres fils rouges ont pu nous conduire, plus ou moins consciemment, vers la rédaction de cet ouvrage. Nous arrêterons là et le dédions aux jeunes médecins, futurs psychiatres ou non, en cours de rédaction de leur thèse.

Lyon, le 21 mars 2024

Liste des abréviations et acronymes utilisés

ACTH : *Adrenocorticotropic hormone*
ADN : Acide désoxyribonucléique
ADRML : Archives départementales du Rhône et de la métropole de Lyon
AMM : Autorisation de mise sur le marché
APA : *American psychiatric association*
ARN : Acide ribonucléique
As : Arsenic (symbole chimique)
ATP : Adénosine-triphosphate
AVC : Accident vasculaire cérébral
BCNU : Bis-chloroéthyl-nitroso-urée
BH4 : Tétrahydrobioptérine
BHE : Barrière hémato-encéphalique
BK : Bacille de Koch
BMC : *Biomed central*
BNF : Bibliothèque nationale de France
BPI : *Bactericidal/Permeability-increasing protein*
BW: Bordet-Wassermann (test de)
C : Carbone
CCG : *Cooperative clinical group*
CHMI : *Controlled human malaria infection*
CHS : Centre hospitalier spécialisé
CCL3 ou 4 : *Chemokine (C-C motif) ligand* 3 ou 4
CNRS : Centre national de la recherche scientifique
CNRTL : Centre national de ressources textuelles et lexicales
COVID : *Coronavirus disease*
CPP : Comité de protection des personnes
CRP : *C-reactive protein*
CSMF : Confédération des syndicats médicaux français
CTS : Comité technique des spécialités
CXCL8 : C-X-C motif ligand 8 ou IL-8
DSM : *Diagnostic and statistical manual*
EBM : *Evidence-based medicine*
ERO : Espèces radicalaires (ou réactives) de l'oxygène
FDA : *Food and drug administration*
GABA : *Gamma-aminobutyric acid*
GBA : *Gut-brain axis*
GraN : Granulocytes (polymorphonucléaires, anciennement polynucléaires) neutrophiles
G-CSF : *Granulocyte-colony stimulating factor*
GM-CSF : *Granulocyte/macrophage colony-stimulating factor*
GTP-DLH1 : *Guanosine-triphosphate-cyclohydrase*

HERV-W : *Human endogen retrovirus* de type W
Hg : Mercure (symbole chimique)
HOT : *Haematogenic oxidation therapy*
HSV : *Herpes simplex virus*
IBS : *Irritable bowel syndrome* (syndrome du côlon irritable)
IFN : Interféron
IL : Interleukine
IM : Intramusculaire
IMAO : Inhibiteur de la monoamine-oxydase
INSERM : Institut national de la santé et de la recherche médicale
IRDES : Institut de recherche et de de documentation en économie de la santé
IV : Intraveineuse (voie)
JAMA : *Journal of the american medical association*
KYN : Kynurénine
LCR : Liquide céphalo-rachidien (ou cérébrospinal dans la nouvelle terminologie)
LPS : Lipopolysaccharides
LSD : Diéthyllysergamide ou *Lysergsäurediethylamid* (allemand)
LTB_4: Leucotriène B_4
MIP-1α ou 1β: *Macrophage inflammatory protein* 1α (idem CCL3) ou 1β (idem CCL4)
MPO : Myélopéroxydase
N : Azote (symbole chimique)
NA : Noradrénaline
NADPH : Nicotinamide adénine dinucléotide phosphate (hydroxylée)
NET : *Neutrophil extracellular traps*
NFS : numération formule sanguine
NK : *Natural killers* (lymphocytes)
NMDA : N-methyl-d-aspartic acid
NOX : *NADPH oxydase*
NS : Neurosyphilis
Nucl : Nucléinate, acide nucléinique
PCR : *Polymerase chain reaction*
PG : Paralysie générale
PGE_2 : Prostaglandine E_2
pH : Potentiel hydrogène
PMD : Psychose maniaco-dépressive
PV : Placement volontaire
PO : Placement d'office
QUIN : Acide quinolinique
RAA : Rhumatisme articulaire aigu
RCT : *Randomized controlled trial* (essai contrôlé randomisé)
RDCGR : Rapport et délibérations du conseil général du Rhône

ROC : Réflexe oculocardiaque
ROS : *Reactive oxygen species*
SARS-COV : *Severe acute respiratory syndrome coronavirus*
SC : Sous-cutanée (voie)
SEP : Sclérose en plaques
SIBO *: Small intestinal bacterial overgrowth,*
SIDA : Syndrome d'immunodéficience acquise
SNA : Système nerveux autonome (ou végétatif)
SNC : Système nerveux central
SRE : Système réticulo-endothélial
SRH : Système réticulo-histiocytaire
TLR : *Toll-like-receptor*
TNF-α : *Tumor necrosis factor-α*
TPHA : *Treponema pallidum Haemagglutination Assay*
TSF : Télégraphie sans fil
TXA_2 : Thromboxane A_2
UFR : Unité fonctionnelle et de recherche
VDRL : *Venereal disease research laboratory*
VS : Vitesse de sédimentation
WBH : *Whole-body-hyperthermia*
WW : *World war* (guerre mondiale)

Bibliographie

[1] Cialdella P. *Une galerie de portraits à l'asile du Rhône (1903-1914) : Hippolyte Laurent, infirmier et photographe amateur. Une recherche.* Villeurbanne : Philippe Cialdella, 2021. 357 p. ISBN : 979-10-699-7168-4.

[2] Bonnet H. *Histoire de la psychiatrie à Lyon : de l'Antiquité à nos jours.* Lyon : Cesura, 1988. 306 p. ISBN : 2-905709-19-7.

[3] Lépine J. « Essai de traitement de divers états mentaux par la réaction provoquée au moyen du nucléinate de soude ». *Lyon Med.* 10 novembre 1907. Vol. 109, n°45, p. 788-791.

[4] Bonnet H. « Jean Lépine et les thérapeutiques de choc en psychiatrie. » In : *Conférences d'histoire de la médecine. Cycle 1990-1991.* Lyon : Fondation Marcel Mérieux, 1991. p. 181-187.ISBN : 2-901773-99-0.

[5] Dumont J. « Le nucléinate de fer ». *Presse Med (1893).* 1902. n°42, p. 499.

[6] Daaboul J., Tamouza R., Leboyer M. « Immuno-psychiatrie et pandémie de SARS-CoV-2 : liens et possibles conséquences ». *Encephale* [En ligne]. 2021. Vol. 47, n°2, p. 151-156. Disponible sur : < https://doi.org /10.1016/j.encep.2020.07.002 >

[7] Wagner von Jauregg J. « Ueber die Einwirkung fieberhafter Erkrankungen auf Psychosen. » *Jarbücher für Psychiatrie und Neurologie.* 1887. Vol. 7, p. 94-131.

[8] Müller N. « A Brief History of Immunological Research into Psychosis and Pathways for Immune Influence of the Brain ». In : Khandaker GM, Meyer U, Jones PB (éd.). *Neuroinflammation and Schizophrenia* [En ligne]. Cham : Springer International Publishing, 2019. p. 1-8. Disponible sur : < https://doi.org/10.1007/7854_2018_82 > (consulté le 9 juin 2022) ISBN : 978-3-030-39140-9.

[9] Berche P. « L'énigme de la pandémie de grippe russe de 1889 : un coronavirus en cause ? » *Revue de Biologie Médicale.* 2021. n°362, p. 45-54.

[10] Jacot de Alcântara I. et al. « Cognitive Deficits in the Acute Phase of COVID-19 : A Review and Meta-Analysis ». *J Clin Med* [En ligne]. 18 janvier 2023. Vol. 12, n°3, p. 762. Disponible sur : < https://doi.org/10.3390/jcm12030762 >

[11] Leng A. et al. « Pathogenesis Underlying Neurological Manifestations of Long COVID Syndrome and Potential Therapeutics ». *Cells* [En ligne]. 2023. Vol. 12, n°5, p. 816. Disponible sur : < https://doi.org/10.3390/cells12050816 >

[12] Postel J., Quétel C. *Nouvelle histoire de la psychiatrie.* Paris : Dunod, 2012. 672 p. ISBN : 978-2-10-058303-4.

[13] Caire M. *Soigner les fous. Histoire des traitements médicaux en psychiatrie.* Paris : Nouveau monde, 2019. 480 p. ISBN : 978-2-36942-692-9.

[14] Bouchard C. *Leçons sur les auto-intoxications.* Paris : Librairie F. Savy, 1887. 348 p.

[15] Wagner von Jauregg J. « Ueber Psychosen auf Grundlage gastrointestinaler Autointoxication. » *Wien Klin Wochenschr*. 5 mars 1896. n°10, p. 164-170.

[16] Bruce L. C. « Bacteriological and Clinical Observations on the Blood of Cases suffering from Acute Continuous Mania. » *J Ment Sci*. Avril 1903. Vol. 49, n°205, p. 219-231.

[17] Hall B. « British Medical Association. Clinical and scientific proceedings. Yorkshire branch: Bradford division. Acute Mental Excitement ». *Br Med J* [En ligne]. 4 mai 1907. Vol. 1, n°2418, p. 1055-1056. Disponible sur : < https://doi.org/10.1136/bmj.1.2418.1055 >

[18] Summers T. O. « Leucocytes and nucleins ». *J Am Med Assoc (JAMA)* [En ligne]. 22 juin 1895. Vol. XXIV, n°25, p. 963. Disponible sur : < https://doi.org/10.1001/jama.1895.02430250011001c >

[19] Konteschweller T. *Pyrétothérapie*. Thèse de médecine. Paris : Université de Paris, 1918. 94 p.

[20] Wagner von Jauregg J. « Ueber die Einwirkung fieberhafter Erkrankungen auf Psychosen. » *Psychiat Neurol Woch*. 1887. Vol. 20, n°132, p. 94-131.

[21] Pascal C., Davesne J. *Traitement des maladies mentales par les chocs*. Paris : Masson et Cie, éditeurs, 1926. 180 p. (Médecine et chirurgie pratiques. Maladies Mentales).

[22] Hesnard A. et al. « Discussion du rapport d'Angelo Hesnard sur la psychoanalyse au congrès de Besançon ». *Rev Neurol (Paris)*. 1926. Vol. 2, n°3, p. 253-256.

[23] Lépine R. « Doit-on traiter la fièvre ? Rapport ». In : *Comptes-rendus. Section de thérapeutique, pharmacologie et de matière médicale. XIIIe Congrès International de Médecine. Paris 2-9 août 1900.* Paris : Masson et Cie, éditeurs, 1900. p. 396-408.

[24] Basse H. *Contribution à l'étude clinique des méningo-encéphalites liées à la tuberculose. Encéphalite subaigüe curable des tuberculeux. Tuberculose inflammatoire.* Thèse de médecine. Lyon : Université de Lyon, 1908.

[25] Lépine J., Popoff V.-S. « Notes hématologiques sur les effets du nucléinate de soude chez les aliénés ». *C R Seances Soc Biol Fil*. 1907. Vol. 63, p. 364-366.

[26] Isaacs D., Fitzgerald D. « Seven alternatives to evidence based medicine ». *Br Med J*. 1999. Vol. 319, p. 1618.

[27] Lépine J., Charpenel R. « Nouvelles recherches sur l'ophtalmoréaction chez les aliénés ». *C R Seances Soc Biol Fil*. 1907. Vol. 63, p. 300-301.

[28] Lépine J. « Étude sur l'encéphalite subaigüe curable des tuberculeux ». *Revue de Médecine*. 1908. n°9, p. 820.

[29] Lépine J. *Titres et travaux scientifiques du Dr Jean Lépine*. Lyon : A. Rey, 1911. 82 p.

[30] Lépine J. et al. « Rapports de la tuberculose avec l'aliénation mentale. Discussion ». In : *Compte-rendu. Section XII. XVIe Congrès International de Médecine. Budapest août-septembre 1909*. Budapest : Franklin-Tarsulat, 1910. p. XXXVIII-XL.

[31] Boucher M., There M. « Pierret, sa vie, son œuvre ». *Bulletin de liaison du CHU Lyon*. 1968. n°17, p. 39-48.

[32] Lépine J., Popoff V.-S. « Recherche sur les variations cytologiques du sang chez les aliénés ». *Encephale*. 1908. Vol. 3, n°12, p. 574-592.

[33] Meslé F., Vallin J. « La population des établissements psychiatriques : évolution de la morbidité ou changement de stratégie médicale ? ». *Population* [En ligne]. Novembre 1981. Vol. 36, n°6, p. 1035. Disponible sur : < https://doi.org/10.2307/1532324 >

[34] Rehling J., Moncrieff J. « The functions of an asylum: an analysis of male and female admissions to Essex County Asylum in 1904 ». *Psychol Med* [En ligne]. 15 janvier 2020. p. 1-7. Disponible sur : < https://doi.org/10.1017 /S0033291719004021 >

[35] American Psychiatric Association et al. *DSM-5. Manuel diagnostique et statistique des troubles mentaux*. Paris : Elsevier Masson, 2015. 1176 p. ISBN : 978-2-294-74338-2.

[36] Navarro-Flores A. et al. « Global morbidity and mortality of central nervous system tuberculosis: a systematic review and meta-analysis ». *J Neurol* [En ligne]. Juillet 2022. Vol. 269, n°7, p. 3482-3494. Disponible sur : < https://doi.org/10.1007/s00415-022-11052-8 >

[37] Cialdella P. « Gardien ou soignant ? Les photographies d'Hippolyte Laurent, infirmier à l'asile de Bron de 1903 à 1907 ». *Annales Médico-psychologiques, revue psychiatrique* [En ligne]. Décembre 2021. p. S0003448721004480. Disponible sur : < https://doi.org/10.1016/j.amp.2021.12.013 >

[38] Bériel L. « Les données récentes sur la paralysie générale, et la recherche d'une thérapeutique (suite). » *Lyon Med*. 1914. Vol. 122, n°1, p. 39-54.

[39] Lépine J. « Paralysies générales rapides ». *Prog Med (Paris)*. 1911. n°47, p. 573-575.

[40] Coldefy M., Gandré C. « Personnes suivies pour des troubles psychiques sévères : une espérance de vie fortement réduite et une mortalité prématurée quadruplée ». *Questions d'économie de la santé*. 2018. n°237, p. 1-7.

[41] Ballet G. et al. *Traité de pathologie mentale, publié sous la direction de M. Gilbert Ballet*. [En ligne]. Gilbert Ballet.Paris : Octave Doin, 1903. 1600 p. Disponible sur : < https://gallica.bnf.fr/ark:/12148/bpt6k55051997 > (consulté le 2 novembre 2020)

[42] Golden M. R., Marra C. M., Holmes K. K. « Update on Syphilis : Resurgence of an Old Problem ». *J Am Med Assoc (JAMA)* [En ligne]. 17 septembre 2003. Vol. 290, n°11, p. 1510. Disponible sur : < https://doi.org/10.1001 /jama.290.11.1510 >

[43] Leredde E. « Sur les méthodes de statistique médicale. La mortalité par syphilis à Paris ». *J Soc Stat Paris*. 1914. Vol. 55, p. 324-333.

[44] Postel J., Postel M. « La découverte de l'étiologie syphilitique de la paralysie générale et ses incidences idéologiques sur la prévention des maladies mentales ». *Hist Sci Med*. 1982. n°17, p. 83-87.

[45] Fournier A. *Les affections parasyphilitiques*. [En ligne]. Paris : Rueff et Cie, 1894. 375 p. Disponible sur : < https://books.google.fr/books?id=uQg1AQAAMAAJ&printsec=frontcover&hl=fr&source=gbs_ge_summary_r&cad=0#v=onepage&q&f=false >

[46] Orlinski M. *Étude critique de l'hypothèse d'une syphilis neurotrope*. Thèse de médecine. 1896-1970, France : Université de Lyon, 1921. 70 p.

[47] Leredde E. « Guérison d'un cas de tabès par les injections de Calomel ». *Bull Soc Fr Dermatol Syphiligr*. 6 mars 1902. Vol. 13, p. 69-72.

[48] Chaumier M. *Étude clinique et critique sur les causes et la nature de la paralysie générale*. Thèse de médecine. 1896-1970, France : Université de Lyon, 1917. 143 p.

[49] Löwy I. « Les « Faits scientifiques » et leur public : l'histoire de la détection de la syphilis ». *Rev Synth* [En ligne]. Janvier 1995. Vol. 116, n°1, p. 27-54. Disponible sur : < https://doi.org/10.1007/BF03181266 >

[50] Lépine J. « Médications symptomatiques des troubles intellectuels ». In : *Médications symptomatiques : nerveuses, mentales cutanées, respiratoires et génito-urinaires*. Paris, France : J.-B. Baillière, 1914. p. 90-187.

[51] Papastratigakis C. *Spirochète pâle et paralysie générale*. Thèse de médecine. 1896-1970, France : Université de Lyon, 1916. 87 p.

[52] Lépine J. « Paralysie générale. » In : *Nouveau traité de médecine.* Paris : Masson et Cie, éditeurs, 1925. p. 615-661.

[53] Thomas P. *Essai sur les altérations du cortex dans les méningites aiguës.* Thèse de médecine. Lyon : Université de Lyon, 1902.

[54] Charpenel R. *Étude clinique sur quelques méningo-encéphalites liées à la tuberculose.* Thèse de médecine. Lyon : Université de Lyon, 1908. 80 p.

[55] Bouaziz S. A. *La biologisation des troubles mentaux. Clinique, théorie, thérapeutique.* Thèse de Philosophie. Paris : Université Paris 1. La Sorbonne, 2022. 645 p.

[56] Oks B. « Ueber die Wirkung fieberhafter Krankheiten auf Heilung yon Psychosen. » *Arch Psychiatr Nervenkr*. 1880. Vol. X, n°1, p. 249-256.

[57] Oks B. « Zur Prognose und Therapie des Rückfallstyphus ». *Dtsch Arch Klin Med.* 1882. Vol. 30, n°1, p. 182-193.

[58] Zakon S. J. « Alexander Samoilovich Rosenblium : his contribution to fever therapy ». *Arch Derm Syphilol* [En ligne]. 1 juillet 1943. Vol. 48, n°1, p. 52. Disponible sur : < https://doi.org/10.1001/archderm.1943.01510010056009 >

[59] Brieger L. *Microbes, ptomaïnes et maladies*. [En ligne]. Paris : Octave Doin, 1887. 235 p. Disponible sur : < https://gallica.bnf.fr/ark:/12148/bpt6k9601955n > (consulté le 29 septembre 2022)

[60] Armand Gautier E. J. *Sur les alcaloïdes dérivés de la destruction bactérienne ou physiologique des tissus animaux : ptomaïnes et leucomaïnes*. Paris : G. Masson, éditeur, 1886. 61 p.

[61] Hugounenq L. *Les alcaloïdes d'origine animale*. Paris : Librairie J.-B. Baillière et fils, 1886. 104 p.

[62] Noll R. « Historical review: Autointoxication and focal infection theories of dementia praecox ». *World J Biol Psychiatry* [En ligne]. 2004. Vol. 5, n°2, p. 66-72. Disponible sur : < https://doi.org/10.1080/15622970410029914 >

[63] Mathias M. « Autointoxication and historical precursors of the microbiome–gut–brain axis ». *Microb Ecol Health Dis* [En ligne]. 23 novembre 2018. Vol. 29, n°2, p. 1548249. Disponible sur : < https://doi.org/10.1080/16512235.2018.1548249 >

[64] Chevalier-Lavaure F.-A. *Des auto-intoxications dans les maladies mentales - contribution à l'étude de la pathogénie de la folie*. Thèse de médecine. Bordeaux : Université de Bordeaux, 1890. 95 p.

[65] Campbell Clark A. « Ætiology, Pathology, and Treatment of Puerperal Insanity. » *J Ment Sci*. 1887. Vol. 38, n°142, p. 169-189.

[66] Belous F. *Étude sur les phénomènes morbides liés à l'action exercée par les maladies infectieuses sur les centres nerveux*. Thèse de médecine. Lyon : Université de Lyon, 1888. 92 p.

[67] Feyat M. *De la constipation chez les aliénés et des phénomènes toxiques qu'elle provoque*. Thèse de médecinc. Lyon : Université de Lyon, 1890. 100 p.

[68] Régis E. *Précis de Psychiatrie*. Troisième édition. Paris : Octave Doin, 1906. 1118 p.

[69] Faure E. *Contribution à l'étude de la folie chez les nouvelles accouchées*. Thèse de médecine. Lyon : Université de Lyon, 1890. 52 p.

[70] Evrot J.-B. *Classification pathogénique des délires liés à la puerpéralité (grossesse, accouchement, lactation)*. Médecine. [s.l.] : Lyon, 1894.

[71] Guérin L. *L'auto-intoxication dans la genèse des attaques apoplectiformes et épileptiformes de la paralysie générale*. Thèse de médecine. Lyon : Université de Lyon, 1895. 78 p.

[72] Feuillade H. *Contribution à l'étude des manifestations délirantes qui marquent le déclin des maladies infectieuses*. Thèse de médecine. Lyon : Université de Lyon, 1899. 70 p.

[73] Régis E., Chevalier-Lavaure F.-A. « Des auto-intoxications dans les maladies mentales ». In : Mabille (éd.). *Comptes-rendus du congrès de Médecine Mentale. Congrès annuel de médecine mentale, 4e session. La Rochelle. 1er au 6 août 1893*. La Rochelle : E. Martin, 1894. p. 1-95.

[74] Jacobson D. E. « Ueber autointoxications-psychosen. » *Allg Z Psychiatr.* 1895. Vol. 51, p. 379-406.

[75] Sterne A. E. « Toxicity as an etiology of nervous diseases ». *J Am Med Assoc (JAMA)* [En ligne]. 20 juillet 1895. Vol. XXV, n°3, p. 103. Disponible sur : < https://doi.org/10.1001/jama.1895.02430290017001f >

[76] Brower D. R. « Auto-intoxication in its relations to the diseases of the nervous system. » *J Am Med Assoc (JAMA)* [En ligne]. 12 mars 1898. Vol. XXX, n°11, p. 575. Disponible sur : < https://doi.org/10.1001/jama.1898.724406 30001001 >

[77] Steinberg H., Kirkby K., Himmerich H. « The Historical Development of Immunoendocrine Concepts of Psychiatric Disorders and Their Therapy ». *IJMS* [En ligne]. 4 décembre 2015. Vol. 16, n°12, p. 28841-28869. Disponible sur : < https://doi.org/10.3390/ijms161226136 >

[78] Robertson W. F., McRae D. « Further Bacteriological and Experimental Investigations into the Pathology of General Paralysis and Tabes Dorsalis ». *J Ment Sci.* 1907. Vol. 53, n°223, p. 590-615.

[79] Metchnikoff E. *Étude sur la nature humaine. Essai de philosophie optimiste.* Paris : Masson & Cie, 1903. 399 p.

[80] Lellouch A. « Metchnikoff (1845-1916) et le vieillissement ». *Hist Sci Med.* 1993. Vol. 27, n°1, p. 13-22.

[81] Alvarez W. C. « Origin of the so-called auto-intoxication symptoms. » *J Am Med Assoc (JAMA)* [En ligne]. 4 janvier 1919. Vol. 72, n°1, p. 8. Disponible sur : < https://doi.org/10.1001/jama.1919.02610010014002 >

[82] Morris M. et al. « William Arbuthnot Lane (1856–1943) : Surgical Innovator and His Theory of Autointoxication ». *The American Surgeon* [En ligne]. Janvier 2017. Vol. 83, n°1, p. 1-2. Disponible sur : < https://doi.org/10.1177/000313481708300101 >

[83] Noll R. « Kraepelin's `lost biological psychiatry' ? Autointoxication, organotherapy and surgery for dementia praecox ». *Hist Psychiatry* [En ligne]. 2007. Vol. 18, n°3, p. 301-320. Disponible sur : < https://doi.org/10.1177/0957154X07078705 >

[84] Bested A. C., Logan A. C., Selhub E. M. « Intestinal microbiota, probiotics and mental health: from Metchnikoff to modern advances: Part I – autointoxication revisited ». *Gut Pathog* [En ligne]. 2013. Vol. 5, n°1, p. 5. Disponible sur : < https://doi.org/10.1186/1757-4749-5-5 >

[85] Kopeloff N., Cheney C. O. « Studies in focal infections : its presence and elimination in the functional psychoses ». *Am J Psychiatry* [En ligne]. Octobre 1922. Vol. 79, n°2, p. 139-156. Disponible sur : < https://doi.org/10.1176 /ajp.79.2.139 >

[86] Ferraro A., Kilman J. E. « Experimental toxic approach to mental diseases ». *Psychiatric Quaterly* [En ligne]. 1932. Vol. 6, p. 581-611. Disponible sur : < https://doi.org/doi.org/10.1007/BF01596560 >

[87] Baud P. *Contribution à l'histoire du concept de schizophrénie.* Thèse de médecine. Genève, Suisse : Université de Genève, 2003. 81 p.

[88] Baruk H. « La catatonie colibacillaire expérimentale et clinique. Description générale. Mécanismes pathogéniques. Premiers essais thérapeutiques. » *Ann Med Psychol (Paris)*. Novembre 1933. Vol. 2, n°4, p. 449-469.

[89] Rodnight R., Aves E. K. « Body Fluid Indoles of Normal and Mentally-Ill Subjects: I. Preliminary Survey of the Occurrence of Some Urinary Indoles ». *J Ment Sci* [En ligne]. Octobre 1958. Vol. 104, n°437, p. 1149-1159. Disponible sur : < https://doi.org/10.1192/bjp.104.437.1149 >

[90] Metchnikoff E. « Bactériothérapie intestinale ». In : *Médicaments microbiens : bactériothérapie, vaccination, sérothérapie* [En ligne]. Paris : Librairie J.-B. Baillière et fils, 1912. p. 5-43. Disponible sur : < https://gallica.bnf.fr/ark:/12148/bpt6k9737641h.texteImage >

[91] Löwy I. « Biotherapies of chronic diseases in the inter-war period: from Witte's peptone to Penicillium extract ». *Stud Hist Phil Biol & Biomed Sci* [En ligne]. Décembre 2005. Vol. 36, n°4, p. 675-695. Disponible sur : < https://doi.org/10.1016/j.shpsc.2005.09.002 >

[92] Inconnu. « Table : Numération formule sanguine (NFS)* ». In : *Manuels MSD pour le grand public* [En ligne]. [s.l.] : [s.n.], [s.d.]. Disponible sur : < https://www.msdmanuals.com/fr/accueil/multimedia/table/num%C3%A9ration-formule-sanguine-nfs > (consulté le 22 octobre 2022)

[93] Bonne H. *Variation du nombre des globules blancs du sang dans quelques maladies.* Paris : Adrien Delahaye et Cie, libraires-éditeurs, 1876. 101 p.

[94] *Ilya Ilitch Metchnikov*. [En ligne]. *Wikipédia.* 19 juin 2022. Disponible sur : < https://fr.wikipedia.org/w/index.php?title=Ilya_Ilitch_Metchnikov&oldid=194673344 > (consulté le 12 juillet 2022)

[95] Metchnikoff E. *Leçons sur la pathologie comparée de l'inflammation. Faites à l'institut Pasteur en avril et mai 1891.* [En ligne]. Paris : G. Masson, éditeur, 1892. 239 p. Disponible sur : < https://wellcomecollection.org/works/nye39ddw/items?canvas=11 >

[96] Chantemesse A. « Le globule blanc. » *Presse Med (1893).* 1898. Vol. 02, p. 333-336.

[97] *Granulocyte neutrophile.* [En ligne]. *Wikipédia.* 23 février 2022. Disponible sur : < https://fr.wikipedia.org/w/index.php?title=Granulocyte_neutrophile&oldid=191342918 > (consulté le 9 décembre 2022)

[98] Dumas A., Pouliot M. « Le neutrophile : ennemi ou ami ? ». *Med Sci (Paris)* [En ligne]. 2009. Vol. 25, n°8-9, p. 699-704. Disponible sur : < https://doi.org/10.1051/medsci/2009258-9699 >

[99] Michea. « Académie des sciences de Paris. Séance du 29 novembre 1847. De l'état du sang dans la paralysie générale des aliénés ». *Ann Med Psychol (Paris)*. Janvier 1848. Vol. 11, p. 124-125.

[100] Noll R. « The blood of the insane ». *Hist Psychiatry* [En ligne]. 2006. Vol. 17, n°4, p. 395-418. Disponible sur : < https://doi.org/10.1177/0957154X06059440 >

[101] Rutherford MacPhail S. « Clinical observations on the blood of the insane ». *J Ment Sci* [En ligne]. 1885. Vol. 30, n°132, p. 488-508. Disponible sur : < https://doi.org/doi.org/10.1192/S0368315X00230594 >

[102] Capps J. A. « A study of the blood in General Paralysis. » *Am J Med Sci* [En ligne]. Juin 1896. Vol. 111, n°6, p. 650-681. Disponible sur : < https://doi.org/10.1097/00000441-189606000-00003 >

[103] Somers E. M. « The blood's influence per se as a causative factor of inanity ». *State Hospitals Bull.* 1896. Vol. 1, n°1, p. 75-87.

[104] Bruce L. C. *Studies in clinical psychiatry*. London : Mac Millan & Co, 1906. 246 p.

[105] Dide M., Chénais L. « Recherches urologiques et hématologiques dans la démence précoce ». *Ann Med Psychol (Paris)*. Novembre 1902. Vol. 16, p. 404-414.

[106] Camus P., Lhermitte J. « Recherches sur le sang des déments précoces. » In : Deny G (éd.). *Congrès des médecins aliénistes et neurologistes de France et des pays de langue française : XIV° session. Volume II : Comptes rendus. Congrès des médecins aliénistes et neurologistes de France et des pays de langue française : XIV° session. Pau du 1er au 7 août 1904.* Paris : Masson et Cie, éditeurs, 1904. p. 139-143.

[107] Metchnikoff E. « L'état actuel de la question de l'immunité (rapport au congrès international de Budapest) ». *Ann Inst Pasteur (Paris)*. 1894. Vol. 12, n°10, p. 706-721.

[108] Carton Y. *Immunité innée : De Louis Pasteur à Jules Hoffmann, prix Nobel (1865-2011)*. [s.l.] : ISTE Group, 2019. 319 p. ISBN : 978-1-78405-594-3.

[109] Munjal S., Ferrando S. J., Freyberg Z. « Neuropsychiatric Aspects of Infectious Diseases ». *Crit Care Clin* [En ligne]. 2017. Vol. 33, n°3, p. 681-712. Disponible sur : < https://doi.org/10.1016/j.ccc.2017.03.007 >

[110] Kubota T., Kuroda N., Sone D. « Neuropsychiatric aspects of long COVID : A comprehensive review ». *Psychiatry Clin Neurosci* [En ligne]. Février 2023. Vol. 77, n°2, p. 84-93. Disponible sur : < https://doi.org/10.1111/pcn.13508 >

[111] Crow T. J. « Is Schizophrenia an Infectious Disease ? ». *Lancet* [En ligne]. 1983. Vol. 321, n°8317, p. 173-175. Disponible sur : < https://doi.org/10.1016/S0140-6736(83)92768-X >

[112] Crow T. J. « A Re-Evaluation of the Viral Hypothesis: Is Psychosis the Result of Retroviral Integration at a Site Close to the Cerebral Dominance Gene ? ». *Br J Psychiatry* [En ligne]. 1984. Vol. 145, n°3, p. 243-253. Disponible sur : < https://doi.org/10.1192/bjp.145.3.243 >

[113] Fond G. et al. « Toxoplasma gondii : un rôle potentiel dans la genèse de troubles psychiatriques. Une revue systématique de la littérature ». *Encephale* [En ligne]. 2013. Vol. 39, n°1, p. 38-43. Disponible sur : < https://doi.org /10.1016/j.encep.2012.06.014 >

[114] Ellul P., Groc L., Leboyer M. « Les rétrovirus endogènes humains, une implication dans la schizophrénie et le trouble bipolaire ». *Med Sci (Paris)* [En ligne]. 2017. Vol. 33, n°4, p. 404-409. Disponible sur : < https://doi.org /10.1051/medsci/20173304010 >

[115] Tamouza R. et al. « Identification of inflammatory subgroups of schizophrenia and bipolar disorder patients with HERV-W ENV antigenemia by unsupervised cluster analysis ». *Transl Psychiatry* [En ligne]. 2021. Vol. 11, n°1, p. 377. Disponible sur : < https://doi.org/10.1038/s41398-021-01499-0 >

[116] Van Den Tooren H. et al. « Standing on the shoulders of giants: 100 years of neurology and epidemic infections ». *J Neurol Neurosurg Psychiatry* [En ligne]. 2020. Vol. 91, n°11, p. 1129-1131. Disponible sur : < https://doi.org /10.1136/jnnp-2020-324366 >

[117] Steinberg H., Himmerich H. « Emil Kraepelin's habilitation and his thesis: A pioneer work for modern systematic reviews, psychoimmunological research and categories of psychiatric diseases ». *World J Biol Psychiatry* [En ligne]. Mai 2013. Vol. 14, n°4, p. 248-257. Disponible sur : < https://doi.org/10.3109 /15622975.2011.623717 >

[118] Hervez de Chégoin N.-J. *Du rhumatisme cérébral.* [En ligne]. Paris : Imprimerie et lithographie Maulde et Renou, 1856. 15 p. Disponible sur : < https://gallica.bnf.fr/ark:/12148/bpt6k54683961 > (consulté le 2 février 2022)

[119] Bjornevik K. et al. « Longitudinal analysis reveals high prevalence of Epstein-Barr virus associated with multiple sclerosis ». *Science* [En ligne]. 21 janvier 2022. Vol. 375, n°6578, p. 296-301. Disponible sur : < https://doi.org/10.1126/science.abj8222 >

[120] Capuron L., Castanon N. « L'origine inflammatoire de la dépression. » *Pour la Science.* Mars 2019, n°497, p. 34-41.

[121] Noack M., Kolopp-Sarda M.-N. « Cytokines et inflammation : physiologie, physiopathologie et utilisation thérapeutique ». *Rev Francoph Lab* [En ligne]. Février 2018. Vol. 2018, n°499, p. 28-37. Disponible sur : < https://doi.org/10.1016/S1773-035X(18)30052-2 >

[122] Fond G. « Causes et conséquences de l'inflammation dans la dépression majeure et applications thérapeutiques potentielles ». *Inf Psychiatr* [En ligne]. 2016. Vol. 92, n°10, p. 803-808. Disponible sur : < https://doi.org/doi:10.1684 /ipe.2016.1560 >

[123] Miller B. J. et al. « Meta-Analysis of Cytokine Alterations in Schizophrenia: Clinical Status and Antipsychotic Effects ». *Biol Psychiatry* [En ligne]. 2011. Vol. 70, n°7, p. 663-671. Disponible sur : < https://doi.org/10.1016/ j.biopsych.2011.04.013 >

[124] Flatow J., Buckley P., Miller B. J. « Meta-Analysis of Oxidative Stress in Schizophrenia ». *Biological Psychiatry* [En ligne]. 2013. Vol. 74, n°6, p. 400-409. Disponible sur : < https://doi.org/10.1016/j.biopsych.2013.03.018 >

[125] Migdal C., Serres M. « Espèces réactives de l'oxygène et stress oxydant ». *Med Sci (Paris)* [En ligne]. 2011. Vol. 27, n°4, p. 405-412. Disponible sur : < https://doi.org/10.1051/medsci/2011274017 >

[126] Bioulac B. et al. « Rapport 19-13. Les biomarqueurs en psychiatrie ». *Bull Acad Natl Med* [En ligne]. 2020. Vol. 204, n°5, p. 444-454. Disponible sur : < https://doi.org/10.1016/j.banm.2020.03.003 >

[127] Https://www.facebook.com/inserm.fr. « Microbiote intestinal (flore intestinale) · Inserm, La science pour la santé ». In : *Inserm* [En ligne]. [s.l.] : [s.n.], 2021. Disponible sur : < https://www.inserm.fr/dossier/microbiote-intestinal-flore-intestinale/ > (consulté le 14 juillet 2023)

[128] Fond G., Chevalier G. « Explorer le rôle du microbiote intestinal dans le déclenchement et le maintien des troubles psychiatriques majeurs ». *Inf Psychiatr* [En ligne]. 2016. Vol. 93, n°10, p. 815-823. Disponible sur : < https://doi.org/DOI 10.1684/ipe.2016.1564 >

[129] Rahmouni O. et al. « Microbiote intestinal et développement des maladies inflammatoires chroniques de l'intestin ». *Med Sci (Paris)* [En ligne]. 2016. Vol. 32, n°11, p. 968-973. Disponible sur : < https://doi.org/10.1051/medsci/20163211012 >

[130] Nikolova V. L. et al. « Updated Review and Meta-Analysis of Probiotics for the Treatment of Clinical Depression : Adjunctive vs. Stand-Alone Treatment ». *J Clin Med* [En ligne]. 2021. Vol. 10, n°4, p. 647. Disponible sur : < https://doi.org/10.3390/jcm10040647 >

[131] Rogues De Fursac J. *Manuel de psychiatrie.* [En ligne]. Paris : Félix Alcan, 1903. 314 p. Disponible sur : < https://gallica.bnf.fr/ark:/12148/bpt6k5684289b >

[132] Spielmayer W. « Atoxyl bei Paralyse ». *Berl Klin Wochenschr*. 1907. Vol. 44, n°26, p. 797-798.

[133] Gubler A., Labbée E. *Commentaires thérapeutiques du Codex Medicamentarius ou histoire de l'action physiologique et des effets thérapeutiques des médicaments inscrits dans la pharmacopée française.* Cinquième édition revue et augmentée. Paris : Librairie J.-B. Baillière et fils, 1896. 1061 p.

[134] Cullere A. « De la transfusion séreuse sous-cutanée dans les psychoses aiguës avec auto-intoxication ». *Prog Med (Paris)*. 30 septembre 1899. Vol. 10, n°39, p. 209-213.

[135] Marganne M.-H. « Sur l'origine hippocratique des concepts de révulsion et de dérivation ». *L'antiquité classique* [En ligne]. 1980. Vol. 49, p. 115-130. Disponible sur : < https://doi.org/10.3406/antiq.1980.1967 >

[136] Kiernan J. G. « Variola and insanity ». *Am J Neurol Psychiatry*. 1883. Vol. 2, p. 365-372.

[137] Fochier A. « Thérapeutique des infections pyogènes généralisées. Communication faite à la Société des sciences médicales. » *Lyon Med.* 1891. Vol. 67, n°34, p. 555-567.

[138] Dutrembley H. *De la pyogénèse artificielle*. Thèse de médecine. Genève, Suisse : Université de Genève, 1894. 85 p.

[139] Mordant P. « La grippe espagnole, 1918-1919. La plus grande pandémie du XXe siècle ». *Info Respiration*. 2005. n°69, p. 25-28.

[140] Piot A. *La méthode plasmothérapique et la plasmothérapie sanguine (hémoplase)*. Lyon : Imprimeries réunies, 1907. 151 p.

[141] Arlès-Dufour M. *Étude clinique du traitement de la tuberculose pulmonaire chronique par l'Histogénol*. [En ligne]. Thèse de médecine. Montpellier : Université de Montpellier, 1905. 65 p. Disponible sur : < https://wellcomecollection.org/works/px8pm3xf/items?canvas=12 >

[142] Azemar C. « Deux cas de manie guéris à la suite d'une infection grave ». *Ann Med Psychol (Paris)*. Juillet 1901. Vol. 2, p. 52-62.

[143] Catala L. *Essai d'un nouveau traitement des maladies mentales et de l'épilepsie*. Thèse de médecine. Toulouse : Université de Toulouse, 1901. 92 p.

[144] Lannois M. « Sur un essai de traitement de l'épilepsie par les toxines microbiennes ». *Lyon Med.* 1900. Vol. 95, n°36, p. 37-40.

[145] Marandon de Montyel E. « De la fièvre typhoïde dans ses rapports avec la folie. » *Ann Med Psychol (Paris)*. Mai 1883. Vol. 09, p. 387-406.

[146] Garçon J. *Traité-répertoire général des applications de la chimie. Composés du carbone (chimie dite organique) et métaux*. [En ligne]. Paris : H. Dunod et E. Pinat, 1907. 797 p. Disponible sur : < https://gallica.bnf.fr/ark:/12148/bpt6k1247380 > (consulté le 21 mars 2022)

[147] Simon Th. « Études cliniques sur l'aliénation mentale ». *Annee Psychol* [En ligne]. 1904. Vol. 11, n°1, p. 531-572. Disponible sur : < https://doi.org/10.3406/psy.1904.3689 >

[148] Chantemesse A., Kahn. « Note sur la prophylaxie et le traitement de l'infection péritonéale, à l'aide de l'hyperleucocytose provoquée par le nucléinate de soude. » *Bull Acad Natl Med.* 11 juin 1907. Vol. 57, n°24, p. 736-742.

[149] Dahm R. « Discovering DNA : Friedrich Miescher and the early years of nucleic acid research ». *Hum Genet* [En ligne]. 2008. Vol. 122, n°6, p. 565-581. Disponible sur : < https://doi.org/10.1007/s00439-007-0433-0 >

[150] Mirsky A. E. « The Discovery of DNA ». *Scientific American* [En ligne]. 1968. Vol. 218, n°6, p. 78-88. Disponible sur : < https://doi.org/10.1038/scientificamerican0668-78 >

[151] Dor L. « Une nouvelle médication martiale : le nucléinate de fer. » *Lyon Med.* 1902. Vol. 98, n°16, p. 589-594.

[152] Lépine R. « Des phénomènes réactionnels en thérapeutique ». *Semaine Medicale.* 30 janvier 1907. n°5, p. 49-51.

[153] Mikulicz-Radecki J. « Versuche uber Resistenzvermehrung des Peritoneums ». *Arch Klin Chir.* 1904. Vol. 73, n°2, p. 347-368.

[154] Miyake H. « Experimentelle studien Zur Steigerung der Widerstandsfähigkeit der Gewebe gegen Infektion ». *Mitteilungen aus den Grenzgebieten der Medizin und Chirurgie.* 1904. Vol. 13, n°4-5, p. 719-752.

[155] Labbé M. « Les essais de leucothérapie dans les infections ». *Presse Med (1893).* 1903. n°57, p. 519-520.

[156] A. C. « La leucothérapie (A. Mougeot, de Royat. Archives générales de médecine,13 février 1906) ». *La Province Médicale.* 5 mai 1906. Vol. 17, n°18, p. 212.

[157] Sée G. « Effets physiologiques de la nucléine. Son pouvoir leucocytaire. Sa valeur comme moyen de diagnostic. Son utilité dans le traitement des inflammations ». *Bull Acad Natl Med.* 1893. Vol. 29, n°19, p. 502-504.

[158] Bocquillon-Limousin H. *Formulaire des médicaments nouveaux et des médications nouvelles pour 1894.* [En ligne]. Paris : Librairie J.-B. Baillière et fils, 1894. 314 p. Disponible sur : < https://archive.org/details/b28121661/page/314/mode/2up >

[159] Missa J.-N. *Naissance de la psychiatrie biologique. Histoire des traitements des maladies mentales au XXe siècle.* Paris : Presses Universitaires de France, 2006. 378 p. (Science, histoire et société).

[160] Touzet H. *Contribution expérimentale à l'étude de la leucothérapie.* Thèse de médecine. Lyon : Université de Lyon, 1903. 58 p.

[161] Metchnikoff E. « Recherche sur l'influence de l'organisme sur les toxines. Deuxième mémoire. Influence du système nerveux sur la toxine tétanique ». *Ann Inst Pasteur (Paris).* Février 1898. Vol. 12, n°2, p. 12.

[162] Gabritschewsky G. « Du rôle des leucocytes dans l'infection diphtérique ». *Ann Inst Pasteur (Paris).* 1894. Vol. 8, n°10, p. 673-695.

[163] Fartushok T. V. et al. « History of biochemistry in Lviv ». *Wiad Lek* [En ligne]. 2022. Vol. 75, n°4, p. 881-890. Disponible sur : < https://doi.org/10.36740/WLek202204124 >

[164] Horbaczewski J. « Beiträge zur Kenntniss der Bildung der Harnsäure und der Xanthinbasen, sowie der Entstehung der Leucocytosen im Säugerthierorganismus. » *Monatsh Chem* [En ligne]. Décembre 1891. Vol. 12, n°1, p. 221-275. Disponible sur : < https://doi.org/10.1007/BF01538598 >

[165] Horbaczewski J. « Zur Kenntnis der Nucleinwirkung (1) ». *Allg Wien Med Z.* 9 août 1892. Vol. 37, n°32, p. 359-360.

[166] Horbaczewski J. « Zur Kenntnis der Nucleinwirkung (2) ». *Allg Wien Med Z.* 16 août 1892. Vol. 37, n°33, p. 371-372.

[167] Kossel A. « Verhandlungen der physiologischen Gesellschaft zu Berlin. Jahrgang 1892-1893. I. Sitzung am 14 oktober 1892. Über die nucleïnsaüre. » *Arch Physiol.* 1893. p. 157-164.

[168] Jaksch R. « Beitrag zur Kenntniss der acuten Phosphorvergiftung des Menschen ». *Dtsch med Wochenschr* [En ligne]. Janvier 1893. Vol. 19, n°01, p. 10-10. Disponible sur : < https://doi.org/10.1055/s-0029-1205310 >

[169] Waldstein L. « Beobachtungen an Leukocyten sowie über einige therapeutische Versuche mit Pilocarpin bei der (Diphtherie ?) Streptokokken-Angina, Lymphdrüsen-Erkrankungen, Tuberculose und Lupus ». *Berl Klin Wochenschr.* 6 mai 1895. Vol. 32, 1, n°18, p. 396-398.

[170] Vaughan V. C. « The nucleins and nuclein therapy ». *J Am Med Assoc (JAMA).* 1894. Vol. 22, n°22, p. 823-831.

[171] Vaughan V. C., Novy F. K. G., McClintock C. T. « The germicidal properties of nucleins ». *Medical News.* 20 mai 1893. Vol. 62, n°20, p. 536-538.

[172] Eskridge J. T. « Nucleins ». In : *Reference-book of Practical Therapeutics.* New York : A. Appleton and Company, 1897. p. 19-25.

[173] Rochester D. « Report on the treatment of pulmonary tuberculosis. » *J Am Med Assoc (JAMA)* [En ligne]. 10 juillet 1897. Vol. XXIX, n°2, p. 68. Disponible sur : < https://doi.org/10.1001/jama.1897.02440280020001g >

[174] McClintock Chas. T. « The disease resisting powers of the body. A review of the foundations of nuclein and serum therapy. » *J Am Med Assoc (JAMA)* [En ligne]. 13 avril 1895. Vol. XXIV, n°15, p. 535. Disponible sur : < https://doi.org/10.1001/jama.1895.02430150005002 >

[175] Bleyer M. J. « Nuclein is nature's antitoxin, and some of the fundamental principles underlying our modern therapy ». *Med Rec.* 28 septembre 1895. p. 437-440.

[176] Metchnikoff E. « The extra-cellular destruction of bacteria in the organism. » *Modern Medicine and Bacteriological Review.* Avril 1895. Vol. 4, n°4, p. 77-79.

[177] Brinkmann V. et al. « Neutrophil Extracellular Traps Kill Bacteria ». *Sci* [En ligne]. 5 mars 2004. Vol. 303, n°5663, p. 1532-1535. Disponible sur : < https://doi.org/10.1126/science.1092385 >

[178] Metchnikoff E. *L'immunité dans les maladies infectieuses.* Paris : Masson et Cie, éditeurs, 1901. 600 p.

[179] Ames D., Huntley A. A. « The Nature of the Leucocytosis Produced by Nucleinic Acid ; a Preliminary Experimental Study. » *J Am Med Assoc (JAMA)* [En ligne]. 4 septembre 1897. Vol. XXIX, n°10, p. 472. Disponible sur : < https://doi.org/10.1001/jama.1897.02440360016002e >

[180] Vaughan V. C., Novy F. G. *Cellular toxins, or the chemical factors in the causation of disease*. [En ligne]. Fourth edition. New York : Lea Brothers & Company, 1902. 495 p. Disponible sur : < https://www.biodiversitylibrary.org /item/96249#page/7/mode/1up >

[181] Huang S. U.-S., O'Sullivan K. M. « The Expanding Role of Extracellular Traps in Inflammation and Autoimmunity : The New Players in Casting Dark Webs ». *Int J Mol Sci* [En ligne]. 30 mars 2022. Vol. 23, n°7, p. 3793. Disponible sur : < https://doi.org/10.3390/ijms23073793 >

[182] Tichomiroff M. « Ueber die Fällung von Toxalbuminen durch Nucleïnsäure. » *Hoppe-Seyler's Z physiol Chem* [En ligne]. Janvier 1896. Vol. 21, n°1, p. 90-96. Disponible sur : < https://doi.org/10.1515/bchm2.1896.21.1.90 >

[183] Vaughan V. C., Novy F. G. *Ptomaïns, leucomaïns and antitoxins. Or the chemical factors in the causation of disease*. Third edition.Philadelphia and New York (USA). : Lea Brothers & Co., 1896. 598 p.

[184] Henriquez E., Sicard J.-A. *Les oxydations de l'organisme*. [En ligne]. Paris : Librairie J.-B. Baillière et fils, 1902. 85 p. Disponible sur : < https://ia600909.us.archive.org/3/items/lesoxydationsdel00enri/lesoxydationsdel00enri.pdf > (consulté le 10 avril 2022)

[185] Laire R. De. *Variations de la formule hématique sous l'action des ferments métalliques*. Thèse de médecine. Paris, France : Université de Paris, 1906. 102 p.

[186] Martinet A. « Les nucléines en thérapeutique ». *Presse Med (1893)*. 1902. Vol. 2, n°102, p. 1215-1218.

[187] Labbé H. *Les Médications reconstituantes. La médication phosphorée : glycéro-phosphates, lécithines, nucléines*. Paris : Librairie J.-B. Baillière et fils, 1904. 98 p.

[188] « Le scandaleux Docteur Doyen ou la tragédie solitaire d'un surdoué — Medica — BIU Santé, Paris ». [s.l.] : [s.n.], [s.d.]. Disponible sur : < https://www.biusante.parisdescartes.fr/histoire/medica/presentations/doyen.php > (consulté le 19 juin 2023)

[189] Doyen E. L. *Nouveau traitement des maladies infectieuses. L'immunité (en six leçons)*. Septième édition.Paris : A. Maloine et E. Flammarion, 1911. 424 p.

[190] Stern C. « Ueber die Beeinflussung syphilitischer Erscheinungen durch Nukleinhyperleukozytose ». *Med Klin*. 11 août 1907. n°32, p. 949-953.

[191] Fischer O. « Über die Wirkung des Nucleins auf den Verlauf der progressiven Paralyse ». *Prag Med Wochenschr*. 22 juillet 1909. Vol. 34, n°29, p. 401-402.

[192] Donath J. « Die Behandlung der progressiven Paralyse sowie toxischer und infektiöser Psychosen mit Salzinfusionen ». *Dtsch med Wochenschr* [En ligne]. Février 1903. Vol. 29, n°06, p. 110-111. Disponible sur : < https://doi.org/10.1055/s-0028-1138282 >

[193] Mott F. W., Halliburton W. D. « The physiological action of choline and neurine ». *Br Med J* [En ligne]. 6 mai 1899. Vol. 1, n°2001, p. 1082-1083. Disponible sur : < https://doi.org/10.1136/bmj.1.2001.1082 >

[194] Donath J. « Die behandlung der Progressiven Allgemeine Paralyse mittels Nuklein-Injektionen ». *Wien Klin Wochenschr.* 1909. Vol. 22, n°38, p. 1289-1292.

[195] Pilcz A. « Über heilversuche an paralytikern ». *Jahrbücher für Psychiatrie und Neurologie.* 1905. Vol. 25, p. 141-167.

[196] Wagner von Jauregg J. « Die Behandlung der Progressiven Paralyse. » In : *Compte-rendu. Section XII. XVIe Congrès International de Médecine. Budapest, août-septembre 1909.* Budapest : Franklin-Társulat, 1910. p. 193-198.

[197] Boeck E. « Versuche über die Einwirkung künstlich erzeugten Fiebers bei Psychosen. » *Jarbücher für Psychiatrie.* 1896. Vol. 14, p. 199-268.

[198] Wagner von Jauregg J. « Psychiatrische Heilbestrebungen. » *Wien Klin Wochenschr.* 1895. Vol. 8, n°9, p. 155-159.

[199] Albert M. R. « Fever therapy for general paresis ». *Int J Dermatol* [En ligne]. 1999. Vol. 38, n°8, p. 633-637. Disponible sur : < https://doi.org/10.1046 /j.1365-4362.1999.00659.x >

[200] Alt K. « Behandlungsversuche mit Arsenophenylglyzin bei Paralytikern. » *Muench Med Wochenschr.* 1909. Vol. 56, n°29, p. 1457-1461.

[201] Ehrlich P. « Ueber die behandlung der syphilis mit der dioxydiamidoarsenobenzol ». *Klin Ther Wochenschr.* 1910. n°42, p. 1006-1018.

[202] Lépine J. « Le nucléinate de soude et la leucothérapie en thérapeutique mentale. » *Bulletin de la Société médicale des hôpitaux de Lyon.* 25 janvier 1910. Vol. IX, p. 19-23.

[203] Lépine J. « Le nucléinate de soude et la leucothérapie en thérapeutique mentale ». *Presse Med (1893).* 29 janvier 1910. n°9, p. 65-67.

[204] Lauquin E. *De l'emploi du nucléinate de soude dans la thérapeutique des maladies mentales.* Thèse de médecine. Lyon : Université de Lyon, 1910. 53 p.

[205] Donath J. « Weitere Ergebnisse der Behandlung der progressiven Paralyse mit Natrium nucleinicum ». *Berl Klin Wochenschr.* 1910. n°51, p. 2343-2346.

[206] Hussels H. « Ueber die Behandlung der progressiven Paralyse mit Natrium nucleinicum. » *Arch Psychiatr Nervenkr.* 1911. Vol. 48, p. 1113-1131.

[207] Parlavecchio G. « Ueber die immunisierende Wirkung der Nucleinsäure ». *Arch Klin Chir.* 1909. Vol. 90, p. 202-248.

[208] Fischer O. « Über die Aussichten einer therapeutischen Beeinflussung der progressiven Paralyse ». *Z Gesamte Neurol Psychiatr* [En ligne]. Décembre 1911. Vol. 4, n°1, p. 482-493. Disponible sur : < https://doi.org/10.1007/ BF02866248 >

[209] Klieneberger O. L. « Die Behandlung der progressiven Paralyse mit Natrium nucleinicum. » *Berl Klin Wochenschr.* 1911. Vol. 48, n°8, p. 330-333.

[210] Donath J. « Erwiderung auf den Aufsatz von Herrn Dr. Otto L. Klieneberger: "Die Behandlung der progressiven Paralyse mit Natrium nucleinicum" ». *Berl Klin Wochenschr.* 1911. Vol. 48, n°12, p. 555.

[211] Gerstmann J. *Die Malariabehandlung der Progressiven Paralyse : Unspezifische Therapie der Metalues des Zentralnervensystems mittels Künstlicher Erzeugung einer Akuten Infektionskrankheit.* [En ligne]. Berlin, Heidelberg : Springer Berlin Heidelberg, 1925. 229 p. Disponible sur : < https://doi.org/10.1007/978-3-662-36885-5 > (consulté le 25 avril 2021) ISBN : 978-3-662-36055-2.

[212] Loewenstein J. « Zur Behandlung der progressiven Paralyse mit Nucleinsäureinjektionen ». *Berl Klin Wochenschr.* 1911. Vol. 48, n°16, p. 714-716.

[213] Plange W. « Heilversuche bei Paralytikern ». *Allg Z Psychiatr.* 1911. Vol. 68, n°2, p. 221-249.

[214] Unknown. « Secret remedies and proprietary preparations ». *Br Med J.* 31 octobre 1908. Vol. 2, n°2496, p. 1376-1377.

[215] Ball C. R. « The nature, diagnosis, prognosis and treatment of general paresis ». *J Am Med Assoc (JAMA)* [En ligne]. 4 octobre 1913. Vol. 61, n°14, p. 1281. Disponible sur : < https://doi.org/10.1001/jama.1913.04350150037012 >

[216] Itten W. « Heilversuche mit Nuclein-Injektionen bei Schizophrenie (Dementia praecox) : Mit einer vorläufigen Mitteilung über cytologische Blutbefunde bei dieser Krankheit ». *Z Gesamte Neurol Psychiatr* [En ligne]. Décembre 1911. Vol. 7, n°1, p. 384-403. Disponible sur : < https://doi.org/10.1007/BF02865149 >

[217] Meyer E. « Die Behandlung der Paralyse ». *Arch Psychiatr Nervenkr* [En ligne]. Septembre 1912. Vol. 50, n°1, p. 100-129. Disponible sur : < https://doi.org/10.1007/BF01845205 >

[218] Donath J. « Natrium nucleinicum in der Behandlung der Dementia praecox ». *Z Gesamte Neurol Psychiatr* [En ligne]. Décembre 1913. Vol. 19, n°1, p. 223-240. Disponible sur : < https://doi.org/10.1007/BF02909897 >

[219] Tsiminakis C. « Nukleinsäurebehandlung der progressiven Paralyse ». *Wien Klin Wochenschr.* 5 décembre 1912. Vol. 25, n°49, p. 1939.

[220] Hauber F. « Therapeutische Versuche mit Nucleinsäureinjektionen bei Psychosen ». *Z Gesamte Neurol Psychiatr.* 1914. Vol. 25, n°1, p. 1-37.

[221] Brown R. D., Ross D. « The Production of Leucocytosis in the Treament of Mental Diseases ». *J Ment Sci.* 1912. Vol. 58, n°242, p. 389-397.

[222] Jolowicz E. « Über Behandlungsversuche mit Natrium nucleinicum und Salvarsan bei progressiver Paralyse, unter besonderer Berücksichtigung der Veränderungen des Liquor cerebrospinalis. » *Neurologisches Centralblatt*. 1913. Vol. 22, p. 210-.

[223] Bériel L. « Les données récentes sur la paralysie générale, et la recherche d'une thérapeutique (suite). » *Lyon Med.* 1914. Vol. 122, n°2, p. 84-105.

[224] Szedlák Ö. « treatment of progressive paralysis with natrium nucleinicum. Gyógyító kísérletek natrium nucleinicummal paralysis progressiva eseteiben. » *Orv Hetil.* Mai 1914. Vol. 58, n°20, p. 392-393.

[225] Holmes B. « The Diagnosis and Treatment of Dementia Praecox. The Application of Nuclein to Its Arrest ». *Am J Clin Med.* 1914. p. 3-6.

[226] Fabinyi R., Selig Á. « Kisérletek a paralysis gyôgykezelésére. Expériences sur le traitement médical de la paralysie. » *Orv Hetil.* 1915. Vol. 59, n°9, p. 116-118.

[227] Legendre G. *Étude critique sur les résultats du traitement spécifique dans le cas de tabès et de paralysie générale observés à la clinique des maladies nerveuses (Salpêtrière), en 1912-1913-1914.* Thèse de médecine. Paris : Université de Paris, 1914. 95 p.

[228] Buïa I. N. « Nucléinothérapie dans la maladie de Parkinson ». *C R Seances Soc Biol Fil.* 1914. Vol. 76, p. 507-509.

[229] Gardette V. *Formulaire des spécialités pharmaceutiques pour 1912.* [En ligne]. Sixième édition. Paris : Librairie J.-B. Baillière et fils, 1912. 400 p. Disponible sur : < https://gallica.bnf.fr/ark:/12148/bpt6k5834077j > (consulté le 19 juillet 2023)

[230] Lépine J. et al. « Travaux des centres neurologiques militaires. Centre de psychiatrie de la 14e région (Lyon) ». *Rev Neurol (Paris).* 1916. n°30, p. 698-701.

[231] Lépine J. *Troubles mentaux de guerre.* Paris : Masson, 1917. 204 p. (Collection Horizon).

[232] Goodall E. « The Croonian Lectures on modern aspects of certain problems in the pathology of mental disorders. Lecture III. » *Lancet.* 19 décembre 1914. p. 1397-1409.

[233] Riggs E. C., Hammes E. M. « Shall we treat the paretic ? ». *J Am Med Assoc (JAMA).* 1917. Vol. 68, n°3, p. 194-198.

[234] McDowall C. « Nucleinate of Soda : Its Use in Acute Mental Disorders ». *J Ment Sci* [En ligne]. Avril 1916. Vol. 62, n°257, p. 403-410. Disponible sur : < https://doi.org/10.1192/bjp.62.257.403 >

[235] Kielholz A. « Zur behandlung der dementia praecox mit natr. nucleinicum. » *Z Gesamte Neurol Psychiatr* [En ligne]. Décembre 1916. Vol. 34, n°1, p. 91-106. Disponible sur : < https://doi.org/10.1007/BF02897074 >

[236] Gowan G. M. « Treatment of syphilis ». *Cal State J Med.* avril 1917. Vol. 15, n°4, p. 106-111.

[237] Miller J. L. « The nonspecific character of vaccine therapy ». *J Am Med Assoc (JAMA)* [En ligne]. 8 septembre 1917. Vol. LXIX, n°10, p. 765-769. Disponible sur : < https://doi.org/10.1001/jama.1917.02590370001001 >

[238] Jobling J. W. « The influence of nonspecific substances on infections ». *Arch Intern Med* [En ligne]. 1 juin 1917. Vol. XIX, n°6, p. 1042. Disponible sur : < https://doi.org/10.1001/archinte.1917.00080260085007 >

[239] Cazamian J. J. M. P. « Le traitement du tabès et de la paralysie générale par les injections intra-veineuses d'Enésol associées au nucléinate de soude administré par voie hypodermique (1ere partie) ». *Archives de médecine et de pharmacie navales*. Mars 1918. n°105, p. 167-185.

[240] Cazamian J. J. M. P. « Le traitement du tabès et de la paralysie générale par les injections intra-veineuses d'Enésol associées au nucléinate de soude administré par voie hypodermique. 2e partie ». *Archives de médecine et de pharmacie navales*. Avril 1918. n°105, p. 241-253.

[241] Cazamian J. J. M. P. « Le traitement du tabès et de la paralysie générale par les injections intra-veineuses d'Enésol associées au nucléinate de soude administré par voie hypodermique. 3e partie ». *Archives de médecine et de pharmacie navales*. Mai 1918. n°105, p. 321-345.

[242] Cazamian J. J. M. P. « Le traitement du tabès et de la paralysie générale par les injections intra-veineuses d'Enésol associées au nucléinate de soude administré par voie hypodermique. 4e partie ». *Archives de médecine et de pharmacie navales*. Juin 1918. n°105, p. 402-438.

[243] Stillman E., Swift H. F. « The Effect of Irritation on the Permeability of the Meninges for Salvarsan ». *J Exp Med* [En ligne]. 1 septembre 1915. Vol. 22, n°3, p. 286-291. Disponible sur : < https://doi.org/10.1084/jem.22.3.286 >

[244] Mikulski A. *Leczenie chorób umysłowych nukleinianem sodu. Publié initialement in Publié : « Gazeta Lekarska », 1918, n° 41.* Warszawa : Druk. W. Krawczyński, E. Egert i J. Więcławski, Żelazna 89, 1918. 14 p.

[245] Wagner von Jauregg J. « Über die Einwirkung der Malaria auf die progressive Paralyse ». *Psychiatr Neurol Wochenschr.* 1919 1918. Vol. 20, n°21/22, p. 132-134.

[246] Wagner von Jauregg J. « Über die Einwirkung der Malaria auf die progressive Paralyse. (Schluß aus Nr. 21/22.) ». *Psychiatr Neurol Wochenschr.* 1919 1918. Vol. 20, n°39/40, p. 251-255.

[247] Weichbrodt R. « Die Therapie der Paralyse ». *Arch Psychiatr Nervenkr.* 1919. Vol. 61, n°1, p. 132-194.

[248] Plaut F. « Neuere Probleme der Paralyse- und Tabestherapie. » *Dtsch Med Wochenschr* [En ligne]. Novembre 1919. Vol. 45, n°48, p. 1321-1324. Disponible sur : < https://doi.org/10.1055/s-0028-1138147 >

[249] Gerstmann D. J. « Uber die Einwirkung der Malaria tertiana auf die progressive Paralyse. » *Z Gesamte Neurol Psychiatr*. 1920. Vol. 60, n°1, p. 328-359.

[250] Minkowski E. « L'action de la fièvre tierce (malaria tertiana) sur la paralysie générale, par le docteur Gerstmann. (Zeitschr. f. d. ges. Neurologie u. Psychiatrie, V. LX, p. 328-359) ». *Encephale*. 1 janvier 1921. Vol. 16, n°10, p. 632-634.

[251] Whitrow M. « Wagner-Jauregg and fever therapy ». *Med Hist* [En ligne]. 1990. Vol. 34, n°3, p. 294-310. Disponible sur : < https://doi.org/10.1017/S0025727300052431 >

[252] Templeton W. L. « The treatment of general paralysis by malaria. » *Br Med J* [En ligne]. 26 mai 1923. Vol. 1, n°3256, p. 895-896. Disponible sur : < https://doi.org/10.1136/bmj.1.3256.895 >

[253] Gerstmann J. « Über den jetzigen Stand der Malariatherapie der progressiven Paralyse, mit besonderer Berücksichtigung neuerer Erfahrungen ». *Z Gesamte Neurol Psychiatr*. 1923. Vol. 81, n°3, p. 255-262.

[254] Alarcon R. D., Ruiz P. « Honorio Delgado, M.D., 1892–1969 ». *Am J Psychiatry* [En ligne]. 2002. Vol. 159, n°10, p. 1674-1674. Disponible sur : < https://doi.org/10.1176/appi.ajp.159.10.1674 >

[255] Weichbrodt R., Jahnel F. « Einfluß hoher Körpertemperaturen auf die Spirochäten und Krankheitserscheinungen der Syphilis im Tierexperiment ». *Dtsch med Wochenschr* [En ligne]. Mai 1919. Vol. 45, n°18, p. 483-484. Disponible sur : < https://doi.org/10.1055/s-0028-1137720 >

[256] Marie A., Kohen V. « La malaria et la récurrentothérapie dans la paralysie générale. » In : Dupain J-M (éd.). *Comptes rendus. Congrès des médecins aliénistes et neurologistes de France et des pays de langue française. XXIX° session, Paris, 28 mai-1er juin 1925*. Paris : Masson, 1925. p. 257-262.

[257] Pilcz A. « Zur Tuberkulintherapie bei der progressiven Paralyse ». *Wien Med Wochenschr*. 20 juillet 1907. Vol. 57, n°30, p. 1462-1465.

[258] Wagner von Jauregg J. « Über die Behandlung der progressiven Paralyse. » *Wien Med Wochenschr*. 11 septembre 1909. Vol. 59, n°37, p. 2124-2127.

[259] Boulos M. (Dr). *Traitement de la paralysie générale par la tuberculine*. Thèse de médecine. Bordeaux : Université de Bordeaux, 1918. 52 p.

[260] Ley A. « Traitement de la paralysie générale par l'inoculation de la malaria tierce. » In : *Comptes-rendus du Congrès des médecins aliénistes et neurologistes de France et des pays de langue française. XXVIII° session. Congrès des médecins aliénistes et neurologistes de France et des pays de langue française. XXVIII° session, Bruxelles, 1er-7 août 1924*. Paris : Masson et Cie, 1924. p. 184-191.

[261] Wagner von Jauregg J. « Über Behandlung der progressiven Paralyse mit Staphylokokkenvakzine. » *Wien Med Wochenschr*. 1913. Vol. 63, n°39, p. 2556-2558.

[262] Wagner von Jauregg J. « Vakzine-Therapie bei Nervenkrankheiten. II. » *Wien Med Wochenschr*. 14 janvier 1922. Vol. 72, n°3, p. 138-142.

[263] Sicard J.-A., Haguenau, Wallich. « Pyrétothérapie réglée dans la paralysie générale par l'injection intraveineuse du vaccin antichancrelleux ». *Presse Med (1893)*. 14 septembre 1927, n°74, p. 1121-1122.

[264] Thompson W. H. « The physiological effects of peptone when injected into the circulation. Part II. The Influence of Purified Peptone, of Antipeptone, and of Proteoses, on Blood Coagulation and on the VasoMotor System. » *J Physiol*. 1899. Vol. 24, n°5, p. 374-395.

[265] Loewit M. « Der anaphylaktische Shock und der Peptonshock ». *Arch Exp Pathol Pharmakol* [En ligne]. Août 1911. Vol. 65, n°5-6, p. 337-347. Disponible sur : < https://doi.org/10.1007/BF01839355 >

[266] Lüdke H. « Die Behandlung des Abdominaltyphus mit intravenösen Injektionen von Albumosen. » *Muench Med Wochenschr*. 9 mars 1915. Vol. 62, n°10, p. 321-323.

[267] Nolf P. « Les injections intraveineuses de peptone dans les maladies infectieuses. » *Presse Med (1893)*. 24 février 1919. Vol. 27, n°11, p. 93-95.

[268] Widal F., Abrami P., Brissaud E. « Étude sur certains phénomènes de choc observés en clinique. Signification de l'hémoclasie ». *Presse Med (1893)*. 1920. n°19, p. 181-186.

[269] Widal F., Abrami P., Brissaud E. « Considérations générales sur la protéinothérapie et le traitement par le choc colloïdoclasique ». *Presse Med (1893)*. 5 mars 1921. n°19, p. 181-187.

[270] Gow A. E. « Intravenous Protein Therapy ». *Br Med J* [En ligne]. 28 février 1920. Vol. 1, n°3087, p. 284-287. Disponible sur : < https://doi.org/10.1136/bmj.1.3087.284 >

[271] Matthes M. « Ueber die Wirkung einiger subcutan einverleibter Albumosen auf den thierischen, insonderheit auf den tuberculös inficirten Organismus ». *Dtsch Arch Klin Med*. 1895. Vol. 54, p. 39-70.

[272] Friedländer A. A. « Ueber die Anwendung pyrogenetischer Mittel in der Psychiatrie ». *Arch Psychiatr Nervenkr* [En ligne]. 1913. Vol. 52, p. 981-987. Disponible sur : < https://doi.org/https://doi.org/10.1007/BF02160488 >

[273] Petersen W. F., Miller J. L. *Protein therapy and nonspecific resistance*. New York : The MacMillan Company, 1922. 314 p.

[274] Pascal C., Laurent F. « Abcès de fixation et examen du fond mental. » *Ann Med Psychol (Paris)*. Novembre 1922. Vol. 2, p. 320-329.

[275] Deswarte. « A propos des abcès de fixation. » *Ann Med Psychol (Paris)*. mai 1921. Vol. 01, p. 413-416.

[276] Pascal C., Davesne J. « Les abcès de fixation dans les psychoses (pyoprotéinothérapie) ». *Arch Int Neurol*. février 1926. Vol. 1, n°2, p. 41-55.

[277] Lépine J. « Folies périodiques et anaphylaxie cérébrale. » *Rev Neurol (Paris)*. 1910. Vol. 2, n°18, p. 301-305.

[278] Rémond A. « De la valeur anaphylactique du syndrome mélancolique. » *Ann Med Psychol (Paris)*. Mai 1914. Vol. 05, p. 527-543.

[279] Lagriffe. « Anaphylaxie et affections mentales ». *Ann Med Psychol (Paris)*. Octobre 1916. Vol. 07, p. 462-472.

[280] Pagniez P. « Phénomènes de type anaphylactique dans la pathogénie de certaines crises comitiales. » *Presse Med (1893)*. 1919. n°69, p. 697-698.

[281] Tinel J., Santenoise D. « Vago-sympathique et anaphylaxie dans les crises paroxystiques d'anxiété, de manie et d'épilepsie. » *Presse Med (1893)*. 1922. Vol. 30, n°30, p. 321-323.

[282] Tinel J., Santenoise D. « Le rôle du choc dans les crises d'excitation, d'anxiété ou de confusion ». *Encephale*. 1926. Vol. 21, n°7, p. 497-507.

[283] Pascal C., Davesne J. « Anaphylaxie mentale spontanée. Psychocolloïdoclasie. Constitutions psychopathiques et phénomènes de sensibilisation. » *Presse Med (1893)*. 1925. n°93, p. 1539-1541.

[284] Wortis J. « The Management of Shock Treatment of Psychoses ». *Med Clin North Am* [En ligne]. Mai 1939. Vol. 23, n°3, p. 797-809. Disponible sur : < https://doi.org/10.1016/S0025-7125(16)36871-7 >

[285] Lacan J. *De la psychose paranoïaque dans ses rapports avec la personnalité.* Paris : Lefrançois, 1932. 381 p.

[286] Tinel J. « Traitement des crises périodiques par l'autohémothérapie. » *J Psychol Norm Pathol (Paris)*. 1925. Vol. 22, p. XCIII-XCV.

[287] Chiarli A. *Contribution à l'étude de la protéinothérapie : l'autohémothérapie citratée dans le traitement des maladies mentales*. Thèse de médecine. 1896-1970, France : Université de Lyon, 1929. 102 p.

[288] Desruelles M., Chiarli A. « L'autohémothérapie dans le traitement des maladies mentales. » *Ann Med Psychol (Paris)*. Juin 1931. Vol. 2, p. 53-57.

[289] Tinel J. « Résultats de la phlycténothérapie dans le traitement des crises de dépression, excitation et confusion mentale. » *Encephale*. 1928. Vol. 23, n°2, p. 151-154.

[290] Schamberg J. F., Rule A. M. « Studies of the Therapeutic Effect of Fever in Experimental Rabbit Syphilis : The Thermal Death Point of Spirochaeta Pallida ». *Arch Derm Syphilol* [En ligne]. 1 septembre 1926. Vol. 14, n°3, p. 243-255. Disponible sur : < https://doi.org/10.1001/archderm.1926.02370210002001 >

[291] Mauriac C. *Traitement de la syphilis*. [En ligne]. Paris : G. Masson, 1896. 831 p. Disponible sur : < https://wellcomecollection.org/works/gww2jgua/items?canvas=5 >

[292] Walinski F. « Über 5 jährige Erfahrungen mit Hyperthermie ». *Dtsch Med Wochenschr.* 17 mars 1933. Vol. 59, n°11, p. 397-402.

[293] Bennett A. E. « Evaluation of Artificial Fever Therapy for Neuropsychiatric Disorders ». *Arch Neurol Psychiatry* [En ligne]. 1 décembre 1938. Vol. 40, n°6, p. 1141. Disponible sur : < https://doi.org/10.1001/archneurpsyc.1938.02270120091006 >

[294] Schiff P., Misset A., Trelles J. O. « Sur trois cas de paralysie générale traités par la diathermie. » *Ann Med Psychol (Paris).* Avril 1932. Vol. 1, n°4, p. 412-417.

[295] Vallery-Radot P. « Questions médicales : La fièvre curatrice ». *Rev Deux Mondes.* 1935. Vol. 27, n°2, p. 440-447.

[296] Streitwieser R. J. *The Kettering hyperthermia ; a form of fever therapy.* Thèse de médecine. Omaha : University of Nebraska Medical Center, 1935. 45 p.

[297] Neymann C. A., Lawless K., Osborne L. « The treatment of early syphilis with electropyrexia ». *J Am Med Assoc (JAMA).* 1936. Vol. 107, n°3, p. 194-199.

[298] B. K. M. « Psychiatry at the first International Conference on Fever Therapy : (Condensed from a Report Prepared by Dr. Maurice Ducosté, of Villejuif, France.) ». *Am J Psychiatry* [En ligne]. Juillet 1937. Vol. 94, n°1, p. 213-221. Disponible sur : < https://doi.org/10.1176/ajp.94.1.213 >

[299] Warren J. R. *A critical history of the malaria fever therapy of general paresis.* [En ligne]. Master thesis in Psychology. Calgary : University Of Calgary, 2000. 248 p. Disponible sur : < https://prism.ucalgary.ca/handle/1880/40819 > (consulté le 25 avril 2021)

[300] Tinel J. « L'extrait hypophysaire et l'insuline chez les anxieux. » *J Psychol Norm Pathol (Paris).* 1925. Vol. 22, p. I-VII.

[301] Laignel-Lavastine M., Coulaud E. « L'opothérapie hypophysaire chez les mélancoliques. » *J Psychol Norm Pathol (Paris).* 1925. Vol. 22, p. VII-IX.

[302] Garrelon L., Santenoise D. « Action de l'insuline sur l'excitabilité du pneumogastrique. » *C R Seances Soc Biol Fil.* 1924. Vol. 90, n°1, p. 470-472.

[303] Cowie D. M., Parsons J. P., Raphael T. « Insulin and mental depression ». *Arch Neur Psych* [En ligne]. 1 novembre 1924. Vol. 12, n°5, p. 522. Disponible sur : < https://doi.org/10.1001/archneurpsyc.1924.02200050037004 >

[304] Targowla R., Lamache A. « L'insuline dans les états d'anorexie, de sitiophobie et de dénutrition chez les psychopathes. » *Encephale.* 1926. Vol. 01, p. 713-714.

[305] Appel K. E., Farr C. B., Marshall H. K. « Insulin in undernutrition in the psychoses. » *Arch Neurol Psychiatry* [En ligne]. 1929. Vol. 21, n°1, p. 149-164. Disponible sur : < https://doi.org/doi:10.1001/archneurpsyc.1929.02210190152010 >

[306] Klemperer E. « Versuch einer Behandlung des Delirium tremens mit Insulin. » *Psychiatr Neurol Wochenschr.* 1926. n°50, p. 549-551.

[307] Steck H. « Le traitement des agitations psychosiques aiguës (délire et agitation catatonique, delirium tre-mens) par l'insuline. » In : *Comptes-rendus du Congrès des médecins aliénistes et neurologistes de France et des pays de langue française. XXXVe session. Rabat (7-13 avril 1933). Congrès des médecins aliénistes et neurologistes de France et des pays de langue française. XXXVe session. Rabat, du 7 au 13 avril 1933.* Paris : G. Masson, éditeur, 1933. p. 452-455.

[308] Sakel M. « The Origin and Nature of the Hypoglycemic Therapy of the Psychoses ». *Bull NY Acad Med.* Mars 1937. Vol. 13, n°3, p. 97-109.

[309] Clervoy P., Payen A., Corcos M. « D'où sont venus les premiers neuroleptiques ? » *Perspectives Psychiatriques*. 2001. Vol. 40, n°2, p. 133-138.

[310] Tinel J. « Idées délirantes d'énormité corporelle probablement en rapport avec des phénomènes de micropsie ». *Journal de psychologie normale et pathologique*. 1923. Vol. 20, p. 165-169.

[311] Mignot R., Petit G., Adam E. « Contribution à la thérapeutique de la psychose périodique ». *L'Encéphale*. 1925. Vol. 20, n°8, p. 578-586.

[312] Sézary A., Barbé A.-L. « Recherches sur la chimiothérapie de la paralysie générale ». *L'Encéphale*. 1926. Vol. 21, n°1, p. 1-17.

[313] Sézary A., Barbé A.-L. « Recherches sur la chimiothérapie de la paralysie générale ». *L'Encéphale*. 1923. Vol. 21, n°2, p. 99-115.

[314] Montassut M. « IV. – Amélioration d'une psychose hallucinatoire sous l'influence du traitement pyrétique et anti-infectieux ». *L'Encéphale* [En ligne]. Septembre 2011. Vol. 37, n°4, p. H5-H8. Disponible sur : < https://doi.org/10.1016/S0013-7006(11)70059-8 >

[315] Dujardin R., Targowla R. « La thérapeutique de la paralysie générale. » In : *Comptes-rendus du Congrès des médecins aliénistes et neurologistes de France et des pays de langue française. XXXII° session. Congrès des Médecins Aliénistes et Neurologistes de France et des pays de Langue Française. XXXII° session. Anvers (23-28 juillet 1928).* Anvers : Masson et Cie, éditeurs, 1928. p. 186-244.

[316] Montassut M. « Le traitement physique de la dépression constitutionnelle ». *L'Évolution Psychiatrique*. 1937. p. 71-95.

[317] Le Guillant L. « Le service psychiatrique, instrument de guérison (1ère partie) ». *Chimères* [En ligne]. 1998. Vol. 33, n°1, p. 105-125. Disponible sur : < https://doi.org/10.3406/chime.1998.2215 >

[318] Péron N. « Rapport. La thérapeutique par les chocs en neuro-psychiatrie ». *Ann Med Psychol (Paris)*. Janvier 1933. Vol. 1, n°1, p. 90-91.

[319] Bériel L. « Le bilan de l'encéphalite épidémique (suite). » *Lyon Med.* 1921. Vol. 130, n°23, p. 1032-1051.

[320] Une société de médecins et chirurgiens. *Dictionnaire des sciences médicales*. Jourdan Antoine-Jacques-Louis. Paris : C.L.F. Panckoucke, 1819. 591 p.

[321] Une société de médecins et chirurgiens. *Dictionnaire des sciences médicales.* Jourdan Antoine-Jacques-Louis. Paris : C.L.F. Panckoucke, 1820. 584 p.

[322] Martin R.-A. *L'acétylarsan dans le traitement de la syphilis nerveuse.* Thèse de médecine. 1896-1970, France : Université de Lyon, 1925. 70 p.

[323] Boccard A. *Contribution à l'étude du traitement de la paralysie générale par le stovarsol.* Thèse de médecine. Lyon : Université de Lyon, 1927. 62 p.

[324] Christy H. *Contribution à l'étude de la malariathérapie de la paralysie générale.* Thèse de médecine. Lyon : Université de Lyon, 1929. 201 p.

[325] Izac L. *Pyrétothérapie de la paralysie générale : étude psychologique des modifications du fonds mental.* Thèse de médecine. Lyon : Université de Lyon, 1930. 274 p.

[326] Aigrot R. *Quelques résultats éloignés de la malariathérapie de la paralysie générale : étude clinique.* Thèse de médecine. Lyon : Université de Lyon, 1932. 99 p.

[327] Turin J. *Considérations critiques sur les thérapeutiques modernes de la paralysie générale.* Thèse de médecine. Lyon : Université de Lyon, 1937. 61 p.

[328] Moreau P. *Contribution à l'étude clinique et thérapeutique de la tabo-paralysie.* Thèse de médecine. Lyon : Université de Lyon, 1938. 154 p.

[329] Triolet A. *Contribution à l'étude de la pyrétothérapie dans le traitement des psychoses non syphilitiques.* Thèse de médecine. Lyon : Université de Lyon, 1934. 182 p.

[330] Lépine J., Bourrat L., Christy H. « Paralysie générale et pyrétothérapie réglée ». *Lyon Med.* 1928. Vol. 142, n°47, p. 595-597.

[331] Gaté J., Christy H. « Remarques au cours du traitement d'une paralysie générale par la pyrétothérapie réglée ». *Lyon Med.* 1928. Vol. 142, n°1, p. 22-24.

[332] Lépine J. et al. « Paralytiques généraux traités par la malariathérapie ». *Lyon Med.* 1929. Vol. 144, n°37, p. 321-323.

[333] Lépine J. et al. « Paralytiques généraux traités par la malariathérapie (suite) ». *Lyon Med.* 1929. Vol. 144, n°37, p. 323-325.

[334] Lépine J. et al. « Indications et contre-indications de la malariathérapie ». *Lyon Med.* 1929. Vol. 144, n°39, p. 371-376.

[335] Fischer O. « Nucleinic Acid for Tabes and G.P.I. » *Lancet* [En ligne]. Septembre 1922. Vol. 200, n°5166, p. 537-538. Disponible sur : < https://doi.org/10.1016/S0140-6736(01)00522-0 >

[336] Siemerling E. « Zwei Jahre Pyrifertherapie ». *Klin Wochenschr* [En ligne]. Mars 1930. Vol. 9, n°9, p. 410-414. Disponible sur : < https://doi.org/https://doi.org/10.1007/BF01745824 >

[337] Lépine J., Larrivé E. « Un nouveau procédé de pyrétothérapie réglée : l'huile soufrée. » *Lyon Med.* 1932. Vol. 149, n°4, p. 106-109.

[338] Inconnu. « Revue des journaux. Chronique d'un article du Paris Médical du 20 mai 1922. Le Néo-Rhomnol. » *Lyon Med.* 1922. Vol. 131, n°19, p. 893.

[339] Inconnu. « Revue des journaux. Chronique d'un article du Journal des praticiens n° 3, 17 janvier 1925. Néo-Rhomnol et asthénie. » *Lyon Med.* 1928. Vol. 135, n°4, p. 113-114.

[340] Paupert-Ravault P. « Agranulocytose post-arsénobenzolique. » *Lyon Med.* 1938. Vol. 161, n°5, p. 119-124.

[341] Doan C. A. « The neutropenic state. » *J Am Med Assoc (JAMA).* 16 juillet 1932. Vol. 99, n°3, p. 194-202.

[342] Domingo J. J. P., Rojo Moreno L. « The treatment of functional psychosis in Spain at the beginning of the XX century (1917-1931) ». *Actas Esp Psiquiatr.* 2010. Vol. 38, n°3, p. 163-169.

[343] Giménez-Roldán S. « Neuropsychiatry and politics : the clash between Gonzalo R. Lafora and José María Villaverde ». *Neurosci Hist.* 2014. Vol. 2, n°4, p. 140-148.

[344] Rodriguez-Arias B., Molès. « Sur les effets thérapeutiques du nucléinate de soude en Neuro-psychiatrie ». In : *Congrès des médecins aliénistes et neurologistes de France et des pays de langue française. XXXV° session. Rabat (7-13 avril 1933). Comptes rendus. Congrès des médecins aliénistes et neurologistes de France et des pays de langue française. XXXV° session.* Paris : G. Masson, éditeur, 1933. p. 459-461.

[345] Leiner J. H. « Spontaneous cure of a case of epidemic (lethargic) encephalitis following an attack of pneumonia. » *J Am Med Assoc (JAMA)* [En ligne]. 13 octobre 1923. Vol. 81, n°15, p. 1284. Disponible sur : < https://doi.org/10.1001/jama.1923.26510150001012 >

[346] Lehrmann. « Zur Therapie der Encephalitis epidemica ». *Dtsch Med Wochenschr.* 1923. Vol. 49, n°25, p. 822-823.

[347] Donath J., Namenyi L. « Das Natrium nucleinicum in der Behandlung der syphilogenen und chronischen Erkrankungen des Zentralnerven-systems nebst Versuchen seiner intravenösen Anwendung ». *Dtsch Z Nervenheilkd* [En ligne]. 1928. Vol. 103, n°2, p. 78-86. Disponible sur : < https://doi.org/https://doi.org/10.1007/BF01653047 >

[348] Solomon H. C. « General Paresis : What it is and its Therapeutic Possibilities ». *Am J Psychiatry* [En ligne]. Avril 1923. Vol. 79, n°4, p. 623-646. Disponible sur : < https://doi.org/10.1176/ajp.79.4.623 >

[349] Eddison H. W. « Problems of Pyretotherapy in Paralytic Dementia ». *J Ment Sci* [En ligne]. Janvier 1930. Vol. 76, n°312, p. 66-81. Disponible sur : < https://doi.org/10.1192/bjp.76.312.66 >

[350] Panyrek. « La tuberculose des écoliers ». *Bulletin International de la Protection de l'Enfance.* Janvier 1931. n°99, p. 67-80.

[351] Vidal L., Dareau M. *Dictionnaire des spécialités pharmaceutiques*. [En ligne]. Paris : Office de vulgarisation pharmaceutique, 1928. 906 p. Disponible sur : < https://ia800907.us.archive.org/23/items/BIUSante_pharma_p11247x1928/BIUSante_pharma_p11247x1928.pdf >

[352] Doan C. A. et al. « A Study of the Mechanism of Nucleinate-Induced Leucopenic and Leucocytic States, with Special Reference to the Relative Roles of Liver, Spleen, and bone Marrow ». *J Exp Med* [En ligne]. 1 mars 1928. Vol. 47, n°3, p. 403-435. Disponible sur : < https://doi.org/10.1084/jem.47.3.403 >

[353] Seibert F. B. « Pyrogens from an Historical Viewpoint ». *Transfusion* [En ligne]. 8 juillet 1963. Vol. 3, n°4, p. 245-249. Disponible sur : < https://doi.org/10.1111/j.1537-2995.1963.tb04636.x >

[354] Delgado H. F. « Treatment of Paresis by Inoculation with Malaria ». *J Nerv Ment Dis*. 1922. n°55, p. 376-389.

[355] Wagner von Jauregg J. « Fever Therapy : Its Rationale in Diseases of the Nervous System ». *Edinb Med J*. janvier 1936. Vol. 43, n°1, p. 1-12.

[356] Neymann C. A. « The diathermy treatment of dementia paralytica ». *J Am Med Assoc (JAMA)* [En ligne]. 22 juillet 1933. Vol. 101, n°4, p. 301. Disponible sur : < https://doi.org/10.1001/jama.1933.02740290049031 >

[357] Lewis N. D. C., Hubbard L. D., Dyar E. G. « The Malarial Treatment of Paretic Neurosyphilis ». *Am J Psychiatry* [En ligne]. Octobre 1924. Vol. 81, n°2, p. 175-225. Disponible sur : < https://doi.org/10.1176/ajp.81.2.175 >

[358] Austin S. C., Stolley P. D., Lasky T. « The History of Malariatherapy for Neurosyphilis ». *J Am Med Assoc (JAMA)*. 1992. Vol. 268, n°4, p. 516-519.

[359] Barnacle C. H., Ebaugh F. G., Ewalt J. R. « Treatment of Dementia Paralytica : Comparative Study of Combined Artificial Hyperpyrexia and Tryparsamide versus Therapeutic Malaria : a Preliminary Report ». *J Am Med Assoc (JAMA)* [En ligne]. 26 septembre 1936. Vol. 107, n°13, p. 1031. Disponible sur : < https://doi.org/10.1001/jama.1936.02770390023008 >

[360] Chernin E. « The Malariatherapy of Neurosyphilis ». *J Parasitol* [En ligne]. Octobre 1984. Vol. 70, n°5, p. 611. Disponible sur : < https://doi.org/10.2307/3281739 >

[361] Rose A. S., Solomon H. C. « Neurosyphilis ». *Am J Psychiatry* [En ligne]. Janvier 1948. Vol. 103, n°4, p. 524-527. Disponible sur : < https://doi.org/10.1176/ajp.103.4.524 >

[362] Worster-Drought C. « Penicillin in Neurosyphilis ». *BMJ* [En ligne]. 11 octobre 1947. Vol. 2, n°4527, p. 559-564. Disponible sur : < https://doi.org/10.1136/bmj.2.4527.559 >

[363] Stanisic D. I., McCarthy J. S., Good M. F. « Controlled Human Malaria Infection : Applications, Advances, and Challenges ». *Infect Immun* [En ligne]. Janvier 2018. Vol. 86, n°1, p. e00479-17. Disponible sur : < https://doi.org/10.1128/IAI.00479-17 >

[364] Bonnemain B. « L'industrie pharmaceutique pendant la Deuxième Guerre mondiale en France. Enjeux et évolution ». *Rev Hist Pharm (Paris)* [En ligne]. 2002. Vol. 90, n°336, p. 629-646. Disponible sur : < https://doi.org/10.3406/pharm.2002.5434 >

[365] Petit J. *Leucocytose et leucothérapie. De la valeur leucogénique du nucléinate de lithium.* Thèse de médecine vétérinaire. Saint-Cloud : Université de Paris. École nationale vétérinaire d'Alfort, 1935. 76 p.

[366] Chassigneux A. F. « Quelques essais de traitement de maladies microbiennes par le nucléinate de lithium ». *Bull Acad Vet Fr* [En ligne]. 1951. Vol. 104, n°7, p. 405-410. Disponible sur : < https://doi.org/10.4267/2042/69369 >

[367] Ramon G. et al. « Le nucléinate de soude, substance adjuvante et stimulante de l'immunité ». *C R Hebd Seances Acad Sci.* 1952. Vol. 235, n°2, p. 111-114.

[368] Thiery G. « Premiers résultats de l'étude de l'action de diverses hormones et du nucléinate de sodium sur le virus rabique ». *C R Hebd Seances Acad Sci.* 1956. Vol. 242, n°7, p. 945-947.

[369] Richou R., Lallouette P., Richou H. « [Comparison of the activity of various immunologic adjuvant substances] ». *Rev Immunol Ther Antimicrob.* 1969. Vol. 33, n°3, p. 155-174.

[370] Huant E. *Les traitements mitotiques du cancer : colchicine et thiocolchicine, enzymes, acide désoxyribonucléique.* Paris : Doin, 1957. 234 p.

[371] Proux C., Toubiana C. G. « ["Highly polymerized" DNA in the treatment of bone marrow aplasia after radiotherapy or chemotherapy] ». *Therapeutique.* Novembre 1967. Vol. 43, n°9, p. 552-553.

[372] Ferrant A. et al. « Clinical trials with daunorubincin-DNA and adriamycin-DNA in acute lymphoblastic leukemia of childhood, acute nonlymphoblastic leukemia, and bronchogenic carcinoma ». *Cancer Chemother. Pharmacol.* [En ligne]. 1 mars 1979. Vol. 2, n°1, p. 67-71. Disponible sur : < https://doi.org/10.1007/BF00253108 >

[373] Dressel H. « Remarks on some properties and effects of sodium nucleinate ». *Dev Biol Stand.* 1977. Vol. 34, p. 85-92.

[374] Miert A. S. J. P. A. M. Van, Laar J. A. J., Duin C. Th. M. Van. « Comparative Observations in Rabbits on Fever Induced by Bacterial Endotoxins and Sodium Nucleinate from Yeast ». *Zentralbl Veterinarmed A* [En ligne]. 1976. Vol. 23, n°8, p. 697-705. Disponible sur : < https://doi.org/10.1111/j.1439-0442.1976.tb01536.x >

[375] Rummel C. et al. « Localized vs. systemic inflammation in guinea pigs: a role for prostaglandins at distinct points of the fever induction pathways ? ». *Am J Physiol Regul Integr Comp Physiol* [En ligne]. 2005. Vol. 289, n°2, p. R340-R347. Disponible sur : < https://doi.org/10.1152/ajpregu.00104.2005 >

[376] Meyer L. C. *Problem of agranulocytosis with sulfonamide therapy.* Thèse de médecine. Omaha : University of Nebraska, college of medicine, 1943. 99 p.

[377] Mandel P., Métais P. « Les acides nucléiques du plasma sanguin chez l'homme ». *C R Seances Soc Biol Fil.* 1948. Vol. 142, n°3-4, p. 241-243.

[378] Kozak W., Wrotek S., Kozak A. « Pyrogenicity of CpG-DNA in mice : role of interleukin-6, cyclooxygenases, and nuclear factor-κB ». *Am J Physiol Regul Integr Comp Physiol* [En ligne]. 2006. Vol. 290, n°4, p. R871-R880. Disponible sur : < https://doi.org/10.1152/ajpregu.00408.2005 >

[379] Richard J.-F. *Mécanisme de recrutement des neutrophiles dans des conditions neuroinflammatoires.* Thèse de doctorat en médecine moléculaire. Québec, Canada : Université Laval, 2016. 142 p.

[380] Cordonnier M.-N. « Alzheimer : la piste du débit sanguin ». In : *Pourlascience.fr* [En ligne]. [s.l.] : Pour la Science, 2019. Disponible sur : < https://www.pourlascience.fr/sd/neurosciences/alzheimer-la-piste-du-debit-sanguin-16205.php > (consulté le 28 juin 2023)

[381] Herisson F. et al. « Direct vascular channels connect skull bone marrow and the brain surface enabling myeloid cell migration ». *Nat Neurosci* [En ligne]. 2018. Vol. 21, n°9, p. 1209-1217. Disponible sur : < https://doi.org/10.1038/s41593-018-0213-2 >

[382] Craddock C. G. et al. « The dynamics of leukopoiesis and leukocytosis, as studied by leukopheresis and isotopic techniques. » *J. Clin. Invest.* [En ligne]. 1 mars 1956. Vol. 35, n°3, p. 285-296. Disponible sur : < https://doi.org/10.1172/JCI103276 >

[383] Rychnev V. E., Frolov V. M. « [Nucleic acids and their therapeutic use (review of the literature)] ». *Vrach Delo.* 1981. n°8, p. 114-118.

[384] *Luminol.* [En ligne]. *Wikipédia.* 23 mai 2022. Disponible sur : < https://fr.wikipedia.org/w/index.php?title=Luminol&oldid=193932620 > (consulté le 13 janvier 2023)

[385] Jukic T., Abidov M., Ihan A. « A Tetrahydrophthalazine Derivative "Sodium Nucleinate" Exerts a Potent Suppressive Effect upon LPS-Stimulated Mononuclear Cells in vitro and in vivo ». *Coll Antropol.* 2011. Vol. 35, n°4, p. 1219-1223.

[386] Abidov M. T. et al. *Method for protection against coronavirus. Fédération de Russie. RU2747467 C1.* [En ligne]. 5 mai 2021. Disponible sur : < https://patenton.ru/patent/RU2747467C1 >

[387] Lépine J. « Trypanosomiase et pathogénie du tabès ». *Bulletin de la Société médicale des hôpitaux de Lyon.* 1906. Vol. 5, p. 431-433.

[388] Lépine J., Loup M. « Paralysie générale ; troubles trophiques cutanés ». *Lyon Med.* 1906. Vol. 107, n°39, p. 569-571.

[389] Régis E. « Du traitement des psychoses par la tuberculine de Koch ; par Wagner von Jauregg. » *J Med Bord.* 1895. Vol. 25, n°18, p. 210-211.

[390] Wagner von Jauregg J. « Ueber die körperlichen Grundlagen der acuten Psychosen. » *Jarbücher für Psychiatrie.* 1892. Vol. 10, p. 180-198.

[391] Phillips M. « Malaria Therapy: The Value of the Randomized Controlled Trial ». *J Am Med Assoc (JAMA)*. 1993. Vol. 269, n°2, p. 211.

[392] Claude H., Masquin P. « Le devenir des paralytiques généraux malarisés. Expérience de neuf ans de malariathérapie. » *Presse Med (1893)*. 13 décembre 1933, n°99, p. 2005-2010.

[393] Gartlehner G., Stepper K. « Julius Wagner-Jauregg : pyrotherapy, simultanmethode, and 'racial hygiene' ». *J R Soc Med* [En ligne]. 2012. Vol. 105, n°8, p. 357-359. Disponible sur : < https://doi.org/10.1258/jrsm.2012.12k0049 >

[394] Wagner von Jauregg J. « Die moderne Therapie der Neurolues. [On modern therapy of neurosyphilis]. » In : Géronne A (éd.). *Verhandlungen der Deutschen Gesellschaft für Innere Medizin. 38 Kongress. Deutschen Gesellschaft für Innere Medizin. 38 Kongress.* Wiesbaden : Verlag von J.F. Bergmann., 1926. p. 34-84.

[395] Schilling V. et al. « Biologisch-klinische Blutstudien über allgemeine Infektionsfragen an der Impfmalaria der Paralytiker, besonders über ihre unspezifische Wirksamkeit ». *Z Klin Med*. 1924. Vol. 100, n°6, p. 743-776.

[396] Wagner von Jauregg J. « Vakzinetherapie bei Nervenkrankheiten. I. » *Wiener Medizinische Wochenschrift*. 1 janvier 1922. Vol. 72, n°1, p. 26-27.

[397] Braslow J. T. « History and Evidence-Based Medicine : Lessons from the History of Somatic Treatments from the 1900s to the 1950s ». *Ment Health Serv Res*. 1999. Vol. 1, n°4, p. 231-240.

[398] Braslow J. T. « Effect of Therapeutic Innovation on Perception of Disease and the Doctor-Patient Relationship : A History of General Paralysis of the Insane and Malaria Fever Therapy, 1910-1950 ». *Am J Psychiatry* [En ligne]. 1995. Vol. 152, n°5, p. 660-665. Disponible sur : < https://doi.org/https://doi.org/10.1176/ajp.152.5.660 >

[399] Scull A. « Somatic treatments and the historiography of psychiatry ». *Hist Psychiatry* [En ligne]. 1994. Vol. 5, n°17, p. 001-012. Disponible sur : < https://doi.org/10.1177/0957154X9400501701 >

[400] Scull A. « Psychiatrists and historical "facts" Part One : The historiography of somatic treatments ». *Hist Psychiatry* [En ligne]. 1995. Vol. 6, n°22, p. 225-241. Disponible sur : < https://doi.org/10.1177/0957154X9500602207 >

[401] Wagner von Jauregg J. *Fieber- und Infektionstherapie. ausgewählte Beiträge, 1887-1935 mit verknüpfenden und abscliessenden Bemerkungen.* [En ligne]. Wien : Verlag für Medizin Weidmann & Co, 1936. 299 p. Disponible sur : < https://wellcomecollection.org/works/eqdjm77v >

[402] Pagniez P. « Du traitement de la paralysie générale par inoculation de certaines maladies fébriles. » *Presse Med (1893)*. 1920. Vol. 28, n°75, p. 736-737.

[403] Bongrand P.-C. *L'expérimentation sur l'homme, sa valeur scientifique et sa légitimité (P.-C. Bongrand, 1905), présenté par Anne Fagot-Largeault et Philippe Amiel.* [En ligne]. Anne Fagot-Largeault et Philippe Amiel. Villejuif : Presses de l'Institut Gustave-Roussy (igrPress.fr), 2011. 140 p. (Santé/Recherche). Disponible sur : < https://doi.org/10.13140/2.1.2019.7765 > (consulté le 12 février 2022) ISBN : 978-2-919439-00-3.

[404] Lacassagne A. *Cours de médecine légale : De la responsabilité médicale.* Lyon : A.H. Storck, 1898.

[405] Frank F. et al. « Raising concerns on questionable ethics approvals – a case study of 456 trials from the Institut Hospitalo-Universitaire Méditerranée Infection ». *Res Integr Peer Rev* [En ligne]. 2023. Vol. 8, n°1, p. 9. Disponible sur : < https://doi.org/10.1186/s41073-023-00134-4 >

[406] Westermark N. « The Effect of Heat upon Rat-Tumors1 ». *Skand Arch Physiol* [En ligne]. Septembre 1927. Vol. 52, n°3, p. 257-322. Disponible sur : < https://doi.org/10.1111/j.1748-1716.1927.tb00237.x >

[407] Bierman H. R. et al. « Methyl-bis (Beta-Chloroethyl)amine in Large Doses in the Treatment of Neoplastic Diseases ». *California Medicine.* 1949. Vol. 71, n°2, p. 117-125.

[408] Issels J. « Immunotherapy in Progressive Metastatic Cancer a Fifteen-Year Survival Follow-up. » *Clin Trials J.* 1970. Vol. 7, n°3, p. 357-366.

[409] « Cancer Therapy : Issels' Claims Refuted ». *Nature* [En ligne]. Mars 1971. Vol. 230, n°5288, p. 5-6. Disponible sur : < https://doi.org/10.1038/230005b0 >

[410] *National Cancer Institute Monograph 61. June 1982. Cancer therapy by hyperthermia, drugs and radiation.* [En ligne]. Lyle Dethlefsen, William Dewey.Bethesda, Maryland, 20205 : National Cancer Institute Monograph, National Cancer Institute (U.S.), 1982. (National Cancer Institute Monograph, National Cancer Institute (U.S.), 61) Disponible sur : < https://books.google.fr/books?id=VQDPk7wGIfcC&dq=whole+body+hyperthermia+cancer&lr=&hl=fr&source=gbs_navlinks_s >

[411] Herman T. L., Zukoski C. S., Anderson R. M. « Review of the Current Status of Whole-Body Hyperthermia Administered by Water Circulation Techniques ». *Natl Cancer Inst Monogr.* 1982. Vol. 61, p. 365-369.

[412] Robins H. I. et al. « Neuroendocrine changes in patients undergoing whole body hyperthermia ». *Int J Hyperthermia* [En ligne]. 1987. Vol. 3, n°2, p. 99-105. Disponible sur : < https://doi.org/10.3109/02656738709140377 >

[413] D'Oleire F. et al. « Cytokine Induction in Humans by 41.8 °C Whole- Body Hyperthermia ». *J Natl Cancer Inst.* 1993. Vol. 85, n°10, p. 833-834.

[414] Morlock G. « La pyrétothérapie dans le traitement de la PR. Quelles explications. » *Rhumatos.* 2012. Vol. 9, n°78, p. 168-171.

[415] Evans S. S., Repasky E. A., Fisher D. T. « Fever and the thermal regulation of immunity : the immune system feels the heat ». *Nat Rev Immunol* [En ligne]. Juin 2015. Vol. 15, n°6, p. 335-349. Disponible sur : < https://doi.org/10.1038/nri3843 >

[416] Koltyn K. F. et al. « Changes in mood state following whole-body hyperthermia ». *Int J Hyperthermia* [En ligne]. 1992. Vol. 8, n°3, p. 305-307. Disponible sur : < https://doi.org/10.3109/02656739209021785 >

[417] Hanusch K.-U. et al. « Whole-Body Hyperthermia for the Treatment of Major Depression: Associations With Thermoregulatory Cooling. » *Am J Psychiatry* [En ligne]. 2013. Vol. 170, n°7, p. 802-804. Disponible sur : < https://doi.org/10.1176/appi.ajp.2013.12111395 >

[418] Janssen C. W. et al. « Whole-Body Hyperthermia for the Treatment of Major Depressive Disorder : A Randomized Clinical Trial ». *JAMA Psychiatry* [En ligne]. 2016. Vol. 73, n°8, p. 789. Disponible sur : < https://doi.org/10.1001/jamapsychiatry.2016.1031 >

[419] Naumann J. et al. « Effects of hyperthermic baths on depression, sleep and heart rate variability in patients with depressive disorder : a randomized clinical pilot trial ». *BMC Complement Altern Med* [En ligne]. Décembre 2017. Vol. 17, n°1, p. 172. Disponible sur : < https://doi.org/10.1186/s12906-017-1676-5 >

[420] Hanusch K.-U., Janssen C. W. « The impact of whole-body hyperthermia interventions on mood and depression – are we ready for recommendations for clinical application ? ». *Int J Hyperthermia* [En ligne]. 2019. Vol. 36, n°1, p. 572-580. Disponible sur : < https://doi.org/10.1080/02656736.2019.1612103 >

[421] Hüppe M. et al. « Treatment of patients burdened with lipophilic toxicants : A randomized controlled trial ». *Activitas Nervosa Superior Rediviva*. 2009. Vol. 51, n°3, p. 133-141.

[422] Knobel A. et al. « Whole-Body Hyperthermia (WBH) in Psychiatry ». In : Vaupel P (éd.). *Water-filtered Infrared A (wIRA) Irradiation* [En ligne]. Cham : Springer International Publishing, 2022. p. 155-164. Disponible sur : < https://doi.org/10.1007/978-3-030-92880-3_12 > (consulté le 2 janvier 2023) ISBN : 978-3-030-92879-7.

[423] Kappelmann N. et al. « Antidepressant activity of anti-cytokine treatment : a systematic review and meta-analysis of clinical trials of chronic inflammatory conditions ». *Mol Psychiatry* [En ligne]. 2018. Vol. 23, n°2, p. 335-343. Disponible sur : < https://doi.org/10.1038/mp.2016.167 >

[424] Uzzan S., Azab A. N. « Anti-TNF-α Compounds as a Treatment for Depression ». *Molecules* [En ligne]. 19 avril 2021. Vol. 26, n°8, p. 2368. Disponible sur : < https://doi.org/10.3390/molecules26082368 >

[425] Gibney S. M., Drexhage H. A. « Evidence for a Dysregulated Immune System in the Etiology of Psychiatric Disorders ». *J Neuroimmune Pharmacol* [En ligne]. 2013. Vol. 8, n°4, p. 900-920. Disponible sur : < https://doi.org/10.1007/s11481-013-9462-8 >

[426] Bhikram T., Sandor P. « Neutrophil-lymphocyte ratios as inflammatory biomarkers in psychiatric patients ». *Brain Behav Immun* [En ligne]. 2022. Vol. 105, p. 237-246. Disponible sur : < https://doi.org/10.1016/j.bbi.2022.07.006 >

[427] Knight E. L. et al. « Heightened inflammation in bipolar disorder occurs independent of symptom severity and is explained by body mass index ». *Brain Behav Immun Health* [En ligne]. 1 mai 2023. Vol. 29, p. 100613. Disponible sur : < https://doi.org/10.1016/j.bbih.2023.100613 >

[428] Ma Y., Zhang Y., Zhu L. « Role of neutrophils in acute viral infection ». *Immun Inflamm Dis* [En ligne]. 2 septembre 2021. Vol. 9, n°4, p. 1186-1196. Disponible sur : < https://doi.org/10.1002/iid3.500 >

Remerciements

Ils s'adressent au docteur Pierre Moncharmont, à monsieur Jean-Jacques Laurent, aux docteurs Nicolas Bonnet et Philippe Audiard, à mesdames Céline Dartevel et Joanna Jandin, à messieurs François et Jean-Luc Lépine, à mesdames Véronique Saada et Corinne Dupuy, à mesdames le docteur Chantal Potard et le professeur Margaret Pascal Rees, à monsieur le docteur Marc-Antoine Crocq, à monsieur Philippe Hauber. Je remercie aussi pour leur aide dans les traductions de russe ou d'ukrainien : Olga Matsarskaia et Aurélien Leynet.

Évidemment, tout ce travail n'a été rendu possible que grâce à la présence et à la patience de mon épouse, Agnès Laurent. Un clin d'œil à Hippolyte Laurent qui était chef de quartier chez le professeur Lépine en 1907.

Table des matières

Structures éditoriales du groupe L'Harmattan

L'Harmattan Italie
Via degli Artisti, 15
10124 Torino
harmattan.italia@gmail.com

L'Harmattan Hongrie
Kossuth l. u. 14-16.
1053 Budapest
harmattan@harmattan.hu

L'Harmattan Sénégal
10 VDN en face Mermoz
BP 45034 Dakar-Fann
senharmattan@gmail.com

L'Harmattan Cameroun
TSINGA/FECAFOOT
BP 11486 Yaoundé
inkoukam@gmail.com

L'Harmattan Burkina Faso
Achille Somé – tengnule@hotmail.fr

L'Harmattan Guinée
Almamya, rue KA 028 OKB Agency
BP 3470 Conakry
harmattanguinee@yahoo.fr

L'Harmattan RDC
185, avenue Nyangwe
Commune de Lingwala – Kinshasa
matangilamusadila@yahoo.fr

L'Harmattan Congo
219, avenue Nelson Mandela
BP 2874 Brazzaville
harmattan.congo@yahoo.fr

L'Harmattan Mali
ACI 2000 - Immeuble Mgr Jean Marie Cisse
Bureau 10
BP 145 Bamako-Mali
mali@harmattan.fr

L'Harmattan Togo
Djidjole – Lomé
Maison Amela
face EPP BATOME
ddamela@aol.com

L'Harmattan Côte d'Ivoire
Résidence Karl – Cité des Arts
Abidjan-Cocody
03 BP 1588 Abidjan
espace_harmattan.ci@hotmail.fr

Nos librairies en France

Librairie internationale
16, rue des Écoles
75005 Paris
librairie.internationale@harmattan.fr
01 40 46 79 11
www.librairieharmattan.com

Librairie des savoirs
21, rue des Écoles
75005 Paris
librairie.sh@harmattan.fr
01 46 34 13 71
www.librairieharmattansh.com

Librairie Le Lucernaire
53, rue Notre-Dame-des-Champs
75006 Paris
librairie@lucernaire.fr
01 42 22 67 13

www.ingramcontent.com/pod-product-compliance
Lightning Source LLC
LaVergne TN
LVHW011151061026
849535LV00003B/690
* 9 7 8 2 3 3 6 4 6 8 4 0 2 *